U0293540

刮痧疗法治百病

GUASHA LIAOFA ZHI BAIBING

第 6 版

程爵棠　程功文　编　著

河南科学技术出版社
· 郑州 ·

内容提要

本书在第5版的基础上修订而成，分上下两篇。上篇介绍了刮痧疗法的含义、历史、理论依据、作用机制、功用、治疗关键、治疗范围、经络和穴位分布、刺激部位、检查方法、刮具与刮法、操作方法及其优点和注意事项等；下篇介绍了内科、儿科、妇产科、外科、皮肤科、五官科等190多种常见病和部分疑难病的700余首刮痧配方治疗经验，还介绍了保健刮痧法等。本书是作者长期临床实践和四代家传、师授经验的总结，并参考了大量文献资料，内容丰富，实用性强，可供临床医师和基层医务人员参考，也可供有一定中医基础的广大读者自疗和保健之用。

图书在版编目（CIP）数据

刮痧疗法治百病/程爵棠，程功文编著．—6版．—郑州：河南科学技术出版社，2021.5

ISBN 978-7-5725-0375-7

Ⅰ.①刮… Ⅱ.①程… ②程… Ⅲ.①刮搓疗法 Ⅳ.①R244.4

中国版本图书馆CIP数据核字（2021）第053380号

出版发行：河南科学技术出版社
北京名医世纪文化传媒有限公司
地址：北京市丰台区万丰路316号万开基地B座1-115 邮编：100161
电话：010-63863186 010-63863168
策划编辑：杨磊石
文字编辑：杨 竞
责任审读：周晓洲
责任校对：龚利霞
封面设计：龙 岩
版式设计：崔刚工作室
责任印制：苟小红
印 刷：河南省环发印务有限公司
经 销：全国新华书店、医学书店、网店
开 本：850 mm×1168 mm 1/32 印张：11.5 字数：292千字
版 次：2021年5月第6版 2021年5月第1次印刷
定 价：39.00元

第 6 版前言

本书自 1999 年出版以来，已经 4 次修订再版，因内容实用、操作简便、疗效确切而受到读者的厚爱，曾多次印刷，以供需求。同时也接到一些读者来信或电话，既给予鼓励赞扬，也提出了一些改进意见与建议。为此，我们在保留原版特色基础上，根据作者新的经验体会和一些读者的建议，对本书进行再次修订。

此次修订，本着“从严、从简、从验”和与时俱进的原则，新增疾病 6 种，新配穴方 6 首，删减了疗效欠佳的 10 个病种和同一病证较多的配穴方，同时修正了第 5 版中的错漏。修订后的本书涉及病证 190 多种，刮痧有效配穴方 700 余首，同时删减了“神经特定作用点与主治”一节，使本书内容更加精练、实用。

在本书修订过程中，蒙程美红、张大英、张大亮、陈常珍、李勇等大力协助，做了大量的资料收集整理工作，在此谨表谢意。虽经修订，但因水平所限，书中仍可能存在一些错漏之处，恳请广大读者批评指正。

程爵棠

2021 年 1 月

第 1 版前言

刮痧疗法为民间疗法之精华，是中医学的重要组成部分。由于其具有操作简便、易学易懂、适应证广，不花钱或少花钱也能治好病，而且疗效显著，符合“简、便、廉、验”的原则，故能够长期在民间广泛流传，并在防病治病、保健强身中发挥越来越大的作用。因此，总结和推广刮痧疗法尤其必要。

刮痧疗法始于石器时代并长期运用于民间，是我国两千多年来民间防病治病的经验总结。由于它自身的特点，不仅广泛流传和应用于民间，而且越来越受到当今医学界同仁的关注和重视。通过不断医疗实践，使其适应范围不断扩大，疗效不断提高。

作者自幼受家传影响，特别是在 20 世纪 60 年代有幸在农村工作多年，在缺医少药的艰苦条件下，运用民间疗法，收效颇著且积累了许多经验。在此后的临床工作中，不断总结和挖掘刮痧疗法的精髓，不仅方便了患者就诊，减轻了患者的经济负担，而且大大提高了临床疗效。目前，有关刮痧疗法的著作甚少，或者仅限于取穴配方。作者根据 40 年来的临床实践和家传、师授经验，广泛收集古今医者和民间经验，采用家传刮痧常用刺激部位和取穴配方并重，进行总结、整理，以供广大读者和同道共同切磋，使刮痧疗法这一传统中医学更加发扬光大，造福人民。

在应用时应注意患者的体位、介质与刮具的选用。若能上下篇互参，并根据具体情况，灵活选用、融会贯通，则可疗之疾远远超出本书所述之范围。

由于笔者学识浅薄，经验不足，书中疏漏和错误之处，恳请同仁高贤和读者不吝教言，批评赐正为幸！

程爵棠

1998年5月于景德镇

目　录

上篇　总　论

一、刮痧疗法和“痧”的含义 …………………………………… (1)

（一）病理性反应的“痧象” …………………………………… (1)

（二）刮痧刺激后反应的“痧痕” ……………………………… (2)

二、刮痧疗法的源流与展望 …………………………………… (4)

三、刮痧疗法的理论依据、作用机制及功用…………………… (5)

（一）理论依据 ………………………………………………… (5)

（二）作用机制 ………………………………………………… (8)

（三）功用 ……………………………………………………… (15)

四、刮痧治病的三个关键……………………………………… (16)

（一）刺激的手法和补泻……………………………………… (16)

（二）刺激的部位和刺激点 …………………………………… (18)

（三）刺激的时机与取穴多少及治疗间隔…………………… (23)

五、刮痧疗法的适应证与禁忌证……………………………… (24)

（一）适应证 …………………………………………………… (25)

（二）禁忌证 …………………………………………………… (26)

六、经络与常用刺激部位、穴位及主治 ……………………… (27)

（一）经络概述 ………………………………………………… (27)

（二）腧穴部位与主治 ………………………………………… (31)

（三）特定穴的作用与应用 …………………………………… (41)

（四）特定刺激部位 …………………………………………… (47)

（五）患者体位 ………………………………………………… (66)

（六）取穴方法 ………………………………………………… (68)

(七)选穴配方原则 …………………………………………… (72)
七、刮痧疗法应用的检查方法…………………………………… (74)
(一)检查方法的理论依据 ……………………………………… (74)
(二)检查时患者的体位………………………………………… (76)
(三)检查方法 ………………………………………………… (76)
八、刮具与刮法………………………………………………… (80)
(一)刮具 ……………………………………………………… (80)
(二)介质 ……………………………………………………… (82)
(三)刮法 ……………………………………………………… (83)
(四)刮具和刮法的选择原则 …………………………………… (90)
九、操作方法…………………………………………………… (91)
(一)术前准备工作 …………………………………………… (91)
(二)操作方法与要求 ………………………………………… (92)
(三)人体分部刮痧顺序与方向 ………………………………… (93)
(四)刮痧时限与疗程 ………………………………………… (104)
十、刮痧疗法的优点与注意事项 ……………………………… (104)
(一)优点 ……………………………………………………… (104)
(二)注意事项 ………………………………………………… (106)

下篇　各　论

一、内科疾病 ………………………………………………… (109)
感冒 ………………… (109)
头痛 ………………… (111)
偏头痛 ……………… (112)
三叉神经痛 ………… (114)
支气管炎 …………… (115)
支气管哮喘 ………… (118)
肺气肿 ……………… (120)
肺结核 ……………… (121)
肺炎 ………………… (123)
支气管扩张 ………… (124)
中暑 ………………… (125)
发热 ………………… (127)
急痧胀 ……………… (128)
羊毛痧 ……………… (129)

失眠 …………………… (131)
神经衰弱 ……………… (132)
脑力减退(健忘)……… (133)
疟疾 …………………… (134)
中风后遗症 …………… (135)
面神经麻痹 …………… (138)
面神经痉挛 …………… (138)
肩关节周围炎 ……… (139)
痹证 …………………… (141)
坐骨神经痛 …………… (143)
肋间神经痛 …………… (144)
腰痛 …………………… (145)
胃炎(呕吐) ………… (147)
胃脘痛 ………………… (148)
胃及十二指肠溃疡 …… (150)
胃黏膜脱垂症 ……… (151)
胃神经官能症 ……… (152)
胃下垂 ………………… (153)
急性胃肠炎 …………… (154)
反胃 …………………… (155)
急、慢性肠炎 ………… (156)
慢性结肠炎 …………… (158)
过敏性肠炎 …………… (159)
阑尾炎 ………………… (160)
膈肌痉挛 ……………… (161)
胃扩张 ………………… (162)
胃酸过多症 …………… (163)
胃肌衰弱 ……………… (164)
痢疾 …………………… (165)
腹痛 …………………… (166)
腹胀 …………………… (167)
慢性肝炎 ……………… (168)
胆囊炎、胆石症 ……… (170)
眩晕 …………………… (171)
高血压 ………………… (173)
低血压 ………………… (174)
冠心病 ………………… (175)
风湿性心脏病 ……… (177)
肺源性心脏病 ……… (178)
心律失常 ……………… (179)
病毒性心肌炎 ……… (181)
心肌病 ………………… (181)
心脏神经官能症……… (182)
贫血 …………………… (183)
白细胞减少症 ……… (184)
脑动脉硬化 …………… (185)
肾炎 …………………… (186)
肾盂肾炎 ……………… (188)
泌尿系感染 …………… (189)
泌尿系结石 …………… (190)
前列腺炎 ……………… (191)
前列腺肥大 …………… (192)
乳糜尿 ………………… (193)
阳痿 …………………… (194)
早泄 …………………… (196)
强中 …………………… (197)
遗精 …………………… (198)
男性不育症 …………… (200)

甲状腺功能亢进症 …… (202)
甲状腺功能减退症 …… (203)
甲状腺肿大 ………… (204)
糖尿病 ……………… (205)
肥胖症 ……………… (206)
胸膜炎 ……………… (208)
嗜睡 ………………… (208)
癃闭 ………………… (210)
自汗、盗汗 ………… (211)
便秘 ………………… (212)
肠梗阻 ……………… (213)
膀胱麻痹 …………… (214)
腓肠肌痉挛 ………… (215)
肢体麻木症 ………… (216)
癫痫 ………………… (217)
老年性痴呆症 ……… (218)
郁证 ………………… (219)
震颤 ………………… (220)
尿失禁 ……………… (221)
尿道炎 ……………… (222)
高脂血症 …………… (223)
痛风性关节炎 ……… (224)
重症肌无力 ………… (225)
晕车、晕船、晕机 ……… (226)

二、儿科疾病 …………………………………… (227)

小儿高热 …………… (227)
小儿惊风 …………… (228)
小儿支气管炎 ……… (229)
小儿肺炎 …………… (230)
小儿麻疹 …………… (231)
百日咳 ……………… (232)
小儿哮喘 …………… (233)
小儿腹泻 …………… (235)
小儿遗尿 …………… (236)
小儿呕吐 …………… (237)
小儿厌食症 ………… (238)
小儿疳积 …………… (239)
小儿积滞 …………… (240)
小儿夜啼 …………… (241)
流行性腮腺炎 ……… (243)
小儿便秘 …………… (243)
小儿脱肛 …………… (244)
小儿麻痹后遗症 …… (245)

三、妇产科疾病 …………………………………… (247)

月经不调 …………… (247)
崩漏 ………………… (248)
痛经 ………………… (249)
闭经 ………………… (250)
带下 ………………… (251)
妊娠恶阻 …………… (253)
产后缺乳 …………… (254)
产后腹痛 …………… (256)
产后腰腿痛 ………… (257)
产后发热 …………… (257)
产后大便难 ………… (259)
绝经期综合征 ……… (260)

慢性盆腔炎 …………… (261)
卵巢炎 ………………… (262)
人工流产综合征 ……… (263)
子宫脱垂 ……………… (265)
女性不孕症 …………… (266)
乳腺炎 ………………… (267)
乳腺增生 ……………… (268)
脏躁 …………………… (270)
外阴瘙痒 ……………… (271)
外阴白斑 ……………… (272)
四、外科疾病 ……………………………………………… (273)
落枕 …………………… (273)
颈椎病 ………………… (274)
腰椎间盘突出症 ……… (276)
腰椎管狭窄症 ………… (278)
腰肌劳损 ……………… (279)
急性腰扭伤 …………… (280)
踝关节扭伤 …………… (281)
网球肘 ………………… (282)
肋软骨炎 ……………… (283)
足跟痛 ………………… (284)
骨质增生 ……………… (285)
痔疮 …………………… (286)
血栓闭塞性脉管炎 …… (288)
淋巴管炎 ……………… (289)
颈淋巴结结核 ………… (290)
腱鞘囊肿 ……………… (291)
滑囊炎 ………………… (292)
腱鞘炎 ………………… (293)
颈肩纤维织炎 ………… (294)
五、皮肤科疾病 …………………………………………… (295)
湿疹 …………………… (295)
带状疱疹 ……………… (296)
荨麻疹 ………………… (297)
神经性皮炎 …………… (298)
过敏性皮炎 …………… (300)
面生粉刺 ……………… (301)
色斑 …………………… (302)
鱼鳞病 ………………… (303)
股外侧皮神经炎 ……… (305)
多发性周围神经炎 …… (306)
丹毒 …………………… (307)
硬皮病 ………………… (308)
接触性皮炎 …………… (309)
银屑病 ………………… (310)
玫瑰糠疹 ……………… (311)
脱发 …………………… (312)
白癜风 ………………… (313)
皮肤瘙痒症 …………… (314)
六、五官科疾病 …………………………………………… (315)
睑腺炎 ………………… (315)
睑缘炎 ………………… (317)
结膜炎 ………………… (318)
视网膜色素变性 ……… (320)

流泪症 …………………… (321)
沙眼 …………………… (322)
近视 …………………… (323)
远视 …………………… (324)
白内障 …………………… (325)
青光眼 …………………… (326)
视神经萎缩 …………… (328)
角膜溃疡 …………… (329)
角膜云翳 …………… (330)
目痒 …………………… (331)
上睑下垂 …………… (332)
眶上神经痛 …………… (333)
耳鸣 …………………… (334)
耳聋 …………………… (335)
化脓性中耳炎 ………… (336)
外耳道炎、外耳道疖肿、外耳湿疹 ………… (338)
鼻衄 …………………… (339)
鼻鼽 …………………… (340)
鼻炎 …………………… (341)
过敏性鼻炎 ………… (342)
鼻渊 …………………… (343)
乳蛾 …………………… (345)
喉痹 …………………… (346)
梅核气 …………………… (348)
喉暗 …………………… (349)
牙痛 …………………… (350)
口腔溃疡 …………… (351)
颞下颌关节功能紊乱 … (352)
其他疾病 …………… (353)
七、保健刮痧法 ………………………………………… (354)
(一)人体分部保健刮痧法 ………………………… (355)
(二)全身保健刮痧法 ……………………………… (356)

上篇　总　论

一、刮痧疗法和"痧"的含义

刮痧疗法民间始用治痧证，故称"刮痧"。其实，刮痧并非只治痧证，可治疗内外诸多疾病。"痧"的含义有二：一是指病理性反应（阳性反应）的"痧"，即谓之"痧象"；二是指刮痧刺激后反应的"痧"，即谓之"痧痕"。但两者"痧"的形、色又有区别。因此，有必要先加以说明，而不致引起认识上的模糊。

（一）病理性反应的"痧象"

"痧"是民间的习惯叫法。一方面是指"痧"疹征象，即皮肤出现红点如粟，以指循扪皮肤，稍有阻碍的疹点，或病理性阳性反应物（具体详见总论"七、刮痧疗法应用的检查方法"一节）。《临证指南医案》中有："痧者，疹之俗称，有头粒如粟。"另一方面，是指痧证，又称"痧胀"和"痧气"。《重订广温热论》云："夏秋空气最浊，水土郁蒸之气，每被日光吸引而蒸发，发于首夏者曰霉雨蒸，发于仲秋者曰桂花蒸，其为病也，皆水土秽气杂合而成。"这些病就是发痧，它不是一个独立的病，而是一种毒性反应的临床综合征。临床上许多疾病都可以出现痧象，痧是许多疾病的共同征候，故有"百病皆可发痧"之说。民间所说的发痧是广义的，包括的病症很多。民间常常用刮痧法来治疗发痧一类疾病，就是因为人体受外来风寒或不正之气（时疫）侵袭后，就会使腠理（皮肤汗腺）固而致密，使外邪郁积体内，阳气不得宣通透泄而致病。古人认为，痧证主要是由风、湿、火之气相搏而为病。天有八风之邪，地有湿热之气，人有饥饱劳逸。外邪侵袭肌肤，阳气不得宣通透泄，而常发痧证。

痧证的主要特征有二：一是痧点；二是酸胀感。根据病情轻重，其临床表现可分为一般表现和急重表现。

1. 一般表现　恶寒，发热，无汗，头昏脑涨，胸闷，身痛或全身酸胀，倦怠无力，或头蒙昏胀，胸腹皆热，四肢麻木，甚则厥冷如冰，脉沉细或迟紧。入气分则作肿作胀；入血分则为蓄为瘀；遇食积痰火结聚而不散，则脘腹痞胀，甚则恶心、呕吐。

2. 急重表现　起即心胸憋闷烦躁，胸腹大痛，或吐或泻，或欲吐不吐，欲泻不泻，甚则猝然昏倒，手足厥冷，面唇青白，口噤不语，昏厥如尸，或头额冷汗如珠，或全身无汗，青筋暴露，针放无血，痧点时现时隐，唇舌青黑，或精神恍惚，头目昏眩。

痧证相当于现代医学的什么病？目前尚无定论。但痧证所包括的范围很广，现存中医古籍中有关痧证的记载，涉及内、外、妇、儿等科各种疾病。如《痧惊合璧》一书就介绍了40多种疾病，连附属的共计100多种，根据其所描述的症状分析："角弓反张痧"类似现代医学的破伤风；"坠肠痧"类似腹股沟斜疝；"产后痧"似指产后发热；"膨胀痧"类似腹水；"盘肠痧"类似肠梗阻；"头风痧"类似偏头风；"缩脚痈痧"类似急性阑尾炎等。此外，民间还有所谓寒痧、热痧、暑痧、风痧、暗痧、闷痧及毛痧、冲脑痧、吊脚痧、青筋痧等。

其实以"痧"命名不仅是指痧证，百病皆然，故不可局限于痧证一说，"痧象"的实质是致病因素的代名词而已，由此则可拓宽治疗思路，扩大刮痧疗法的适用范围。

（二）刮痧刺激后反应的"痧痕"

通过刮治，皮肤便会对这种刺激产生各种各样的反应，主要是颜色（肤色）和形态变化，这种现象即称之为"痧痕"。常见的"痧痕"包括体表局部组织潮红、紫红或紫黑色瘀斑，小点状紫红色疹子，并常伴有不同程度的热痛感。皮肤的这些变化可持续1天至数天。只要刮治数分钟，凡有病原之处，其表现轻可见微红，红花杂点，重则成斑，甚至青黑斑块，触之略有阻或隆凸感。较严重之青黑斑块，于刮拭时则会有痛感。如无病痛，则无反应，亦不觉疼痛。

“痧痕”不同，主要是痧疹出现的部位和痧疹本身的形态不同，对疾病的诊断、治疗和病程及预后判断上有一定的临床指导意义。痧色鲜红，呈点状，多为表证，病程短，病情轻，预后多良好；痧色暗红呈片状或瘀块，多为里证，病程长，病情重，预后差。随着刮痧的治疗，痧痕颜色由暗变红，由斑块变成散点，说明病情正在好转，治疗是有效的。

刮痧疗法是民间疗法精华之一，也是中医学的重要组成部分。刮痧又称“刮治”，古称“萎法”，发展至清代始命名为“刮痧法”，是在古代“砭石”的基础上，在劳动人民长期与疾病的抗争中发明的，经医家不断研究、总结，并结合针灸、按摩疗法的原理演变、改进而发展起来的较为完善而有效的一种物理刺激疗法。

“痧象”是一切疾病在体表的病理性反应，而刮痧疗法就是利用边缘润滑物体（刮具），或手指，或针具，在人体体表一定的特定刺激部位或穴位上施以反复的刮拭、捏提、揪挤、挑刺等手法，使皮肤出现片状或点片状瘀血（或出血）的刺激反应（即痧痕），以达到疏通经络、调节脏腑、恢复生理状态、扶正祛邪、排泄病毒、退热解惊、开窍醒神、祛除疾病的目的。

这种疗法由于具有历史悠久、方法独特、简便易学、器具简单、操作方便、适应广泛、安全可靠、疗效显著、不花钱或少花钱就能治好病的特点，因此一直流传和应用于民间，深受广大群众的欢迎，尤其是在当前医疗费用普遍不足，医疗开支逐年增加的情况下，更适合家庭自疗之用。因此，进一步研究、总结提高和不断完善其理论及治疗体系，并加以推广应用，使之发扬光大，显得尤为必要。

二、刮痧疗法的源流与展望

刮痧疗法属于民间疗法。与其他民间疗法一样，它来源于民间，应用于民间。在人类医学史上，刮痧疗法是一种最古老而有效的治疗方法。

在原始社会，人类受到各种疾病的侵袭，又不时被毒蛇猛兽所伤，或受时气侵袭而致病，受伤或患病之后，为了自身的生存与健康，不得不在搏斗中自求救护，消除病痛。远在石器时代，我们的祖先在生活和生产劳动实践中，发现身体某一部位偶然被石器摩擦或荆棘刺伤出血，但身体另外某个部位的疼痛却意外地得到减轻或消失。久而久之，这种现象经过许多次重复，人们便发现，刮治可以治疗某种疾病，于是便出现了为医疗专用的石刺工具——“砭石”。“砭，以石刺病也”，砭石的应用早在 20 万年前的石器时代就出现了。以砭石治疗疾病，在春秋战国时代就有了文字记载，这是刮痧的原始物体，而且在《五十二病方》中就有砭石的具体运用。当时的用法有两种：一是以砭石直接在皮肤上造成创伤（即刮、刺等），治癫；二是以砭石作为热熨，治痔。这是考古学家发现的有关砭石治疗的最早的文字记载。

随着社会生产力的发展，中医学也随之发展起来。早在两千多年前的中医经典著作《黄帝内经》中大量的医理、针刺论述，为刮痧疗法奠定了理论基础。有关刮痧疗法治病在医籍中也偶有记载，早在唐朝时代，人们就运用麻来刮治痧病，春秋战国时期盛行，据《扁鹊传》记载：“扁鹊在虢时为太子治尸厥。弟子子阳历针砥石，以取外三阳五会。”扁鹊用历针就是针刺，砥石就是用石块作工具刮拭穴位和经络。

元明时代，部分中医书籍中已有更多的刮痧记载，如明·张凤逵《伤暑全书》始载有“绞肠痧”一症。至清代后对此疗法的描述更为详细，例如，1675 年郭志邃的《痧胀玉衡》使痧病的证治始备，在痧病病原论中指出："痧症先吐泻而心腹绞痛者，痧从秽气发者多；先心腹绞痛而吐泻者，从暑气发者多；心胸昏闷，痰涎胶结，从伤暑伏热发者多；遍身肿胀，疼痛难忍，四肢不举，舌强不言，从寒气冰伏过时，郁为火毒而发痧者多。"并将痧病分为遍身肿胀痧、闷痧、落弓痧、噤口痧、角弓痧、扑鹅痧、伤风咳嗽痧、痘前痧胀等45种痧病。又在刮痧法中曰："刮痧法，背脊颈骨上下，又胸前胁肋，两背肩；臂痧用铜钱蘸香油刮之或用刮舌抿子脚蘸香油刮之；头额、腿上痧，用棉纱线或麻线蘸香油刮之；大小腹软肉内痧，用食盐以手擦之。"吴尚先（字：师机）在《理瀹骈文》中也记载了刮痧的运用："阳痧腹痛，莫妙以瓷调羹蘸香油刮脊，盖五脏之系，咸在于脊，刮之则邪气随降，病自松解。"此外，刮痧疗法还见于《松峰说疫》《串雅外编》《七十二种痧症救治法》等医籍中。不过，刮痧疗法一直被历代医家视为医道小技而未被重视。自殷商以来，有的医籍中虽偶有提及，但多是断断续续的叙述，难以形成一个比较完整的医疗方法。中华人民共和国成立后，特别是改革开放以来，刮痧疗法才引起许多医家的关注和重视。有关刮痧疗法的专著也已相继问世。运用刮痧治疗临床各科疾病的临床经验在中医期刊上也时有报道，使之日益受到广大患者的欢迎。

随着医学科学技术突飞猛进的发展，有着数千年中医学历史的这朵奇葩，必将会显示越来越广阔的前景。我们深信，刮痧疗法在不断地挖掘、整理、实践和提高的过程中，结合和借鉴现代科学技术，必将会得到新的发展，在医疗保健事业中发挥出应有的作用，能更好地为人民的卫生保健事业服务。

三、刮痧疗法的理论依据、作用机制及功用

(一)理论依据

1. 以中医脏腑学说理论为基础　一切疾病，皆是脏腑生理功

能失调的反应，而脏腑学说理论又是中医基本理论的核心。脏腑通过经络沟通内外、表里、上下，联络五官九窍、四肢百骸，组合成一个统一有机的整体。病自内生，必会通过脏腑经络和所属部位而显现于外；病由外致，必会通过经络而传之于内（脏腑），故《灵枢·本脏篇》云："视其外应，以知其内脏，则知所病矣。"所以，无论何病皆可视其外应（皮部）而察之于内（脏腑）。凡疾病的治疗皆本于脏腑，一切从脏腑出发，是刮痧治病所遵循的基本准则，也是刮痧疗法的理论基础，辨证论治离不开脏腑。外治之理，皆本内治之理，法异途归，其理则一，所以外治作用力亦离不开脏腑，离则偏，合则切。刮痧作用于体表，通过刺激反应点（皮肤）痧痕透泄病毒（病邪）于外，又通过经络和神经传导和反射作用而传导于内，应之内脏，使之失调的脏腑生理功能得以恢复正常，其病自愈。

2. *以中医经络学说理论为指导* 《灵枢·刺节真邪篇》云："用针者，必先察其经络之虚实，切而循之，按而弹之，视其应动者，乃后取之而下之。"《灵枢·官能篇》又指出："察其所痛，左右上下，知其寒温，何经所在。"在临床中，这都是针灸医家必须遵循的治疗准则。刮痧疗法亦不例外，亦应以中医经络理论为依据。取穴或取相应部位刮治，都离不开经络，故循经取穴，察虚实、视应动、知寒温、明经络都是刮痧治病取穴施治的基本准则。

3. *"皮部论"是刮痧治病的着眼点* 刮痧疗法属外治法之一，是通过施治于人体之体表皮部来达到治病之目的。

传统的针灸医家在应用经络诊治疾病时，重点是取相应经脉的穴位，而刮痧疗法则重在穴位的皮部。因为穴位代表的并不是一个点，而是一个面，确切地说是一个立体的部位，这也同样是皮部的表现。除正规穴位（经穴）外，常可发现阿是穴（无定位，随处皆可出现），即使是正规穴位，生病时所在位置也往往发生改变，通过诊察皮部以确定反应的穴位，从而判断变动的经脉。病有好转，"穴"也随之换位置，称为穴位的变动。这微妙的变动很少会离开相应的皮部,一般是在该经脉相应的皮部范围内变动。加之刮痧疗法作用面积大,往往不是一个穴位,而是几个腧穴的综合效应,即使变动也不离其中,其一,病理性反应点(即痧象)皆出现在相应之皮部(尤背部为多见),取其施治则恰切其病;其二,所谓阿是穴,按其皮部有压痛点即是;其三,凡本脏腑和本经络之病变,皮色变异(即痧象)皆不离本脏腑经络之面(皮部)也;其四,凡其变动总不离皮部之范围。所以说皮部是刮痧疗法的着眼点,其道理亦在于此。

《素问·皮部论》云:“欲知皮肤以经脉为纪者,诸经皆然。”“凡十二经脉者,皮之部也。”说明,皮部者,皆本源于十二经脉,是诸经在外之应也。《素问·皮部论》又说:“皮有分部,脉有经纪……其所生病各异,别其分部,左右上下,阴阳所在,病之始终……故皮者有分部。”人体,本十二经脉连接内外,内连脏腑,外络肢节,贯穿一体。每经各有其循行分布区域所属,故十二经脉之外应必有十二皮部,十二皮部的划分是以十二经脉的循行分布区域为依据的,即十二经脉都各有分支之络,这些络脉浮行于人体体表皮部。因此,十二皮部也就是十二经脉的反应区。脏腑经络的病变,可以在人体相应的皮部反映出来,如面部是肺胃经的皮部,阴部是肝肾经的皮部,胁部为肝胆经的皮部,背腰部是膀胱经的皮部,胸腹部是肾胃经的皮部等。人体体表之皮部按十二经脉循行分布之部位划分的十二皮部,又因为皮肤(皮部)是“卫气之所留止,邪气之客也,针石缘而去之”“审察卫气,为百病母”。因此,皮部在人体生理、病理状态下和治疗过程中,有着十分重要的作用。

根据“上下同法”,即手足皆有同名之阴阳经脉的理论,将手足之三阴、三阳共十二经之皮部合而为六经(图1)。杨上善在《太素》中注释说:“阳明之脉有手有足,手则为上,足则为下。又手阳明在手为下,在头为上;足阳明在头为上,在足为下,诊色行针,皆同法也,余皆仿此。”十二皮部合为六经皮部的原理,为临床诊断与治疗提供了依据。

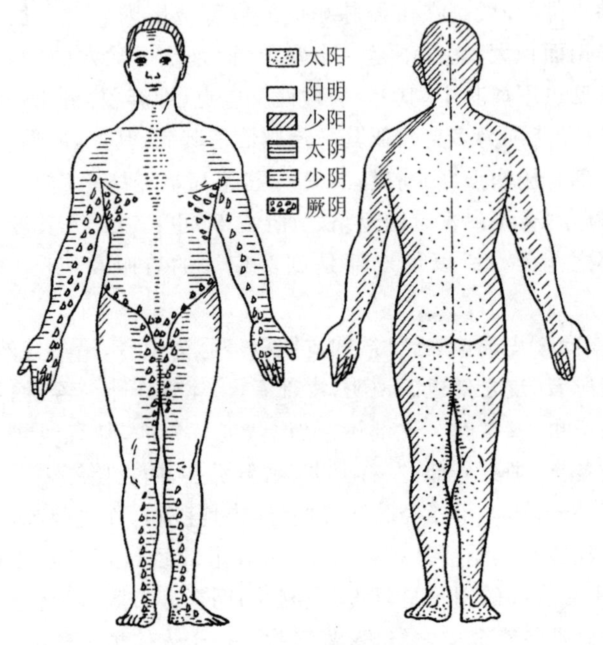

图1　皮部分布

中医的外治法都是通过皮部实现其作用的，但拔罐和刮痧疗法比其他外治法更依附于皮部。刮痧后的刺激反应点（即痧痕），往往要数天后才吸收，对皮部形成较为持久的良性刺激，有效地达到治疗作用。如果刮痧疗法再配合其他外治法综合运用，则可进一步加强疗效。

（二）作用机制

中医学认为，人体是一个有机的整体，五脏六腑，五官九窍，四肢百骸，各个部分都不是孤立存在的，而是内外相通、表里相应、彼此协调、相互为用、互为制约的整体。因此，刮痧疗法的治病作用是从整体观念出发的。当内脏出现疾病，在体表，特别是在脊柱两侧会出现病理性反应点（又称阳性反应点，即痧象），也就是十二皮部分布的地方，它是内在脏腑通向体表的枢纽。刺激机体的某个部位或某穴位的皮部发生变化时，都会引起相应的全身反应。人体是通过经络系统将内外、表里、阴阳、脏腑、器官等联系成为一个统一的协调整体。人体内在系统发生了变化（即脏腑功能失调），必然会通过经络系统而反映于体表；同样，术者对于人体外在的刺激也会通过经络系统而传导至人体的内部，以达到刺激机体、调整系统功能的效果。

在经络理论中，皮部是经脉功能反映于体表的部位，也是经脉之气散布的所在。皮部属于人体最外层，是机体的屏障，具有卫外安内的功能，起到对外接收信息、对内传达命令的作用。内外相通才能发生效应，亦是机体的“受纳器”和“效应器”的外在表现。因此，皮部在人体中有着十分重要的作用。

刮痧治疗是中医外治法中的一种，它借助某些特殊工具，对体表的特写部位（或经穴、阳性反应点）进行良性刺激。它作用于人体表皮部的特定部位，有选择地寻找对于某些疾病的特殊反应点（即痧象）或腧穴进行有程序的刺激，这种刺激产生的痧痕，通过经络的传导或反射作用传至体内，激发并调整体内紊乱的生理功能，使之阴阳达到相对的平衡状态，各部之间的功能协调一致，从而增强人体抗病能力。同时，以八纲脏腑辨证，通过对相应皮部的经络线、穴位，施以或泻或补等刮治手法（轻刮为补、重刮为泻）予以良性刺激，可以充分发挥卫气的卫外安内作用，起到祛除邪气，疏通经络、行气活血、增强脏腑之功能，以达到扶正驱邪、治愈疾病的目的。

刮痧的治疗效果取决于刮痧的性质和量，以及被刺激部位或穴位的特异性，因为人体的一切变化反应，无不是由于刺激信息所引起的。有什么样的刺激信息（包括物理刺激和化学刺激）就有什么样的反应。通过刮痧刺激皮部，使皮下充血，毛细血管扩张，秽浊之邪气由体内宣泄，把阻滞经络的病原排泄于体外，使病变脏腑的器官、细胞得到营养和氧气的补充，使全身血脉畅通，促进人体的新陈代谢，使汗腺充血而得开泄腠理，病邪从汗而解，使周身气血迅速得以畅通，损伤的细胞活化，气血周流通达五脏六腑，阴阳平衡，以达到正本清源的目的，从而恢复自身的愈病能力。人体之所以能够保持着阴阳平衡、气血畅通、天人相应，进行正常的生理活动，主要是依靠体内的自我调节系统来实现的。这种自我调节系统结构是在脏腑主宰下，由大脑→脊髓→经络（包括运行其间的气血、体液）和皮部所组成。而人体之所以能够成为一个统一协调的有机整体，有赖于自我调节系统，而皮部又是自我调节系统中的重要组成部分。

现代医学认为，刮痧疗法的实质是一种特殊的物理疗法，即通过刮治对局部或某些穴位进行一定程度的刺激，使人体的神经末梢或感受器官由于传导和反射作用，促进大脑皮质的正常功能，从而调整各组织的生理功能而产生效应。进而言之：一是通过神经反射作用或体液的传递，对中枢神经系统发出刺激信号，通过中枢神经的分析、综合，用以调整自主神经，遏阻病势的恶性循环，对机体各部位的功能产生协调作用，并达到新的平衡；二是使血液和淋巴液的循环增强，使肌肉和末梢神经得到充分的营养，从而促进全身的新陈代谢功能的旺盛；三是对循环、呼吸、中枢系统具有镇静作用；四是直接刺激末梢神经，能调节神经和内分泌系统，对细胞免疫力具有增强作用，从而增进人体的防御功能；五是因刮治面积宽，使局部产生热效应。根据热则行，冷则凝及不通则痛，痛则不通的原理，局部的微血管和毛细血管扩张，致使局部组织血容量和血循环加快，新陈代谢旺盛，从而使营养状况改善，血管的紧张度与黏膜的渗透性改变，淋巴循环加速，细胞吞噬作用增强，有利于受损组织的修复、更新与功能的恢复，重新建立起人体顺应自然生理循环的医疗保健效应。

通过长期临床实践、论证和探索，刮痧疗法取得与针灸、按摩治疗相似的疗效，进一步证实了本疗法的医理与中医基础理论是相符合的,是防治疾病的有效医疗方法,其作用是不可低估的。

根据临床实践体会,结合《中国针灸学》的论述,刮痧疗法的原理作用,概括起来有以下几点。

1. 免疫作用　人对付各种病原菌的侵袭,是抗体的抵抗功能。抗体之产生多在血液中,现代医学以某种病菌之疫苗注入人体,发生刺激即能于血液中产生多种抗体,遇有某病之病菌,即不能为害,即称为对某病的免疫性。今日之防病工作中,普遍注射疫苗,即为提高体内之抗体,增强免疫力,可在某病之流行期不受传染,免生疾病。

刮痧亦属刺激疗法,在刺激作用下,可增强细胞的免疫功能,亦能产生多量血清而增加抗体,促进白细胞之噬菌作用,故对于免疫方面自是有其价值。刮痧刺激之预防效果亦较为广泛。

2. 杀菌作用　凡外因病症中,除跌伤、化学、温热等创伤之外,皆为病原菌之感染。刮痧为治疗方式之一,与药物之直接杀菌者有所不同。刮痧仅对各组织所受病毒之刺激反应予以安抚,助以调遣。如减低各部分之神经痛,使抗力集中,病灶之血行疏通。药物治疗可直接杀菌;刮痧治疗乃间接杀菌。刮痧虽能增加血清抗体与白细胞等之杀菌能力,但力量有限,故急性传染性疾病应配合其他疗法以助之,方能治愈。

3. 消炎作用　炎症为由各种外因之刺激或细菌、毒素之刺激而来之充血现象,亦为生理的自然抗体与保卫之机变,但是能引起生理上的不安,如疼痛、发热,而加强体力的消耗与食欲减退,反而使抵抗力下降,削弱了保卫功能。在药物疗法上,消炎必配合杀菌或促进血管收缩与渗出物之吸收;刮痧对于炎症多为远隔治疗,或为诱导或为反射,借神经之感传与激发,调整其局部之血行,使局部组织的血管扩张,黏膜的渗透性增强,淋巴循环加速,细胞的吞噬作用及排毒作用加强,使体内废物、毒素加速排出,同时使充血部位之血液有新陈之交替,杀菌能力与炎性渗出物之吸收得以加强。同时因血行通畅之故,患部之压力减低,亦可以解除神经之疼痛或灼热感。因此,通过刮痧疗法促进食欲,恢复体力,使白细胞之噬菌力随之加强,炎症自可迅速消灭,从而人体组织细胞得到营养、血液得到净化,减轻病势,促进康复。

4. 营养作用　营养为维持健康重要的一环。刮痧之于营养,主要是刺激主持消化功能之神经,加强生理的摄取功能和助长消化机制。故刮痧后虽并不供应富有营养之物质,但能健脾开胃,激发消化功能旺盛。

营养不良的原因不一定是营养物质缺乏,可能是因为主持摄取营养功能之神经衰弱,即使有丰富之滋养物,亦不被吸收。刮痧对此类情况,即可针对其主持消化与摄取之神经予以刺激,促进其功能,加强其摄取能力,如维生素 B_1 缺乏之脚气病、维生素 A 缺乏之视力减退和眼球干涩,经数次刮治,其症状皆可消失。诸如此类病症,可见不一定缺乏某物质而实为某物质不被吸收所致。故消化不良、营养障碍之病症,若非本质之变化,刮痧较药物治疗有效。

5. 镇静作用　运动神经受某种病因之刺激而痉挛,感觉神经受某种病因之刺激或压迫而疼痛。在一般医疗上,一方面行病因疗法,同时行镇痉、镇痛疗法,或单纯行镇痉、镇痛疗法,在名称上统称为镇静法。

肌肉附着点和筋膜、韧带、关节囊等受损伤时,若不及时治疗,或是治疗不彻底,损伤组织可形成不同程度的粘连、纤维化或瘢痕,加重疼痛、压痛和肌肉收缩紧张。

刮痧的镇静治疗价值并不逊于麻醉药之镇静法,且较一般治疗价值为高。以其能针对病灶部之主神经,并沿其神经干线直接予以强烈刮治而抑制之,得以旺盛其部位之充血,减轻其压迫,消退其炎症,抑制其兴奋,俾趋于正常后,复刮拭远端之肢末,分散中枢之兴奋,至出现"痧痕"后,患部组织便得到宁静,则痛可止,而痉亦因之而缓解,其病自愈。这是因为,通过刮治:一是加强局部循环,使局部组织温度升高;二是通过直接刺激,提高了局部组织的痛阈；三是其疼痛、痉挛、紧张的肌肉得以舒展。

6. 强壮作用　无论神经、细胞，内至脏腑，外至五官，或为全部，或为一部，不论是因病而起或因衰老所致，其生理功能发生衰弱现象，如四肢肌肉麻痹萎缩、视力减退、嗅觉失常、心脏衰弱、消化不良、健忘、失精、体倦、疲惫等，除针对原因治疗，皆得用强壮疗法治之。

刮痧有各种健体作用，可见机体衰弱不用药物补助，仅以刮治刺激而有效者，自是其理由。但此类治愈病例尚有一定限度，年龄较大、身体已至衰老时期，或因脏器硬化，或为癌肿所致，刮痧之取效则甚微，或无效。

7. 收敛作用　腺管口之括约肌功能失常，出现流泪、唾液不收、自汗、盗汗、漏精、脱肛、二便失禁等症状及唾液、胃液分泌太多，瞳孔血管部分扩大，肠蠕动加速等，除病因疗法外，直接用止涩收敛作用的药物，可起到收敛或抑制效果。

刮痧对于此类病症亦属适用。每视其病灶部位之所在，直接刺激其部位有关神经而反射至大脑，由大脑传至其组织而发生兴奋紧张作用，同时其血行旺盛而畅通，细胞活泼而有力，管口之括约能力加强而达到收缩之目的。

8. 强心作用　在正常生理中，维持生命持续而一息不容稍停者，是心脏之输血运动。当身体发生疾病后，医者要首先注意心力如何，若有衰弱现象，除病因治疗外，每辅以强壮心力之药物，发现心力不足时，必予以大量维持心力之制剂。

在刮痧刺激作用中，几乎每一个刺激点，皆有强心作用，尤以四肢末梢部分之刺激点更强。如突然晕倒，神志不清，四肢厥冷，脉搏细微或停止，一般认为是脑缺血与心脏衰弱所引起，每因刮痧刺激四末即可恢复，因为刮痧有强心作用。其实四末行刮治刺激，可谓有兴奋神经作用及间接强心作用。盖猝然失神之脑缺血，因为心脏功能之不强，亦由主搏心运动与主持血管扩张神经等功能不强，因一时之某种刺激，致发生一时性麻痹状态，借剧痛之反射，促使神经迅速恢复原状而已，若意谓为强心，似未尽合理。

然刮痧又自有其强心作用。在大病或久病之后，体力衰弱、脉搏缓小或细数，易有出汗、心悸、眩晕、气促等症状，以轻重适当之刮治刺激直接与心脏有关的主干神经，确能有强壮心脏功能之作用，其效用持续数周至数月。

9. 自身溶血作用　刮痧出痧的过程是一种由血管扩张渐至毛细血管破裂，血流外溢，皮肤局部形成瘀血斑的现象。这种血凝块（出痧）不久即能溃散，而产生自体溶血，形成一种新的刺激素，这样可使局部组织血液循环加快，新陈代谢旺盛，营养状况改善，同时使机体的防御能力增强，起到预防和治疗疾病的作用。自身溶血是一种延缓的良性弱刺激过程，不但可以调整免疫功能，而且还可起到调节大脑的兴奋与抑制及调节内分泌系统平衡的作用。

10. 利尿、通便、发汗作用　肾功能发生障碍，则尿量减少；肠蠕动减少或有阻塞，则大便不通；皮肤汗腺紧密，则不出汗，故肾、肠、汗腺等为代谢产物之排泄组织。如因大脑皮质管理排泄中枢功能失调，即发生排泄不畅，代谢产物蓄积，成为有害物质，产生中毒证候或致使体温升高。

医家根据人体生理现象而得知内脏神经为大脑皮质管理下之内分泌所营养维持，如排泄组织发生障碍，即属其神经功能作用减低。古人之刮痧，对于排泄障碍按其所属寻取有关部位予以适当的刮治刺激，皆能得到其利尿、通便、发汗之作用。这是由于刺激反射于大脑皮质，由大脑皮质起调整作用，传达其组织之神经发挥其功能的结果。从临床经验实例之观察，刮痧之所以能调整排泄功能，是在刺激其有关神经传达大脑时，似有间接调整其部之血行之故，故其效用往往较药物更为持久。大脑本有其兴奋功能，刮痧之激发作用只是恢复其本态而已。如本身之精力因久病而消耗殆尽，或因年老源泉枯竭，则刮痧之效用不如药物显著。

总之，刮痧疗法的作用机制是多方面的，符合中医整体与局部相结合的治疗思想，这就是刮痧疗法能够治好病的基本道理所在。

(三)功用

刮痧疗法的功用(功效)，随着刮治部位和手法(刮法)之不同，也不一样。根据古今医家的经验和笔者40多年来临床体会，归纳起来主要表现在以下10个方面。

1. *发汗解表*　通过刮治患者体表皮肤，使皮肤出现充血现象及毛细血管扩张，腠理得以开泄，可以将充斥于体表病灶、经络、穴位乃至深层组织器官的风寒、痰湿、瘀血、火热、脓毒等各种邪气从皮毛透达于体外，自汗而解，从而达到邪去正安，其病自愈的目的。同时，由于温邪脓毒得到透达体外，又可收到祛痰解痉，软坚散结之功效。

2. *舒筋活络*　通过刮治所产生的良性刺激下的神经反射作用，使局部毛细血管扩张充血，甚至破裂，一方面祛除邪气；另一方面又使局部和相应脏器组织的血流量(气血)加速而得以畅通。此即中医所称的“祛邪通络，活血化瘀，舒筋活络”功能。

3. *消肿止痛*　通过对皮部的刮治刺激，传导至机体内部，祛除邪气，舒筋活络，使内部经脉得以通畅，气血得以加速运行，邪退而肿消，络通而痛止，从而达到了“祛邪活血，消肿止痛”的目的。

4. *清热解毒*　由于运用刮痧、挑痧、放痧等综合手法的刺激，使体内邪气(病毒、细菌)透达于体表，最终排出体外，故而清除了体内之瘀热、病毒，达到了清热解毒的目的。

5. *调和阴阳*　中医认为，阴阳失调，百病丛生，“阴平阳秘，精神乃治”。说明保持和调整机体的阴阳的相对平衡是防病治病的重要保证。刮痧，对机体是一种良性刺激。通过皮肤神经感受器和血管感受器的反射途径传导到神经中枢，调节兴奋与抑制过程，使得机体各系统的功能得以调整，使之机体内之阴阳趋于相对的平衡，而达到阴平阳秘的状态，从而加强大脑皮质对身体各部分的调节功能，又使局部皮肤相对应的内脏及组织代谢旺盛，从而促进了人体阴阳的相对平衡。

6. 温经散寒　由于刮痧面积宽，刮治的刺激作用使局部产生热效应，通过皮肤感受器和经络传导给相应的内脏器官组织产生兴奋过程，使体内寒邪得以排出体外，从而达到“温经散寒，通络止痛”的双重治疗功效。

7. 行气活血　寒则气凝，瘀则气滞，气行则血行，气滞则血瘀。由于寒、气、血三者互为因果，从而形成气滞血瘀之病变。由于刮治的良性刺激的神经反射作用，促进了血流量的加大和血液循环的加速，使人体气血得以畅通，从而达到行气活血的治疗作用。

8. 增强皮肤渗透性　刮痧可使部分细胞间隔破坏，汗腺充血，腠理开泄，使皮肤渗透性增强，从而可大大提高皮肤的渗透作用。这样，既有利于祛除邪气，又可为皮肤局部用药打下基础。因为真皮血管的扩张、渗出及细胞吞噬活动的增强，明显有利于药物的吸收而增强其药物的效果。

9. 调和气血，改善脏腑功能　当气血凝滞或经脉空虚时，刮治的刺激可以引导营、卫之气始行输布，鼓动经脉气血滋养脏腑组织器官，温热皮毛，荡涤体内瘀血，使气血得以畅通，又使虚衰的脏腑功能得以振兴，增强驱除病邪之力。

10. 增强免疫功能　刮痧可使表皮瘀血出现自家溶血现象，随即产生一种类组胺的物质，随体液、气血周流全身，刺激各个器官增强其功能活动，促进机体新陈代谢旺盛，恢复机体阴阳的相对平衡，提高机体的整体素质和抗病能力，从而增强其自身免疫功能。

四、刮痧治病的三个关键

(一)刺激的手法和补泻

刮痧刺激手法与针刺一样，亦是依据刺激的强度、时间和患者感觉的轻重等因素而定。也就是说，根据不同的疾病和病情，在人体体表之相应部位或穴位皮部予以刮治刺激，或为兴奋，或为抑制，或用反射，或用诱导，从而起到调整生理功能之作用。可通过不同的手法来实现刮痧治病的目的，分述如下。

1. 兴奋法　此法适用于虚证，即功能衰弱之证候，如知觉神经发生麻木、感觉不灵敏、运动神经发生麻痹、肌肉关节不能随意活动、内脏功能减弱等，此类证候予以轻微之刺激即可以激发其活动功能；中度刺激，可以兴奋其功能，使之旺盛，故又称为补法。

2. 抑制法　此法适用于实证，即功能异常亢进之证候，如肌肉痉挛、抽搐，神经过敏、疼痛，分泌亢进与充血等，予以较长的强刺激，可使之缓解，使其功能恢复正常，故又称泻法。

3. 反射法　凡内脏、五官、脑髓所发生之证候，刮痧不能直接刺激其局部，可于其组织之神经干，或于其组织能起反射之联系点（即过敏点），予以适当地刺激，以调整其生理功能，如四肢末梢及风池、天柱之于脑部、五官病；肺俞、太渊之于肺病等，是谓刮痧之反射作用。

4. 诱导法　凡属功能亢进之证候，不从其患部直接刺激或抑制，而在远隔之部位加强刺激，以吸引其患部充血，或分散其患部之神经兴奋性，而达到缓解其患部之证候的目的，如脑充血之刺激四肢末梢，是谓刮痧的诱导作用。

上列 4 法（前两法为直接刺激，后两法又称间接刺激），均是刮痧治疗中所要遵循的一般原则，但绝不能机械对待，在应用上必须灵活掌握，要根据不同的疾病和病情，进行辨证及有针对性地选用。

《灵枢·脉经》云："盛则泻之，虚则补之，热则疾之，寒则留之，陷下则灸之，菀陈则除之，不盛不虚以经取之。"说明刮痧治病，必须先辨证后施治，这是治病的基本法则。

一般来说，病在表、在腑、属实、属热者为阳，病在里、在脏、属虚、属寒者为阴，临床上阳证用泻法，阴证用补法，这是刮痧治病的基本准则。在表（在经络，在皮肤）者刮之宜浅，在里（在脏腑，在筋骨）者刮之宜深。寒证用平刮或用补刮，热证用泻法，虚证用补法，实证用泻法。至于虚实兼夹者，又当根据虚实的轻重，或先补后泻，或先泻后补，或补泻兼施，予以适当的处理。

刮痧操作时力度的轻重，速度的急缓，时间的长短，作用点的深浅，选择刺激点的不同及多少等，都可直接影响刮痧的补泻作用和治疗效果，而上述动作的完成都是依靠手法的技巧来实现的。要具体掌握刮痧的补泻手法，其基本要求是：①操作时间较短，力量渗透表浅，作用范围比较局限者，对皮肤、肌肉、细胞有兴奋作用的手法称为“补法”；反之，凡操作时间较长，力量渗透较深厚，作用范围比较广泛，对皮肤肌肉组织有抑制作用的手法称为“泻法”。②操作的方向顺经脉运行方向者为“补法”；逆经脉运行方向者为“泻法”。③选择痧痕点个数少者为“补法”；个数多者为“泻法”。④介于“补法”与“泻法”二者之间的称为“平补平泻法”。⑤刮痧后加温灸法为“补法”；加拔罐者为“泻法”。

由此可见，在刮痧治疗中，若能根据辨证，恰当地采用“补法”或“泻法”，必能充分发挥刮痧的治疗作用，收到事半功倍的疗效。

（二）刺激的部位和刺激点

除上述手法外，还必须根据诊断、辨证和具体病情来研究刮痧治病所取的常用刺激部位和穴位（刺激点）的基本原则。

组织器官之功能，无一不是神经之作用，亦无一不受其中枢之大脑指挥，而为有规律之行动。假如某部器官受外来之袭击，或大脑皮质功能紊乱，为其自卫或维持生活需要之作用失去平衡，即发生疾病。因发生部位不同，则病症亦不同，但不外乎太过与不及，此谓之脏腑经络功能失去平衡或协调所致。

所谓太过是组织受中枢之指挥发生亢进现象，如体温升高、充血发炎、疼痛、痉挛等诸证候。

所谓不及即是神经衰弱现象，如体倦乏力、食欲缺乏、心悸、气促、麻痹等诸证候。

中医认为，所谓太过与不及都是在致病因素作用下引起的邪盛（太过）或正虚（不及）的结果。所以疾病种类虽多，且千变万化，但总不外乎“邪盛”和“正虚”之范围。

刮痧治疗即从症候上寻取其有关之神经线或相应部位，或经络穴位，予以适当手法进行刮治刺激，使其引起调整作用，对紧张者（太过）为抑制之，用泻法（重刮）；对衰弱者（不及）为兴奋之，用补法（轻刮），以达到产生疗效之结果。

各系统疾病的治疗取穴原则，一般可分为按“部位取穴”和“作用刺激点取穴”2 种。现分述如下。

1. 按部位取穴的一般要求

（1）呼吸系统疾病：上呼吸道疾病主要取上肢肘关节以下的手掌桡侧线和手背桡侧线及正中线的穴位，以及口鼻区、颈前区的穴位。肺部疾病主要取背部胸$_1$～胸$_5$ 间各线和胸部乳房以上的穴位，以及上肢桡侧线的穴位。本系统疾病亦可取风门、肺俞、脾俞、中府、膻中等穴。

（2）消化系统疾病：在腹部取穴。对于胃病取脐以上各线的穴位；对于肠病取平脐和脐以下各线的穴位；对于食管的病，可配合取胸部正中线的穴位；对于肝脏的病取背部、上腹部和右侧乳以下胸部的穴位。本系统疾病亦可取膈俞、肝俞、脾俞、胃俞、三焦俞、大肠俞、胆俞、中脘、上脘、天枢、关元、至阳、期门、足三里等穴。

（3）循环系统疾病：主要取上肢肘部和肘以下掌面正中线、尺侧线和背面尺侧线的穴位，也取后颈部和下肢前正中线和前外侧线的穴位，以及上肢肘部以下掌面和背面正中线的穴位、下肢膝部以下前正中线和后正中线的穴位。本系统疾病亦可取心俞、厥阴俞、督俞、肝俞、脾俞、神道、灵台、巨阙等穴。

（4）泌尿生殖系统疾病：主要取下腹部和腰骶部的穴位，以及下肢内侧面的穴位。泌尿系统疾病亦可取肝俞、脾俞、肾俞、膀胱俞、八髎、关元、中极。内分泌系统疾病取肺俞、心俞、肝俞、脾俞、肾俞、中脘、关元等穴。

(5)神经系统疾病:主要取头部、颅顶部和后颈部及四肢远端的穴位。本系统疾病亦可取心俞、厥阴俞、肝俞、脾俞、肾俞、神道、灵台等穴。

(6)脑血管疾病:主要取胸椎两侧的穴位,如心俞、厥阴俞、肝俞、脾俞、神道、灵台等穴。

(7)运动系统疾病:主要取第 11 胸椎至腰骶椎两侧及肩部、臀部大腿的穴位,如肾俞、脾俞、肩髃、肩贞、肩中俞、肩外俞、八髎、秩边、环跳、殷门、伏兔、风市、命门、阳关等穴。

(8)眼病:主要取眼部、后颈部、头部和背部胸$_{7}$~胸$_{11}$间的穴位,上肢肘关节以下手背面尺侧的穴位,下肢膝部以下前外侧线的穴位。

(9)耳病:主要取耳、颞和头后区耳郭附近的穴位,上肢肘关节以下手背面桡侧和正中线的穴位。

(10)其他:对于增强抵抗力,主要取背上部和肘、膝关节附近的穴位。治疗神经衰弱也可应用这些部位的穴位。对于止痛,主要取远隔的穴位;肌肉或关节痛,则配合患部或其附近的穴位;对于瘫痪,则需取患部的穴位;对于内脏活动表现功能亢进者,可取远隔的穴位;表现为功能衰退者则需取患部附近的穴位;对于虚脱者,则取全身的穴位,如头面部的上星、人中穴,躯干部的中脘、鸠尾穴,手上的合谷穴,手指末端的十宣穴,脚上的内庭、隐白穴等;对于因新陈代谢障碍引起的痛风,全身和局部穴位并用;对于症状的发作,在趾跖关节,如冻疮等,局部穴位取行间、太冲和中封;全身穴位用足三里、大肠俞和大杼,收效往往很快;对于扭伤发生的局部瘀血和疼痛,仅用局部性穴位等。

2. 按作用取主要刺激点　因症状不同,刺激点亦随之不一,当于治疗各论中列举,但综合刮痧刺激之目的,不外为强壮、镇静、调整 3 种作用。

(1)强壮作用之主要刺激点:包括营养摄取、功能兴奋、免疫预防3种作用，其刮治刺激则随疾病而不同。①神经系统疾病，分中枢性和末梢性2类。两者虽皆从于大脑皮质，但关于强壮疗法之刮治刺激点则有区别。中枢性疾病之强壮刮治刺激点则在头皮有头发之部，如上星、囟会、百会、通天、承光、后顶、哑门、风池、天柱、完骨诸穴位；神经末梢疾病之强壮刮治刺激点，则就其病变范围之附近穴位与沿其神经干线之穴位。②呼吸系统（包括鼻、喉、肺、气管）疾病，鼻部病以上星、迎香、通天为主要刮治刺激点，喉头病以风池、天柱、肩井为主要刮治刺激点，肺与气管病以身柱、肺俞、魄户、膏肓、督俞为主要刮治刺激点，预防感冒，以风门、身柱、大椎为主要刮治刺激点。③循环系统（包括心脏疾病、血液循环、淋巴循环）疾病，若须用强壮疗法者，心脏疾病，以厥阴俞、心俞、督俞、食窦为主要刮治刺激点，血液循环疾病，以关元、气海为主要刮治刺激点，淋巴循环疾病，以膈俞、章门为主要刮治刺激点。④消化系统疾病，如胃肠诸疾病，以肝俞、脾俞、胃俞、大肠俞、上髎、足三里、上巨虚为主要刮治刺激点。⑤泌尿生殖器诸疾病，以命门、肾俞、阳关、关元俞、小肠俞、膀胱俞、八髎、关元、气海、水道为主要刮治刺激点。⑥内分泌系统中，只有生殖腺之强壮一法，以百会、命门、阳关、关元为主要刮治刺激点。⑦运动器官诸疾病，以百会、陶道、大杼、阳关、上髎为主要刮治刺激点。⑧五官疾病，以耳目为主体，须用强壮疗法者，以肝俞、肾俞、命门、关元为主要刮治刺激点。

一般健康刮痧法，可以关元、足三里为主要刺激点，能促进血液旺盛，抗体增加，病菌易于消灭，含有免疫预防作用。

(2)镇静作用之主要刺激点：镇静作用包括消炎、止逆、镇静、镇痉4种，其刮治刺激点则随症状而不一致。①消炎作用的刮治点，多远隔病灶，如头面五官之炎症，以后溪、合谷、足临泣、至阳为主要刮治刺激点；口腔咽喉之炎症，以少商、鱼际、内庭、照海为主要刮治刺激点；心肺之炎症，以内关、大陵、列缺、太渊为主要刮治刺激点胸腔之炎症，以少府、内关、阳陵泉、丘墟为主要刮治刺激点；胃肠炎症，以足三里、公孙、内庭、行间为主要刮治刺激点；肝胆炎症，以丘墟、太冲、外关、合谷为主要刮治刺激点。委中、尺泽部及指(趾)尖之放痧法，总为急性炎症必须采用之刺激点。②止逆(其意义乃指有呛咳、呕吐、疝痛等有痉挛性、上冲性之症状)之刮治刺激点，主要取天突、中脘、气海、太渊、内关、足三里、公孙、大敦、三阴交等穴。

痛与痉挛之病很多，内脏、躯体皆有，刮痧疗法大多要分急性、慢性之不同而选取相应的刺激点。急性与消炎作用之刮治点相同；慢性则于病灶部位取之，略配合消炎作用之刺激点作为诱导。但同一刺激点，如取消炎作用的应重刮，必须刮至出现紫斑；如为诱导之目的时，宜轻刮，时间要长。

(3)调整作用之主要刺激点：调整作用，即在生理作用发生异常而成为病症的情况下，不论其性质为亢进或为衰弱，经刮痧而消除症状，均得谓之调整作用之刺激。此处所指者，即为通便、利尿、发汗 3 种刮治刺激点。通便以大肠俞、天枢、水道、支沟、承山为主要刺激点；利尿以中极、阴陵泉、足三里、三阴交为主要刺激点；发汗以大椎、合谷、外关、经渠为主要刺激点。

通便、利尿、发汗三者，必须属于其主管神经之障碍始起作用。在正常人行刮治刺激试验，则不生效果。

(4)其他疾病之一般刺激点：非结核性淋巴结肿主要刮治刺激点为肝俞、天井；非淋毒性腹股沟淋巴结肿之主要刮治刺激点为：承山。脾脏肿大主要刮治刺激点为意舍、肓门、脾俞；肺结核主要刮治刺激点为身柱、肺俞、督俞；心脏病主要刮治刺激点为心俞、神门、通里、内关；肾脏病主要刮治刺激点为三焦俞、肾俞；膀胱病主要刮治刺激点为次髎、膀胱俞、中极；肛门病主要刮治刺激点为长强、郄门、承山、百会；胃病主要刮治刺激点为中脘、内关、足三里、胃俞；大肠病主要刮治刺激点为大肠俞、天枢、上巨虚；小肠病主要刮治刺激点为气海、关元俞、小肠俞；卵巢子宫病主要刮治刺激点为水道、中极、三阴交；目疾主要刮治刺激点为风池、太阳、睛明、攒竹、肝俞；鼻疾主要刮治刺激点为上星、迎香、合谷；耳疾主要刮治刺激点为翳风、听宫；口腔疾病主要刮治刺激点为大陵、中冲；齿痛主要刮治刺激点为下关、合谷；咽喉病主要刮治刺激点为少商、鱼际；上肢病主要刮治刺激点为陶道、大杼、肩髃、曲池；下肢病主要刮治刺激点为阳关、环跳、委中、阳陵泉；精神癫痫疾病主要刮治刺激点为鸠尾、上脘、神门、丰隆；疟疾主要刮治刺激点为大椎或陶道；黄疸主要刮治刺激点为至阳、腕骨。刮痧，多视其病变发生部位，选取适当的刺激点与线，依其症状性质做不同的手法刮治。同一刮治点可以引起其组织部位神经发生兴奋或抑制作用，达到调整神经、生理而消除症状作用，故与药物之注重病因治疗而与发生理化作用者不同。

以上所列主要刮痧点，虽自经验积累而来，但其病灶部位与刮治点之神经实有联系，或属其组织功能的主管神经，或为其组织神经之中枢反射点。在临床应用上，这些为主要刮治点，因每个患者年龄、身体素质、营养状况等不同，症状上亦略有偏重偏轻，故选择刺激点亦有变通，或刮其一，或刮其二，并配合其他症状所需之刮治点，作共同疗治。

(三)刺激的时机与取穴多少及治疗间隔

刮痧治病要收到应有的疗效，除了掌握上述两点外，还需掌握刮痧治疗的时机与取穴多少及治疗间隔。因为人们的生活条件、体质、神经功能状态和患病原因不同，表现的症状、病情也各有不同。有的病刮治 1 次即见效，有的病则往往需要数次才能收效，即使同一疾病，有的刮治 1 或 2 次病即可愈，而有的则要反复多次，始能收效。有的病治疗时需要每天 1 次，或隔天 1 次，有的病则要 1 天数次，有的病发作时治疗有效，而有的病又需在发作前予以控制治疗。一般而言，急性病宜早治，慢性病宜缓治，发作性疾病在发作时，或在发作前予刮痧治疗。总之，应多了解患者的具体病情、发作规律和刮治反应等情况，掌握时机给予及时治疗。

然每一刮治，必刺伤神经纤维与肌纤维，且刮治部位太多常易引起疲劳，食欲减退。凡重刮出现的痧痕（红紫色瘀点或紫红疙瘩）的部位，经 7 天的休息恢复后，亦不能重复在原部位实施第 2 次刮治，只可选其他部位或穴位皮部刮治。总以重点取穴或相应部位取穴，即所谓精减疏刺之法，以免组织损伤过甚之弊。然亦有初刮拭二、三条经络部位或多个穴位，经数次刮治不见效果，多刮拭几处始见功效者，或兼症复杂，必须多刮治几处部位始能照顾全面者，则又不可机械论断。对于刮治部位宜多宜少，笔者从历年临床经验，总结如下。

1. 新病体力未衰者，每次以 4～8 个部位为宜。体衰及年老妇孺者等，又须减少部位，一般以 4 或 5 个部位为宜。

2. 慢性病者一般不宜超过 4 个部位。如体力已衰者，只宜轻刮。神经疾病之患者，反应较一般为强，取治部位更不宜多。

3. 新病可以每日刮治，第 1 次刮出红紫色瘀点为宜，忌见瘀斑。每刮出红色瘀点的部位必须 7 天后才能再刮，此时可交换其他部位，使其受伤之神经与肌肉皮肤有新生的机会。

4. 久病和保健治疗每日可刮治 1 或 2 次，宜轻刮。按经络、神经走向刮治，但手法宜轻，尽量拉长。

此外，有的病初刮，其效日进，久刮，反见效迟缓或日有退步，应休息数日再作续治。此种顿挫，殆为功能之恢复力不足刮治刺激之破坏力之故，可改为隔日或间二日刮治者。

总之，在可能的范围内应尽量精减刮治部位，避免滥用泻法刮治，以期减少患者不必要的痛苦。其治疗间隔时间视病症缓急与患者体质的强弱而定，一般总以患者不感到疲劳为原则。

五、刮痧疗法的适应证与禁忌证

在临床实际应用中，熟悉和掌握本疗法的适应证和禁忌证是十分必要的，对于有的放矢、避免滥用是很有帮助的。

(一)适应证

刮痧疗法的适用范围十分广泛,凡针灸、按摩疗法适用之疾病均可用本疗法治疗。临床经验证明,本疗法不仅适用于痧证,凡内科、儿科、妇产科、外科、皮肤科、眼科和耳鼻咽喉科等临床各科常见病和部分疑难病症均可治疗,而且都有较好的疗效。

1. *内科疾病*　如感冒、上呼吸道感染、外感热病、支气管炎、支气管哮喘、肺炎、肺结核、肺气肿、头痛、偏头痛、胃脘痛、呕吐、反胃、腹痛、腹泻、高热、腰痛、便秘、眩晕、细菌性痢疾、结肠炎、失眠、胸膜炎、急性胃肠炎、消化性溃疡、肾炎、风湿性关节炎、类风湿关节炎、肩周炎、慢性肝炎、高血压病、冠心病、风心病、肺心病、心律失常、坐骨神经痛、肋间神经痛、急性阑尾炎、健忘、心悸、癫痫、胆绞痛、泌尿系结石、急性胰腺炎、遗精、阳痿、早泄、膈肌痉挛、胃下垂、饮证、无脉症、郁证、前列腺炎、肠梗阻、糖尿病、甲状腺功能亢进症、肥胖症、面神经麻痹、神经衰弱、贫血、中暑、白细胞减少症、男性不育症等。

2. *妇产科疾病*　如月经不调、崩漏、痛经、闭经、带下病、妊娠恶阻、产后缺乳、产后腹痛、产后大便困难、产后发热、绝经期综合征、盆腔炎、乳腺增生症、乳腺炎、人工流产后综合征、子宫脱垂、外阴瘙痒、不孕症等。

3. *儿科疾病*　如小儿发热、呕吐、泄泻、厌食、夜啼、疳积、百日咳、支气管炎、小儿遗尿、惊风、消化不良、营养不良、腮腺炎等。

4. *伤外科疾病*　如落枕、颈椎病、腰椎间盘突出症、腰椎管狭窄症、腰肌劳损、急性腰扭伤、颈肩纤维炎、股外侧神经炎、肋软骨炎、骨质增生症、足跟痛、腰腿痛、软组织损伤、脉管炎、毛囊炎、痔疮等。

5. *皮肤科疾病*　如湿疹、丹毒、带状疱疹、过敏性皮炎、荨麻疹、神经性皮炎、寻常性鱼鳞病、硬皮病、皮肤瘙痒症、雀斑、黄褐斑等。

6. *眼科疾病*　如睑腺炎、睑缘炎、泪囊炎、沙眼、结膜炎、目痒、目翳、远视、近视、视神经萎缩等。

7. 耳鼻咽喉科疾病　如鼻塞、鼻衄、鼻炎、鼻窦炎、慢性咽炎、扁桃体炎、喉喑、口疮、牙痛等。

8. 其他　如养颜美容、减肥保健等。刮痧可使皮肤的新陈代谢加强，皮肤中的细胞得到充分的营养和氧气，毛孔的自然收缩变小，皱纹消除或减少。妇女产后的妊娠纹，一般刮治2～3个月即可消除。

必须说明的是：病有轻重，证有虚实，在上述适应证中，有些单独使用本疗法为好；有些可以刮痧为主，配合其他疗法治疗；有些病症，刮痧仅起到辅助治疗作用。在刮痧无效时，可调整治疗方案，或改用其他疗法施治，以免贻误病情。

(二)禁忌证

刮痧疗法不是万能的，它与其他疗法一样，有其适应证，也有其禁忌证。

1. 禁忌证　以下几种疾病，应列为本疗法的禁忌证：①破伤风；②狂犬病；③精神失常及精神病发作期；④血小板减少症；⑤活动性出血性疾病，血友病、白血病及有凝血障碍者；⑥恶性肿瘤中晚期；⑦凡危重病症，如急性传染病或有心、肾、肺功能衰竭者；⑧对刮痧恐惧或过敏者；⑨身体极度消耗或出现恶病质等。

2. 禁用部位　凡传染性皮肤病、疖肿、痈疽、瘢痕、溃烂、新骨折及性传染性皮肤病、不明原因皮肤肿块等，均不宜直接在病灶部位刮拭。又妊娠妇女、经期妇女的腹部及双侧乳房部也不宜刮拭。

3. 慎用本疗法的病症　凡危重病症，如急性传染病、重症心脏病等，在有可能时应立即送医院观察治疗，在确无条件的情况下，可用本疗法予以急救，以争取更多的时间和治疗机会。年老体弱、空腹及女性的面部，均忌用大面积强力刨刮(重刮)。对有皮肤过敏史的患者，不宜以其过敏物为工具刮痧。

4. 禁用穴位　孕妇、妇女经期禁刮三阴交、合谷、足三里等穴位，且刮拭手法宜轻，用补法。

六、经络与常用刺激部位、穴位及主治

（一）经络概述

经络系统是由经脉和络脉组成的。经，是经脉。“直行者为经”，有路径的含义，贯穿上下，沟通内外，是经络系统的主干，比较大；络，是络脉，“走而横者为络”，有网络的含义，是经脉别出的分支，比较小，且纵横交错遍布全身，是经络系统的分支部分。

经络内属于脏腑，外络于肢节，沟通脏腑与体表、肌肉、筋骨、四肢百骸之间等一切器官组织，形成纵横交叉的罗网，就像自然界的河流渠道一样联结在一起，成为一个相互关联的统一整体。所以经络有“运行气血、联络脏腑、沟通内外、贯穿上下”的作用，并借以行气血，营阴阳，昼夜运行，如环无端，周流不息，使人体各部的功能活动和整个机体都保持了共济和协调。

经脉包括十二经脉和奇经八脉、十二经别、十二经筋、十二皮部。络脉包括十五络、浮络和孙络。

1. 十二经脉　十二经脉与五脏六腑有直接隶属关系，并以三阴、三阳经分之。上下同法，手足各有三阴、三阳，共12条经脉。

手三阴｛手太阴—肺经、手厥阴—心包经、手少阴—心经｝由胸走手

手三阳｛手阳明—大肠经、手少阳—三焦经、手太阳—小肠经｝从手走头

足三阳	足阳明—胃经 足少阳—胆经 足太阳—膀胱经	由头走足
足三阴	足太阴—脾经 足厥阴—肝经 足少阴—肾经	从足走胸

十二经脉由于与脏腑相配，故对人体起主导作用，十二经脉的循行是有一定规律的。三阳经隶属于六腑，三阴经隶属于五脏（包括心包经）。手三阴经从胸经上肢内侧至手，交于手三阳经；手三阳经从手经上肢外侧至头部，交于足三阳经；足三阳经从头经躯干后侧、前方及下肢外侧至足，交于足三阴经，足三阴经从足经下肢内侧至胸，又与手三阴经相连。其经脉循行规律为“举手直立，阴升阳降”的单向循行（图 2）。

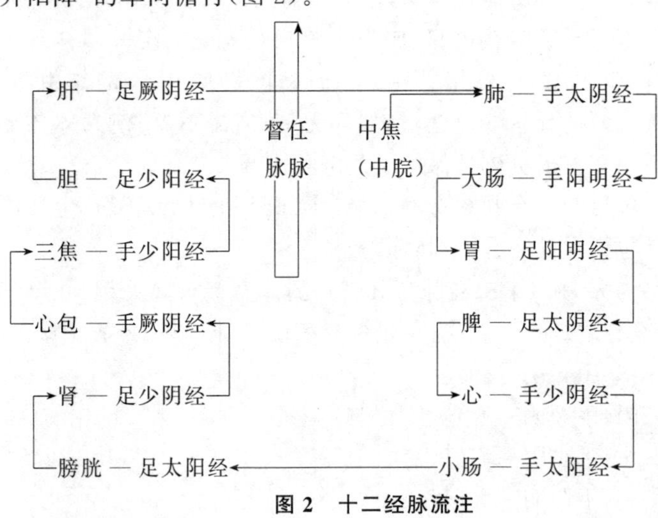

图 2 十二经脉流注

在体表分别于头面、躯干、四肢以阴升阳降的单向循行规律，逐经相传，如环无端，周而复始的构成气血运行的通路。它们是经络系统的主体，故又称“十二正经”。

十二经脉和所属脏腑必须保持阴阳平衡和脏腑的协调，才能维持机体的正常生理活动(图 3)。

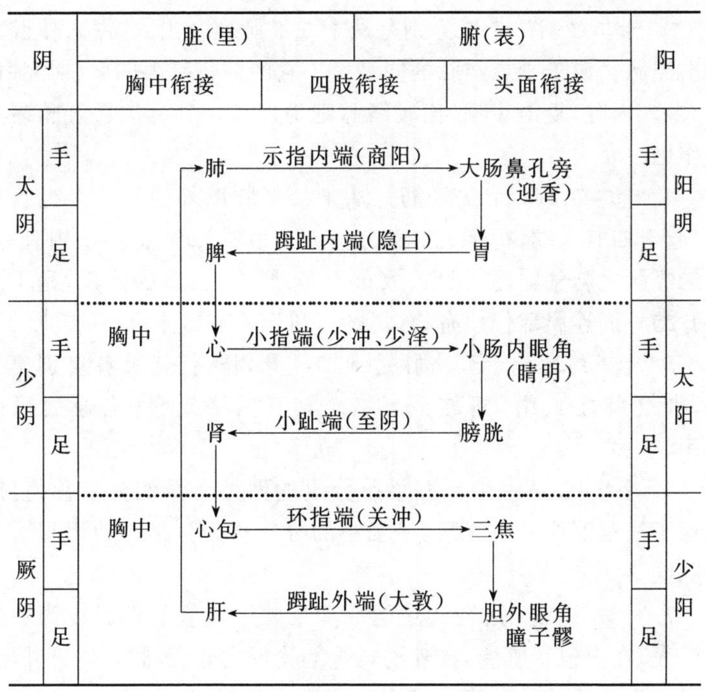

图 3 十二经脉和所属脏腑表里衔接走向情况

中医学认为，脏腑两相配对，从而构成脏腑的阴阳表里关系。脏属阴为里，腑属阳为表，表里经脉相连属构成了脏腑间的密切关系。脏腑表里配对如下：肺与大肠相表里；脾与胃相表里；心与小肠相表里；肾与膀胱相表里；心包与三焦相表里；肝与胆相表里。

2. 奇经八脉　奇经八脉是督脉、任脉、冲脉、带脉、阴维脉、阳维脉、阴跷脉、阳跷脉的总称。奇经八脉无脏腑络属和阴升阳降规律，亦无配偶关系，“别道奇行”，故称“奇经”。具有调节溢蓄十二正经脉气的作用。“八脉”只有督、任二脉有腧穴，其余六脉都寄于十二经脉。任脉行于胸腹正中线，总任一身之阴经；督脉行于脊背正中线，总督一身之阳经。

3. 十二经别　十二经别是从十二经脉离合出入，深入体腔的别出经脉。源于十二经脉的同名经。它的循行是由四肢(肘、膝以上)走入内脏，复出头颊，比较络脉则为深长。具有沟通脏腑表里的作用。

4. 十二经筋　十二经筋是从十二经脉以外的另一个循行系统，起于四肢末端，行于关节部分。上至颈项头面，但不入内脏，是十二经脉之脉气输注、积聚、散布于筋、肌肉、关节的体系，是十二经脉的外周连属部位。有约束骨骼，利于关节屈伸活动的功能。

5. 十五络脉　十五络脉是十二经脉，督、任二脉各自别出一路，加之脾之大络，共称十五络。具有网络周身，沟通表里的作用。

6. 浮络、孙络　由十五络脉分出的网络全身的分支称络脉。深行于浅表部位的称浮络，最细小的分支称为孙络。功用与十五络脉同。

7. 十二皮部　是经络功能活动反映于体表的部。皮为一身之躯壳，在内包括脏腑，在外则司毫毛腠理之开合，居人体最外层，所以是机体卫外的屏障。又为病邪出入之门户，外邪(邪气)可以通过皮部而深入络脉、经脉，以至脏腑，而内脏有病，也可以通过经脉、络脉反映至皮部。

由此可见，经络系统是以十二经脉(加上督、任二脉，又称十四正经)为主体的。刮痧疗法是以经络为依据，以皮部为着眼点，但刮痧对皮肤的刺激主要是以线与面的形式出现，自然也包括对穴位点的刺激，不过刮痧对穴位点的刺激往往不要求像针灸治疗那样准确，因刮痧刺激面积宽，即使取穴有偏，也在刺激之中。故有“宁失其穴，不失其经”之说，说明经络皮部对刮痧治病尤为重要。

刮痧疗法与经络关系密切，这是因为一方面根据刮治后皮肤出现的痧痕反应，可以帮助诊断和判断疾病的轻重与预后；另一方面又可利用经络的传导作用进行治疗。因为经络又是疾病在体表或皮下组织呈现反应的系统，无论何病多有"痧象"（病理性反应点）现之于皮部。若能随经刮痧，就会收到更好的效果。

（二）腧穴部位与主治

腧穴的分布在一定的经络循行线路上，它的作用和经络是密切的。全身腧穴很多，而每个穴位的主治范围很广。为了便于记忆，根据古今文献记载及临床体会，将所有腧穴按部位归类及主治重点的共同点简述如下。

1. 头、面、颈、项部腧穴　主治局部病和腧穴邻近器官及神志病（图 4）。

2. 胸、腹、背、腰部腧穴　主治局部病和腧穴部位的脏腑器官病。后背上部的腧穴兼治发热和上肢病；腰以下的腧穴兼治虚寒证和下肢病（图 5 至图 7）。

3. 四肢腧穴　肘、膝以上腧穴，主治局部病和腧穴邻近病；肘、膝以下腧穴，主治局部病和腧穴邻近病和全身病（图 8 至图 12）。

4. 各经腧穴　主要治疗本经的经络病和络属脏腑器官的病。如肺经腧穴能治喉、胸、肺、气管的病；大肠经腧穴能治头、面、口、眼、喉和发热病；胃经腧穴能治头、面、鼻、齿、胃、肠和发热病；脾经腧穴能治脾胃病；心经腧穴能治胸、心和神志病；小肠经腧穴能治头、项、眼、耳和发热病；膀胱经腧穴能治头、项、腰、背、膀胱和发热病及脏腑病；肾经腧穴能治生殖、泌尿系和咽喉病；心包络经腧穴能治胸、心、胃和神志病；三焦经腧穴能治头、耳、眼、胸、胁和发热病；胆经腧穴能治头、眼、耳、肋和发热病；肝经腧穴能治胸、胁、肝病。

总之，头面、躯干的主治穴位是以分部为主；四肢尤其肘、膝以

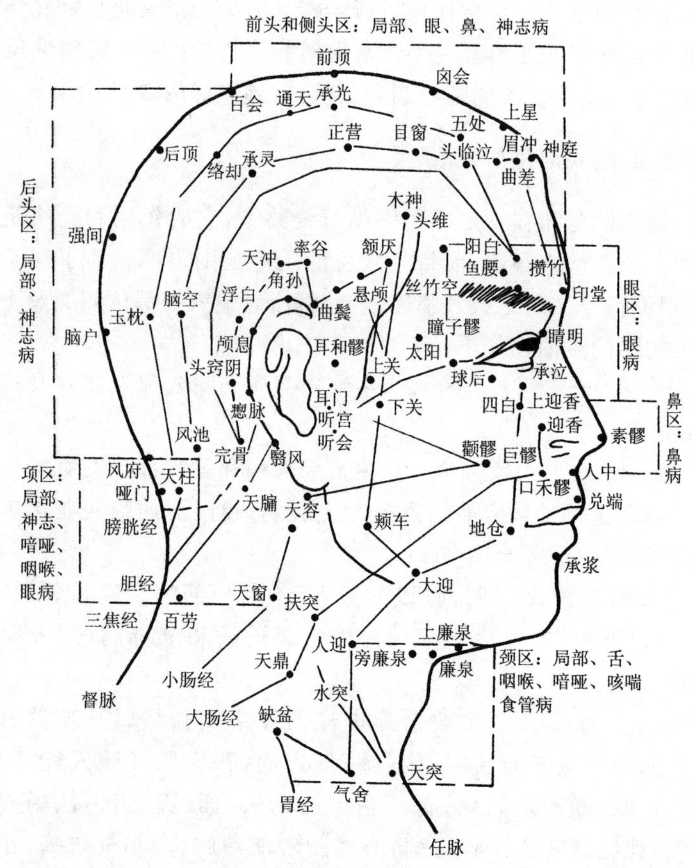

图 4　头面颈项部腧穴与主治

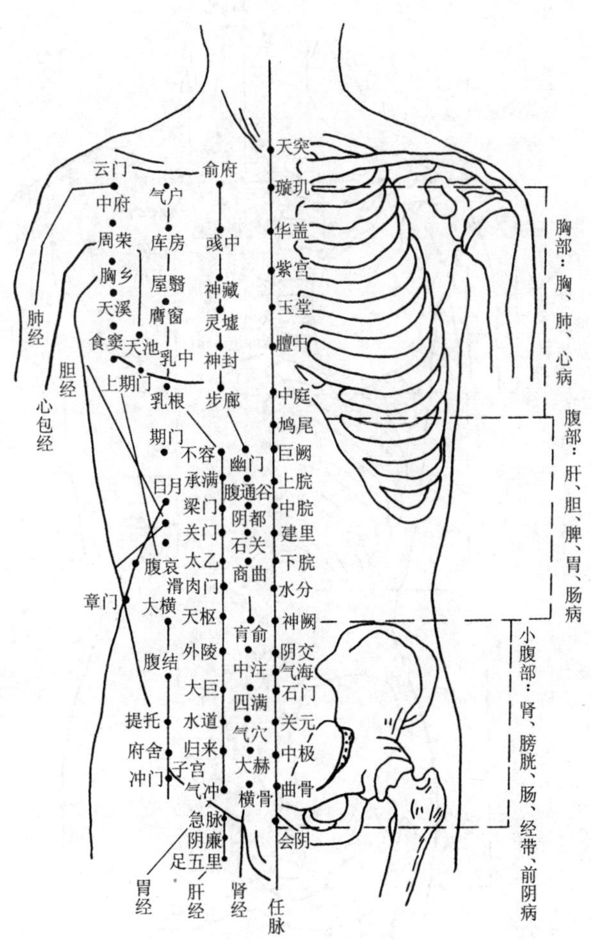
天突
璇玑
华盖
紫宫
玉堂
膻中
中庭
鸠尾
巨阙
上脘
中脘
建里
下脘
水分
神阙
阴交
气海
石门
关元
中极
曲骨
会阴
云门
中府
周荣
胸乡
天溪
食窦
天池
上期门
期门
日月
腹哀
章门
大横
腹结
提托
府舍
冲门
子宫
俞府
彧中
神藏
灵墟
神封
步廊
幽门
腹通谷
阴都
石关
商曲
肓俞
中注
四满
气穴
大赫
横骨
气户
库房
屋翳
膺窗
乳中
乳根
不容
承满
梁门
关门
太乙
滑肉门
天枢
外陵
大巨
水道
归来
气冲
急脉
阴廉
足五里
肺经
胆经
心包经
胃经
肝经
肾经
任脉
胸部：胸、肺、心病
腹部：肝、胆、脾、胃、肠病
小腹部：肾、膀胱、肠、经带、前阴病

图 5 胸腹部腧穴与主治

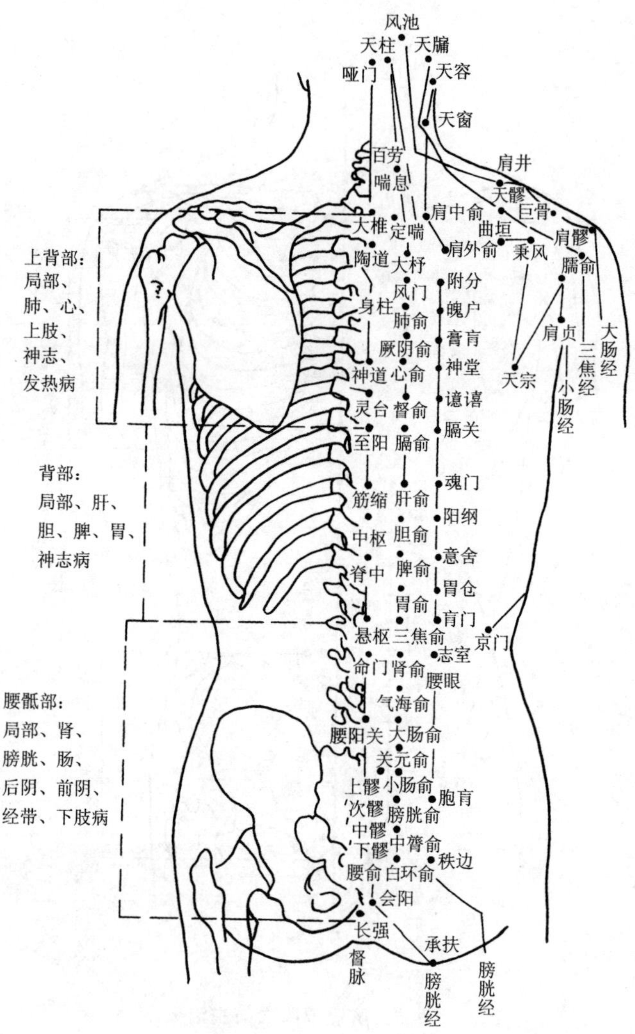
风池
天柱
天牖
哑门
天容
天窗
百劳
喘息
肩井
天髎
巨骨
大椎
定喘
肩中俞
曲垣
肩髃
陶道
大杼
肩外俞
秉风
臑俞
上背部：
局部、
肺、心、
上肢、
神志、
发热病
风门
附分
身柱
肺俞
魄户
肩贞
大肠经
厥阴俞
膏肓
三焦经
神道
心俞
神堂
天宗
小肠经
灵台
督俞
譩譆
至阳
膈俞
膈关
背部：
局部、肝、
胆、脾、胃、
神志病
筋缩
肝俞
魂门
中枢
胆俞
阳纲
脊中
脾俞
意舍
胃俞
胃仓
悬枢
三焦俞
肓门
京门
命门
肾俞
志室
腰眼
腰骶部：
局部、肾、
膀胱、肠、
后阴、前阴、
经带、下肢病
气海俞
腰阳关
大肠俞
关元俞
上髎
小肠俞
胞肓
次髎
膀胱俞
中髎
下髎
中膂俞
秩边
腰俞
白环俞
会阳
长强
承扶
督脉
膀胱经
膀胱经

图 6　背腰部腧穴与主治

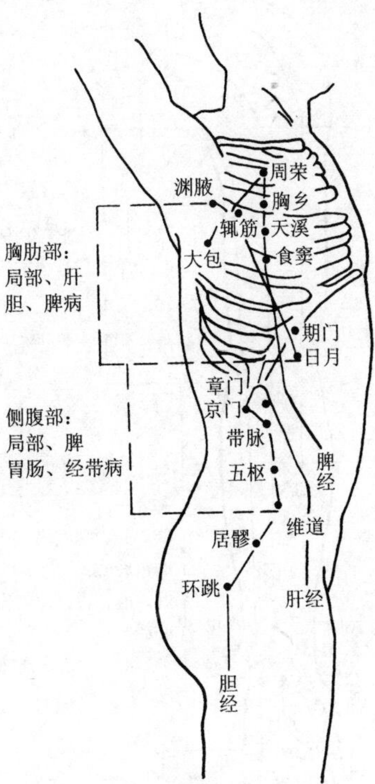

图 7　胸胁侧腹部腧穴与主治

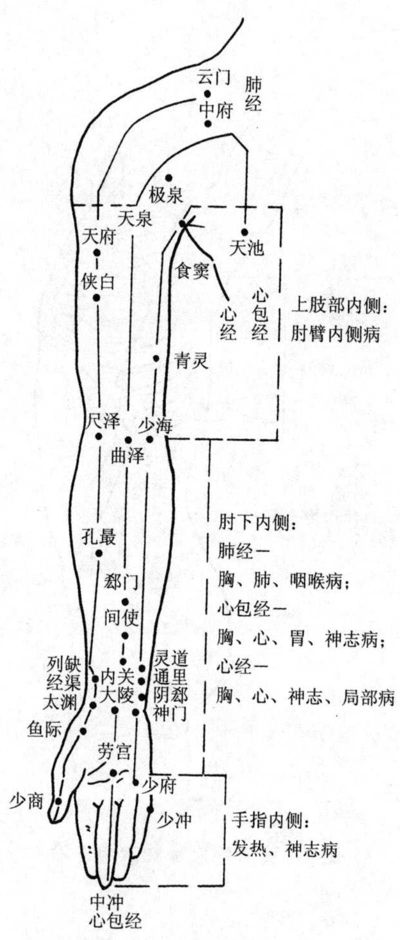

图 8　上肢部内侧腧穴与主治

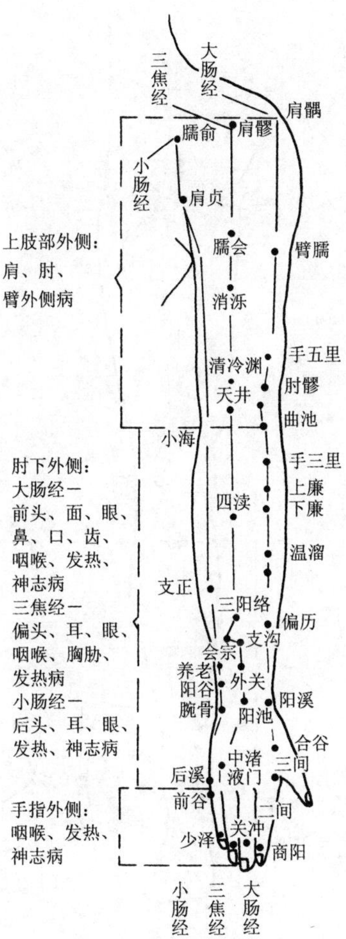

图 9　上肢部外侧腧穴与主治

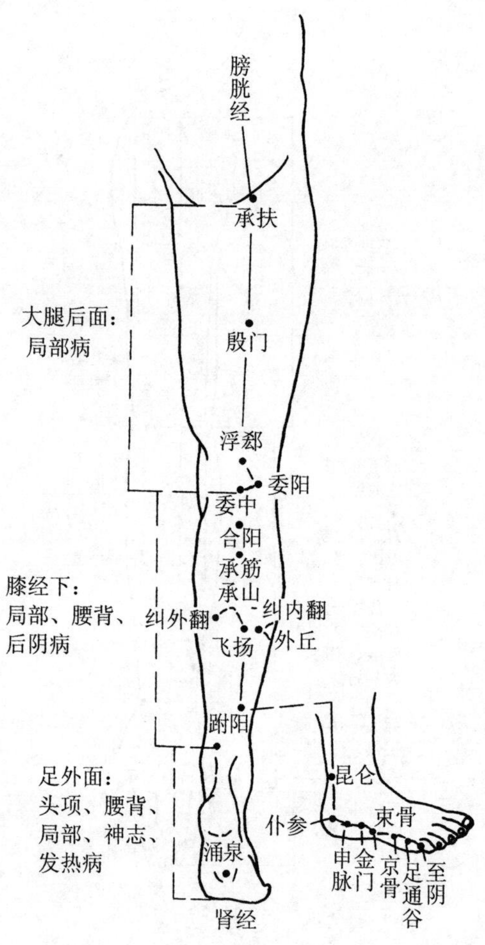

图 10　下肢部腧穴与主治

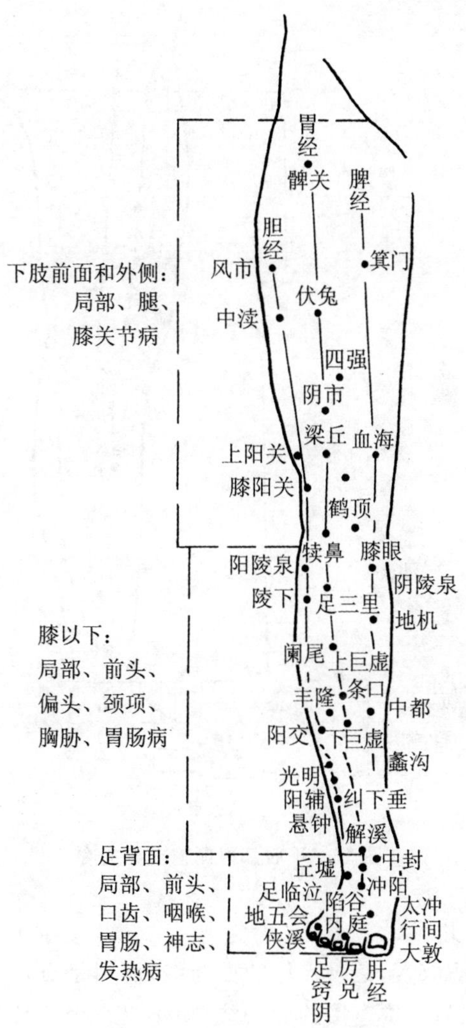

图 11　下肢部前面腧穴与主治

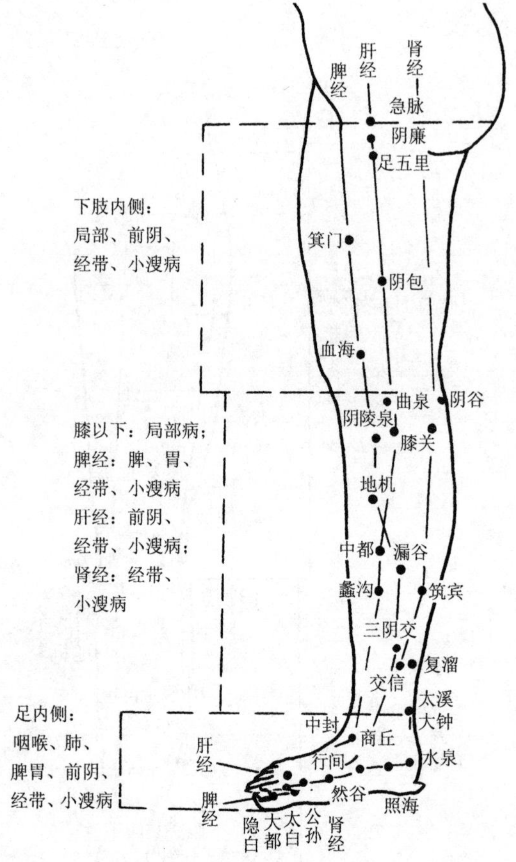

图 12　下肢部内侧腧穴与主治

下的穴位，是以分经为主。

刮痧治病取穴，是以穴位的面与线，而不是点，一般常涉及多个穴位，穴位与穴位连接的面与线，而不是一个单纯的点（穴位）。因此，可以根据配穴方，按图 4 至图 12，所到部位，找出穴位与穴位的连接线与面来确定治疗方案。

(三)特定穴的作用与应用

十四经(即十二经脉加上督、任二脉)的穴位中,有些穴位具有特殊的治疗作用,并给以特定的名称。特简介如下:

1. 五输穴　十二经脉在肘、膝以下各有5个腧穴,是十二经脉的重点穴,都是治疗效果好且安全并易于施治的穴位。分别命名为井、荥、输、经、合,总称五输穴。根据五输穴的五行属性列表如下(表1、表2)。

表1　六阴经五输穴五行配属表

阴经	井(木)	荥(火)	输(土)	经(金)	合(水)
肺(金)	少商	鱼际	太渊	经渠	尺泽
脾(土)	隐白	大都	太白	商丘	阴陵泉
心(火)	少冲	少府	神门	灵道	少海
肾(水)	涌泉	然谷	太溪	复溜	阴谷
心包(相火)	中冲	劳宫	大陵	间使	曲泽
肝(木)	大敦	行间	太冲	中封	曲泉

表2　六阳经五输穴五行配属表

阳经	井(金)	荥(水)	输(木)	经(火)	合(土)	原(总刺)
大肠(金)	商阳	二间	三间	阳溪	曲池	合谷
胃(土)	厉兑	内庭	陷谷	解溪	足三里	冲阳
小肠(火)	少泽	前谷	后溪	阳谷	小海	腕骨
膀胱(水)	至阴	足通谷	束骨	昆仑	委中	京骨
三焦(相火)	关冲	液门	中渚	支沟	天井	阳池
胆(木)	足窍阴	侠溪	足临泣	阳辅	阳陵泉	丘墟

五输穴主治五脏六腑经脉病变的作用,且又各有特点。一般井穴主治神志病、心不满;荥穴主治发热病;输穴主治风湿痹痛;经穴主治咳喘、寒热、咽喉病;合穴主治胃肠等六腑病症。

2. 十二原穴　十二经脉在腕、踝关节附近各有1个原穴。其中,阴经的原穴就是五输穴中的输穴,是脏腑原气经过和留止的部位,称为原穴,又称“十二原”(表3)。

表3　十二原穴表

十二经	手三阴经			手三阳经			足三阴经			足三阳经		
	肺经	心经	心包经	大肠经	小肠经	三焦经	脾经	肾经	肝经	胃经	膀胱经	胆经
原穴	太渊	神门	大陵	合谷	腕骨	阳池	太白	太溪	太冲	冲阳	京骨	丘墟

十二原穴的治疗作用:据《灵枢·九针十二原》云:“十二原者,主治五脏六腑之有疾者也。”能使三焦原气通达,从而能发挥其维护正气,抗御外邪的作用,对脏腑疾病常有较好的疗效。

3. 十五络穴　十二经的络穴(皆位于肘膝关节以下),加上任脉之络穴鸠尾(散于腹),督脉之络穴长强(散于头上),脾之大络大包(布于胸胁),共有十五络穴。络穴是络脉由经脉别出部位的腧络穴,也是表里两经联络之处(表4)。

表4　十五络穴表

阴经	络穴	阳经	络穴
手太阴肺经	列缺	手阳明大肠经	偏历
手厥阴心包经	内关	手少阳三焦经	外关
手少阴心经	通里	手太阳小肠经	支正
足厥阴肝经	蠡沟	足少阳胆经	光明
足少阴肾经	大钟	足太阳膀胱经	飞扬
足太阴脾经	公孙	足阳明胃经	丰隆
任脉	鸠尾	督脉	长强
		脾之大络	大包

十五络穴的治疗作用:主要是能沟通表里二经,故有“一络而治两经”之说,取其络穴的治疗,不仅能治本经病,也能治其相表里

之经的病，而且治疗效果很好。

4. 十六郄穴　郄穴是经气所深聚的地方，大多分布于四肢肘膝以下。十二经脉和阴阳跷脉、阴阳维脉各有 1 个郄穴，共十六郄穴(表 5)。

表 5　十六郄穴表

阴经	郄穴	阳经	郄穴
手太阴肺经	孔最	手阳明大肠经	温溜
手厥阴心包经	郄门	手少阳三焦经	会宗
手少阴心经	阴郄	手太阳小肠经	养老
足太阴脾经	地机	足阳明胃经	梁丘
足厥阴肝经	中郄	足少阳胆经	外丘
足少阴肾经	水泉	足太阳膀胱经	金门
阴维脉	筑宾	阳维脉	阳交
阴跷脉	交信	阳跷脉	跗阳

十六郄穴的治疗作用：郄穴为气血汇聚之处，有疏通气血的作用。用于治疗本经循行部位及所属脏腑的急性病痛。阴经郄穴多治血证，阳经郄穴多治急性疼痛。

5. 八脉交会穴　奇经八脉与十二经脉经气相通的八个腧穴，称八脉交会穴，均分布在肘、膝以下(表 6)。

表 6　八脉交会穴表

经属	八脉	通八脉	会合部位及主治病症
足太阴	公孙	冲脉	胃心胸部病
手厥阴	内关	阴维	
手少阳	外关	阳维	目外眦、颊、颈、耳后、肩部病
足少阳	足临泣	带脉	症及寒热往来
手太阳	后溪	督脉	目内眦、项、耳、肩胛部病
足太阳	申脉	阳跷	症及发热受寒等表证
手太阴	列缺	任脉	胸、肺、膈、喉咙部病症
足少阴	照海	阴跷	和阴虚内热证

八脉交会穴的治疗作用：八脉交会穴具有调整脏腑，疏通经络的作用，既能治奇经病，又能治正经病。又上下相交取穴，临床治疗效果很好。

6. 下合穴（又称六腑下合穴） 六腑的6个下合穴皆在下肢膝关节以下（表7）。

表7 下合穴表

阳经	三阳	六腑	下合穴
手三阳	太阳	小肠	下巨虚
	阳明	大肠	上巨虚
	少阳	三焦	委阳
足三阳	太阳	膀胱	委中
	阳明	胃	足三里
	少阳	胆	阳陵泉

下合穴的治疗作用：下合穴具有调整六腑，输导经气的作用。凡六腑的病症皆可治疗，而且效果很好。

7. 十二背俞穴 背俞穴位于背腰部足太阳膀胱经的第1侧线上，大体依脏腑位置而上下排列，分别冠以脏腑之名，共十二穴（表8）。

表8 十二背俞穴表

五脏（加心包络）	背俞	六腑	背俞
肺	肺俞	大肠	大肠俞
肾	肾俞	膀胱	膀胱俞
肝	肝俞	胆	胆俞
心	心俞	小肠	小肠俞
脾	脾俞	胃	胃俞
心包	厥阴俞	三焦	三焦俞

十二背俞穴的治疗作用:背俞穴是脏腑之气输注于背部的腧穴,是阴病行阳的重要位置。主要用于治疗与其相应的脏腑病症,也可治疗与脏腑相关的五官九窍、皮肉筋骨等病症。为刮痧疗法的常用穴位,而且用途广泛,效果很好。

8. 十二募穴　募穴是五脏六腑之气汇集在胸腹部的腧穴,称为募穴,是阳病行阴的重要所在。五脏(加心包)六腑各有一个募穴,共十二募穴(表9)。

表9　十二募穴表

脏腑	募穴	主治病症	脏腑	募穴	主治病症
肺	中府	肺病	心包	膻中	心包病
肝	期门	肝病	心	巨阙	心病
胆	日月	胆病	胃	中脘	胃病
脾	章门	脾病	三焦	石门	三焦病
肾	京门	肾病	小肠	关元	小肠病
大肠	天枢	大肠病	膀胱	中极	膀胱病

十二募穴的治疗作用:六腑病症多取募穴治疗。募穴可以单独使用,也可以与腧穴配合使用(六腑病症多取此法),即所谓之“腧募配穴”。每一脏、腑发生病变时,所属的募穴或腧穴常出现疼痛或过敏等。因此,当某一脏、腑发病时,即可取其所属的募穴、腧穴进行治疗。同时,腧、募二穴也可相互诊察疾病,作为协助诊断的一种方法。所谓“审募而察腧,察腧而诊募”。

9. 八会穴　八会穴是脏、腑、气、血、筋、脉、骨、髓等精气所汇聚的腧穴,与其所属八种脏器组织的生理功能有着密切的关系(表10)。

八会穴的治疗作用:八会穴具有调理脏腑,调和气血,舒筋益髓的作用。凡是属于脏、腑、气、血、筋、脉、骨、髓这8个方面的疾病,皆可取其有关会穴进行治疗。如筋病取筋会阳陵泉,气机病取气会膻中穴,而且膻中穴还能治疗某些热病。

表 10　八会穴表

八　　会	穴　　名	经　　属
脏会	章门	脾经募穴
腑会	中脘	胃经募穴
气会	膻中	心包经募穴
血会	膈俞	膀胱经穴
筋会	阳陵泉	胆经合穴
脉会	太渊	肺经腧穴
骨会	大杼	膀胱经穴
髓会	绝骨	胆经穴

10. 经脉交会穴　是指两经或数经相交会的腧穴。即本经腧穴与他经相交会的穴位。交会穴的分布多在头面、躯干部位(表11)。

表 11　经脉交会穴表

经属	穴名	交会经脉
手太阴	中府	手、足太阴之会
手阳明	肩髃	足阳明、阳跷之会
	巨骨	手阳明、阳跷之会
	迎香	手、足阳明之会
足阳明	承泣	阳跷、任脉、足阳明之会
	巨髎	阳跷、足阳明之会
	地仓	阳跷,手、足阳明之会
	下关	足阳明、少阳之会

经脉交会穴的治疗作用:交会穴既能治疗本经的疾病,又能兼治所交会经脉的疾病。另外,如关元、中极是任脉的经穴,又与足三阴经相交会,故既可治疗任脉的疾病,又可治足三阴经的疾病;

大椎是督脉的经穴，又与手、足三阳经相交会，既可治督脉的疾病，又可治诸阳经的全身性疾病；三阴交是足太阴脾经的经穴，又与足少阴肾经和足厥阴肝经的经脉相交会。故既可治疗脾经病，也能治肝、肾两经的疾病。

（四）特定刺激部位

特定刺激部位是刮痧治病的一个特色。其实特定刺激部位，也应按中医经络学说中的十四正经（即十二经脉加上督、任二脉）所分布的区域为依据的。所不同的是刮痧刺激的部位较广，每一条刺激线和面都相当于一个或几个经络所循行的一部分，包括了许多个穴位在内，使之适用范围更为广泛。人体各皮部之划分亦是以中医经络学说中的十二经脉分布的十二皮部为依据的。人体各皮部划分为头部、颈部、胸部、肩部、腰部、上腹部、下腹部、背腰部、脊柱两侧部和四肢部等。

为了叙述方便，我们根据上述分部的各部与经属关系、刺激部位、患者体位、刺激方法、主治及附记 5 项内容逐一分述如下。

1. 常规刺激部位

（1）脊柱两侧（背腰部）（图 13）

经属关系：为督脉及华佗夹脊穴。

刺激部位：从颈$_1$ 至骶尾椎两侧及棘突部，两侧旁开 0.5 寸处区域之皮部。每侧 2 行，共 5 行。

患者体位：取俯坐位或俯卧位。

刺激方法：由上向下，由内及外进行刨刮。宜轻刮至皮肤出现潮红为度。

主治：无论何病，均宜先行刨刮此处 5 行，作整体治疗和强身保健的刺激部位。

附记：本区域为督脉与华佗夹脊穴诸穴所居之处，适应范围较广，又是病理性反应点（痧象）的主要反应区。对诊断、治疗均有临床指导意义（详后述）。

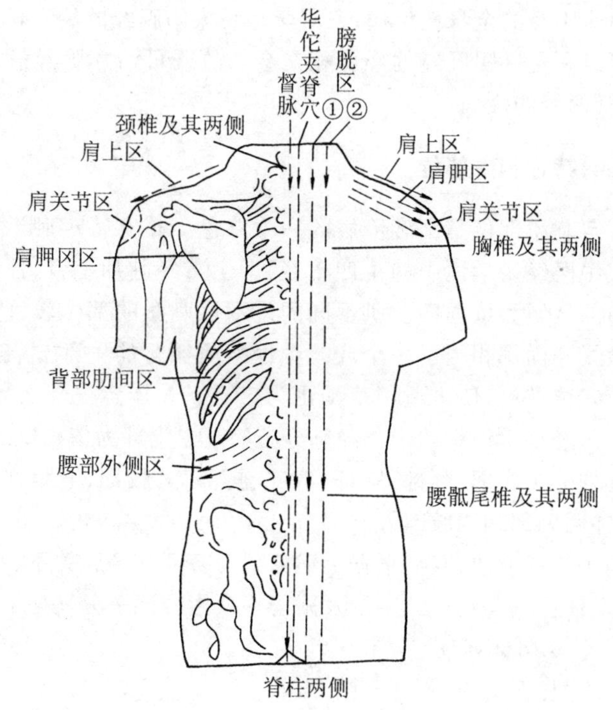

图 13　背腰部的刺激部位

华佗夹脊穴位于脊椎棘突间两侧，脊正中线外侧约 0.5 寸处。自颈$_1$ 至骶$_4$，左右共 28 个穴。夹脊穴在刮痧治疗中适应范围较广，如颈项部疼痛、活动障碍、脊柱炎、肋间神经痛、腰骶痛和内脏的许多疾病（如胃痛、消化不良、胃肠功能紊乱、咳嗽、哮喘、泌尿生殖系统疾病）及神经官能症等，均可选用相应的夹脊穴（表 12）。

表12 夹脊穴分部主治表

	脊柱	主 治
椎旁穴	颈旁穴	颈部上肢疾病
	胸$_{1\sim6}$旁穴	肺、胸廓的疾病
	胸$_{7\sim8}$旁穴	肺、胃部等的疾病
	胸$_{9\sim12}$旁穴	腹腔内脏疾病
	腰$_{1}$旁穴	肠道系统疾病
	腰$_{2}$旁穴	膝关节痛及酸软无力
	腰$_{3\sim5}$旁穴	下肢疾病
	骶旁穴	妇科病、泌尿系统疾病、下肢疾病
夹脊穴	颈$_{1\sim4}$	头部疾病
	颈$_{1\sim7}$	颈、肩部疾病
	颈$_{4}$～胸$_{1}$	上臂麻木、瘫痪、疼痛等
	颈$_{3}$～胸$_{9}$	喘、咳嗽、胸痛等病
	胸$_{5}$～腰$_{4}$	肝炎、胁肋痛、胃痛、呕吐、胆绞痛、胆道蛔虫症、腹腔内脏病
	胸$_{11}$～腰$_{5}$	腰骶部疾病
	腰$_{2}$～骶$_{2}$	下肢疾病
	腰$_{1}$～骶$_{4}$	腰骶部病变与盆腔内脏病
	腰$_{3}$～骶$_{4}$	下腹部疾病

(2)肩上区(图13)

经属关系:为大肠经、三焦经循行段。

刺激部位:从颈根至肩峰处上方区域之皮部。

患者体位:取正坐位,两臂下垂。

刺激方法:呈弧形刨刮至皮肤潮红为度。可刨刮1～3行,两侧同。

主治:无论何病均宜先行刨刮两肩上区,作整体治疗。亦可作颈肩部疾病(如肩关节病、落枕、颈椎病)和高血压病、脊髓神经痛等的重点刺激部位。

附记:凡进行刨刮前,应先在应刮部位涂上介质再行刨刮,干后再边蘸介质边刨刮(各部均同)。作常规治疗宜轻刮;重点部位宜重宜轻,均应刮至皮肤出现瘀点、瘀斑为度。

2. 重点刺激部位

(1)颈椎及其两侧区(图 13)

经属关系:为三焦、膀胱、胆经及督脉循行段外有经外奇穴分布。

刺激部位:颈椎及其两侧棘突部区域之皮部。每侧分 2 或 3 行,第 1 行距脊柱 0.5 寸,第 2 行距脊柱 1.5 寸,第 3 行距脊柱 2~3 寸,两侧共 4~6 行,连正中线(脊柱)在内共 5~7 行。

患者体位:取俯伏坐位。

刺激方法:由上到下,由内到外,从左到右进行刨刮,刮至皮肤出现紫红色瘀点、瘀斑为度。共刮 5 行或 7 行。实证宜重刮,虚证宜轻刮,下列均同。

主治:咽喉病、扁桃体炎、神经衰弱、颈椎病及头面、五官疾病。其他疾病的整体治疗和强身保健的刺激部位宜轻刮。

附记:临床证明,凡下列疾病均可用之,且效果甚佳。①凡寒热之疾病可取颈$_{4、5}$ 及胸$_{1、2}$ 及其两侧;②凡脑部头盖部之疾病,可取颈$_{1\sim4}$ 及其两侧;③颜面及五官科疾病可取颈$_{3\sim5}$ 及其两侧;④喘息型支气管炎、感冒、疟疾、肺气肿或肺与气管、肋间疾病,均可取颈$_{6、7}$ 及胸$_{1\sim4}$ 及其两侧;⑤肩臂之疾病可取颈$_{5\sim7}$ 及胸$_{1}$ 及其两侧;⑥上肢疾病可取颈$_{3\sim7}$ 及胸$_{1\sim7}$ 及其两侧。均按上述区域作重点刺激部位。

(2)胸椎及其两侧区(图 13)

经属关系:为膀胱经两行循行线段、督脉段及华佗夹脊穴等。

刺激部位:胸$_{1\sim12}$ 及其两侧区域之皮部。每侧分 3 行,第 1 行距脊柱(正中线)0.5 寸,第 2 行距脊柱 1.5 寸,第 3 行距脊椎 3 寸,两侧共 6 行,连脊柱在内共 7 行。

患者体位:取俯伏坐位或俯卧位。

刺激方法:从上到下,再从内到外,从左到右进行刨刮,刮至皮肤出现紫红色瘀点、瘀斑为度。共刮 7 行。

主治：背部疼痛、肋间神经痛、支气管炎、支气管喘息、肺结核、感冒及循环系统（心）、呼吸系统（肺和气管）、消化系统（脾、胃、肠）之疾病。

附记：临床证明，凡下列疾病均可用之，且效果很好。①循环系统、呼吸系统疾病可取胸$_{1\sim5}$ 及其两侧；②消化系统（脾、胃、肠）及心脏疾病、食管痉挛、膈肌痉挛等可取胸$_{5\sim9}$ 及其两侧；③胃病、胆石症、胆囊炎、肝大、消化不良等可取胸$_{9\sim12}$ 及其两侧；④胸部疾病（背、肺、心）可取胸$_{1\sim7}$ 及其两侧；⑤上腹部疾病（背、胃、脾、肾、胆、肝）可取胸$_{8\sim12}$ 及腰$_{1、2}$ 及其两侧；⑥腰肾疾病，可取胸椎$_{11、12}$ 及腰$_{1、2}$ 及其两侧；⑦大肠、直肠、肛门疾病，可取胸$_{9\sim12}$ 及腰$_{3\sim5}$ 及其两侧；⑧小肠、腹腔疾病，可取胸$_{8\sim10}$ 及其两侧；⑨关节疾病，可取胸$_{5、6}$ 和胸$_{11\sim12}$ 及其两侧；⑩心脏与膈膜疾病，可取胸$_{3\sim6}$ 及其两侧；⑪胃与十二指肠、肝胆疾病，可取胸$_{5\sim9}$ 及其两侧；⑫腰部疾病，可取胸$_{9\sim12}$、腰$_{1\sim5}$ 及其两侧等。均按上述区域作重点刺激部位。

（3）腰椎及其两侧区（图 13）

经属关系：为膀胱经两行循行线段及督脉段和本段华佗夹脊穴。

刺激部位：从腰$_{1\sim5}$ 及其两侧区域之皮部。余同胸椎。

患者体位：取俯伏坐位或俯卧位。

刺激方法：同胸椎。

主治：腰椎病、腰软组织损伤、肾脏疾病、原发性高血压病、神经衰弱、腹泻、月经不调等。

附记：临床证明：凡下列疾病均可用之，且效果甚佳。①腰部疾病（如腰扭伤、腰痛、腰椎间盘突出症、腰椎管狭窄症等）可取腰$_{1\sim5}$ 及胸$_{9\sim12}$ 及其两侧；②膀胱麻痹、痉挛，月经异常，腰痛，可取腰$_{2、3}$ 及其两侧；③肠部疾病、膀胱麻痹、腰痛、腹泻、便秘，可取腰$_{4\sim5}$ 及其两侧；④膀胱及生殖器疾病，可取腰$_{3\sim5}$ 及骶$_{1\sim4}$ 及其两侧;⑤下肢疾病,可取腰$_{2\sim5}$及骶$_{1、2}$及其两侧;⑥下腹部疾病(背、肠、泌尿、生殖),可取腰$_{3\sim5}$、骶$_{1\sim4}$及其两侧;⑦增进营养吸收,可取腰$_{3、4}$,颈$_{4、5}$,胸$_{11、12}$及其两侧等。均按上述区域作重点刺激部位。

(4)骶尾椎及其两侧区(图13)

经属关系:同腰椎。

刺激部位:同腰椎。

患者体位:取俯卧位。

刺激方法:肛门直上部分至骶椎两侧,从下向上刮。余同腰椎。

主治:心血管疾病,泌尿、生殖器官疾病,内分泌疾病,直肠、盆腔脏器各种疾病及休克、眼疾、神志病、脱肛、妇科疾病等。

附记:临床证明:凡腰痛,下肢神经痛或麻痹,皮肤病,痔疮,妇科病,泌尿、生殖器疾病,肾性高血压病,大脑炎,阑尾炎,厥冷等病症,可取腰骶部按虚实施以补泻手法刮治,屡用有效。

3. 诱导刺激部位

(1)上肢部

①肘弯(窝)区(图14)

经属关系:为心包经、肺经、心经循行线段。

刺激部位:以肘横纹为中心,分3行,各上下延长数寸区域之皮部。

患者体位:取正坐位,两手掌背平放在桌面上,掌心向上。

刺激方法:从上到下,先刨刮中线或加刮两侧各1行,刮至皮肤出现紫红色瘀点或瘀斑为度。

主治:胸膺以下各种有关疾病——呼吸系统疾病、心脏病、上肢风湿症(风湿性及类风湿关节炎、肌肉痛、肘关节痛)、神经痛、神经麻痹、扁桃体炎、鼻疾及臂神经痛或神经麻痹、小儿麻痹后遗症、半身不遂、肌萎缩侧索硬化、荨麻疹、湿疹、神经性皮炎等病症。

附记:凡上述病症都宜加刮此处。刺激强度以虚实而定补泻。

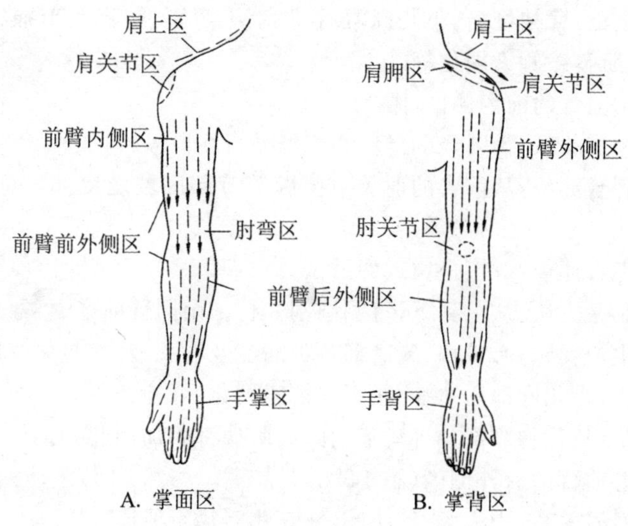

图 14　上肢的刺激部位

为刮痧重点诱导部位。

②臂前区(图 14)

经属关系:为肺经、心包经、心经循行线段。

刺激部位:从臂前至肘关节臂前区域之皮部,每侧分 3 行。

患者体位:取正坐位,双手臂下垂。

刺激方法:从上到下每侧刨刮 3 行,刮至皮肤出现潮红或紫红色瘀点、瘀斑为度。

主治:臂神经痛、小儿麻痹后遗症、半身不遂、肩关节痛、肘关节痛、肌萎缩侧索硬化症等。

③臂后区(图 14)

经属关系:为大肠经、三焦经循行线段。

刺激部位:从臂后至肘关节臂后区域之皮部,每侧分 3 行。

患者体位:取正坐位,两臂下垂。

刺激方法:从上到下,每侧刨刮 3 行。余同臂前区。

主治:臂神经痛、小儿麻痹后遗症、半身不遂、肩关节痛、肘关节痛、肌萎缩侧索硬化等。

④前臂的前内侧区(图 14)

经属关系:为肺经、心经、心包经循行线段。

刺激部位:从前臂的肘关节至腕关节部区域之皮部。每侧分3行。

患者体位:取正坐位或仰卧位。

刺激方法:从上到下,每侧刨刮3行。余同臂前区。

主治:肺与心脏病、胸膺部各种病症及肘关节痛、腕关节痛、半身不遂、小儿麻痹后遗症、肌萎缩侧索硬化、臂神经痛。

附记:凡胸膺部各种病症,肺、心脏病都要加刮此处。

⑤前臂的后外侧区(图 14)

经属关系:为大肠经、小肠经、三焦经循行线段。

刺激部位:从前臂肘关节至腕关节的后外侧部区域之皮部。每侧分3行。

患者体位:取正坐位或仰卧位。

刺激方法:从上到下,每侧刨刮3行。余同臂前区。

主治:肘关节痛、腕关节痛、半身不遂、小儿麻痹后遗症、肌萎缩侧索硬化、臂神经痛等。

⑥手掌面区(图 14A)

经属关系:为肺经、心经、心包经循行线段。

刺激部位:手掌面从腕关节横纹线至手指部区域之皮部,每侧分5行。

患者体位:取正坐位,手背平放在桌面上,掌心向上。

刺激方法:从腕关节至手指各刨刮1行,余同臂前区。

主治:腕、指关节痛,甲状腺功能亢进症、皮肤病及五官病。

附记:前臂掌侧桡骨近掌一段,可治肺与气管疾病。

⑦手掌背区(图 14B)

经属关系:为大肠经、小肠经、三焦经循行线段。

刺激部位：从腕关节至手指各刨刮1行，或加刮五指内外侧面。余同臂前区。

主治：腕、指关节痛，甲状腺功能亢进，皮肤病及五官病。

附记：凡全身性疾病，寒热，痛症，心、肺疾病及代谢障碍等。

(2)下肢部

①膝弯(窝)区(图15)

经属关系：为肾经、膀胱经循行线段。

刺激部位：以膝弯横纹为中心，分3行，各上、下延长数寸进行刨刮，刮至皮肤出现潮红或紫红色瘀点、瘀斑为度。刺激强度以虚实而定。

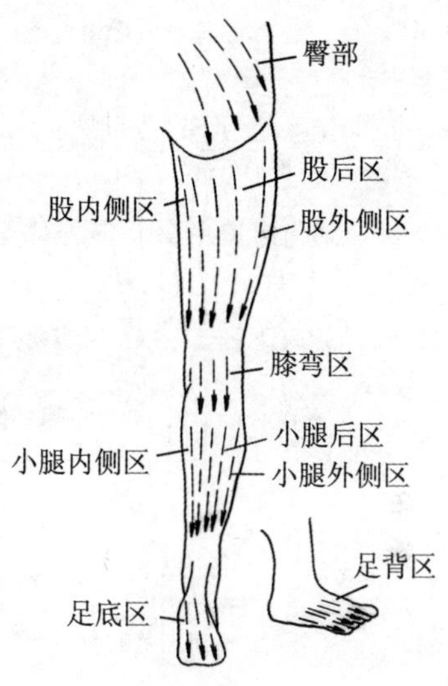

图15　下肢刺激部位(后面区)

患者体位：取站立位或俯卧位。

主治：腰腹以上各种疾病及坐骨神经痛、膝关节痛、小儿麻痹后遗症、半身不遂、荨麻疹、湿疹、神经性皮炎、腰痛、下肢神经痛、风湿症、痔疮、急性肠炎、鼻病及各种妇科病等。

附记：凡上述病症都宜加刮此处。刺激强度以虚实而定补泻。为刮痧重点诱导部位。

②股前区(图16A、B)

经属关系：为胃经循行线段。

刺激部位：从股沟前至膝关节部区域之皮部。每侧分3行。

患者体位：取仰卧位或正坐位。

刺激方法：从上到下，刮至皮肤出现紫红色瘀点、瘀斑为度。

主治：股神经痛、股神经麻痹、膝关节痛、小儿麻痹后遗症、半身不遂、肌萎缩侧索硬化等。

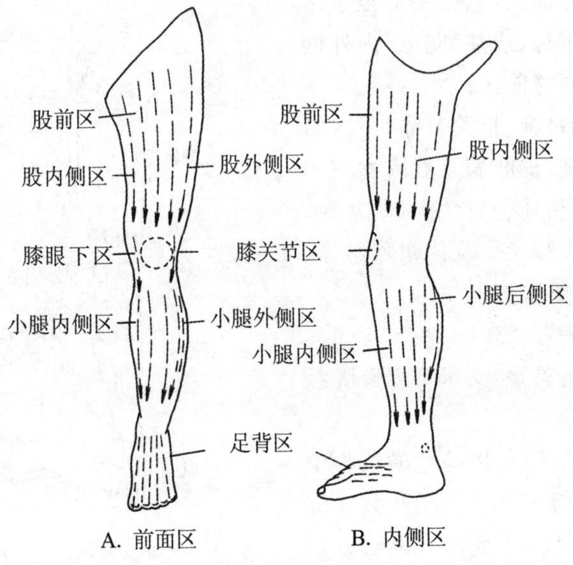

图 16　下肢刺激部位

③股外侧区(图 16A)

经属关系:为胆经循行线段。

刺激部位:股外侧从臀外侧至膝关节部区域之皮部。每侧分 3 行。

患者体位:取侧卧位或正坐位。

刺激方法:从上到下,每侧刮 3 行。余同股前区。

主治:坐骨神经痛或麻痹、股外侧神经痛、关节痛、小儿麻痹后遗症、半身不遂、肌萎缩侧索硬化等。

④股内侧区(图 16)

经属关系:为脾经、肝经循行线段。

刺激部位:股内侧(大腿内侧)从股沟至膝关节部区域之皮部。每侧分 2 行。

患者体位:取仰卧位或正坐位,下肢稍外旋。

刺激方法：从上到下，每侧刮2行。余同股前区。

主治：膝关节痛、小儿麻痹后遗症、半身不遂、肌萎缩侧索硬化等。

⑤股后区（图15）

经属关系：为膀胱经循行线段。

刺激部位：股后从股沟至膝关节部区域之皮部。每侧分3行。

患者体位：取站立位或俯卧位。

刺激方法：从上到下，每侧刮3行。余同股前区。

主治：坐骨神经痛、坐骨神经麻痹、膝关节痛、小儿麻痹后遗症、半身不遂、肌萎缩侧索硬化、荨麻疹、湿疹、神经性皮炎等。

⑥膝眼下区（图16A）

经属关系：为胆经、肝经循行线段。

刺激部位：内外膝眼膝下部分（2～3寸）区域之皮部，每侧2行。

患者体位：取站立位。

刺激方法：从上到下刮。余同膝弯区。

主治：胃肠道病症加刮此处。为刮痧诱导部位。

⑦小腿外侧区（图16A）

经属关系：为胃经、胆经循行线段。

刺激部位：小腿外侧从膝关节至踝关节区域之皮部。每侧2行。

患者体位：取正坐位或仰卧位。

刺激方法：从上到下，每侧刮2行。余同股前区。

主治：坐骨神经痛、坐骨神经麻痹、膝关节痛、小儿麻痹后遗症、半身不遂、肌萎缩侧索硬化等。

附记：刮治下肢胫骨外侧上段与大趾内侧一段，可治消化系统疾病。

⑧小腿内侧区（图16）

经属关系：为脾经、肾经、肝经循行线段。

刺激部位:小腿内侧从膝关节至踝关节区域之皮部。每侧分3行。

患者体位:取仰卧位或正坐位,下肢稍外旋。

刺激方法:从上到下,每侧刮3行。余同股前区。

主治:泌尿、生殖器疾病及盆腔脏器各种疾病和膝关节痛、小儿麻痹后遗症、半身不遂、肌萎缩侧索硬化、淋巴管炎。

附记:凡泌尿、生殖、盆腔脏器各种疾病都要加刮此处,为诱导部位,为其他疾病的重点刺激部位。

刮治下肢膝下内侧下段及膝上内侧一段,可治泌尿、生殖系统疾病,效果很好。

⑨小腿后侧区(图16B)

经属关系:为膀胱经循行线段。

刺激部位:小腿后侧从膝关节至踝关节部区域之皮部。每侧分3行。

患者体位:取俯卧位或站立位。

刺激方法:从上到下,每侧刮3行。余同股前区。

主治:坐骨神经痛、坐骨神经麻痹、膝关节痛、小儿麻痹后遗症、半身不遂、肌萎缩侧索硬化、腓肠肌痉挛、荨麻疹、湿疹、神经性皮炎等。

⑩臀部区(图15)

经属关系:为胆经循行线段。

刺激部位:臀部区域之皮部每侧分3或4行。

患者体位:取俯卧位。

刺激方法:从上到下呈弧形进行刨刮。余同股前区。

主治:坐骨神经痛、坐骨神经麻痹、小儿麻痹后遗症、半身不遂、荨麻疹等。

⑪足背区(图15、图16)

经属关系:为脾经、肾经、肝经、胃经、膀胱经、胆经循行线段。

刺激部位:足背从踝横纹至足趾部区域之皮部,每侧分5行。

患者体位:取正坐位。

刺激方法:从踝横纹至足趾进行刨刮。余同股前区。

主治:足背神经痛、坐骨神经痛、踝关节痛、趾痛、痛风、小儿麻痹后遗症等。

⑫足底区(图 15)

经属关系:为肾经起源部。

刺激部位:从足跟(足底)至足趾部区域之皮部,每侧分 3 行。

患者体位:取仰卧位,足底向上。

刺激方法:从前到后,每侧刨刮 1～3 行。余同股前区。

主治:凡上部诸疾及足底疼痛、足底麻痹、小儿麻痹后遗症等。

附记:临床证明:轻刮足底部,还可保健强身;刨刮足大趾、小趾及四趾之外侧一面,可治脑与头面疾病。此属"上病下取"之意。用之多有效。

4. 局部刺激部位

(1)头部(图 17)

①前额区

经属关系:为胆经循行线段。

刺激部位:头前额部区域之皮部。每侧分 3 或 4 行。

患者体位:取仰靠坐位或仰卧位。

刺激方法:从内到外,每侧横刮 3 行,可用间接刨法、棉纱团擦刮法,刮至皮肤潮红为度。亦可用梅花针叩打。

主治:头痛、眼疾、鼻疾、神经衰弱、癔症等。

②头顶区

经属关系:为督脉、膀胱经、胆经循行线段。

刺激部位:头顶部以督脉(百会穴)为中心,每侧分 3 行,共为 7 行。

患者体位:取正坐位。

刺激方法:从内到外,从左到右进行刨治。余同前额区。

主治:头痛、神经衰弱、癫痫、原发性高血压等。

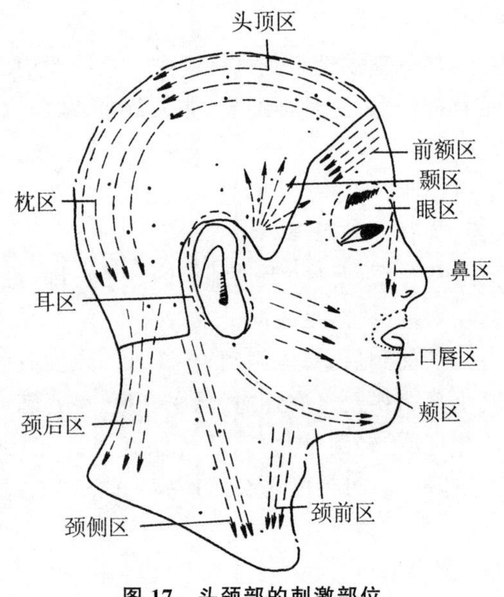

图 17　头颈部的刺激部位

③枕区

经属关系：为督脉、膀胱经、胆经循行线段。

刺激部位：枕部以头顶至后发际部区域之皮部，正中线两侧各分 3 行。

患者体位：取正坐位或俯伏坐位。

刺激方法：从上到下刨刮。余同前额区。

主治：头痛、神经衰弱、癔症、癫痫等。

④颞区

经属关系：为胃经、胆经循行线段和经外奇穴太阳等。

刺激部位：头两颞部区域之皮部。每侧分 7 行。

患者体位：取侧伏坐位或侧卧位。

刺激方法：以颞部为中心呈扇状向上或从耳前上方起，每侧向前作放射状刨刮，每侧 7 行。余同前额区。

主治：头痛、三叉神经痛、偏头痛、面瘫、神经衰弱、眼病等。

⑤眼区

经属关系：为三焦经、胃经、膀胱经、胆经循行线段及经外奇穴的印堂、鱼腰穴等。

刺激部位：眼眶周围区域之皮部。

患者体位：取仰靠坐位或仰卧位。

刺激方法：每侧沿眼眶周围作环状点刺或用梅花针叩打。

主治：眼疾、三叉神经痛、颜面神经麻痹等。

⑥鼻区

经属关系：为督脉、大肠经、胃经循行线段。

刺激部位：鼻部两鼻根区域之皮部。每侧各1行。

患者体位：取正坐位或仰卧位。

刺激方法：从上到下轻刮至皮肤潮红为度。余同前额区。

主治：鼻疾、感冒、支气管哮喘、咳嗽、三叉神经痛等。

⑦口唇区

经属关系：为胃经，任、督二脉的循行线段。

刺激部位：口唇周围区域之皮部。

患者体位：取正坐位或仰卧位。

刺激方法：沿口唇周围作点揉或梅花针叩打刺激。

⑧耳区

经属关系：为小肠经、三焦经、胆经循行线段。

刺激部位：沿耳朵周围区域之皮部。

患者体位：在耳朵周围作环状间接刨刮或点揉或用梅花针叩打。余同前额区。

⑨颊区

经属关系：为小肠经、胃经循行线段。

刺激部位：两颊部区域之皮部，每侧2或3行。

患者体位：取侧俯伏坐位或侧卧位。

刺激方法：从上到下，每侧做斜行施术。余同前额区。

主治：牙痛、三叉神经痛、面瘫等。

(2)颈部(图 17)

①颈前区

经属关系:为胃经、任脉的循行线段。

刺激部位:颈前部区域之皮部。每侧横 2 行,竖 3～5 行。

患者体位:取仰靠坐位。

刺激方法:从上到下,颌下从内到外,用夹痧、揪痧法,至皮肤出现紫红色瘀点、瘀斑为度。

主治:甲状腺肿大、咽喉炎、扁桃体炎、颈淋巴结核、气管炎、支气管哮喘、胃肠病等。

附记:临床证明:凡恶心、呕吐或发痧所致,在喉结部用上法治之,立见其效。

②颈侧区

经属关系:为大肠经、小肠经、胃经循行线段。

刺激部位:颈侧(即胸锁乳突肌)区域之皮部。每侧 3 行。

患者体位:取侧俯坐位。

刺激方法:从上到下,做斜行刨刮,刮至皮肤出现潮红或紫红色瘀点、瘀斑为度。

主治:甲状腺肿、咽喉炎、扁桃体炎、胃肠炎、气管炎、支气管哮喘等。

③颈后区(同颈椎)。

(3)胸部(图 18)

①胸骨柄区

经属关系:为任脉的循行线段。

刺激部位:胸骨旁线两侧区域之皮部。

患者体位:取正坐位或仰卧位。

刺激方法:沿胸骨旁线两侧,从上到下进行刨刮,刮至皮肤出现潮红或紫红色瘀点、瘀斑为度。

主治:心血管疾病、胸痛、肋间神经痛、软肋骨炎、食管病、乳房疾病及呼吸系统疾病等。

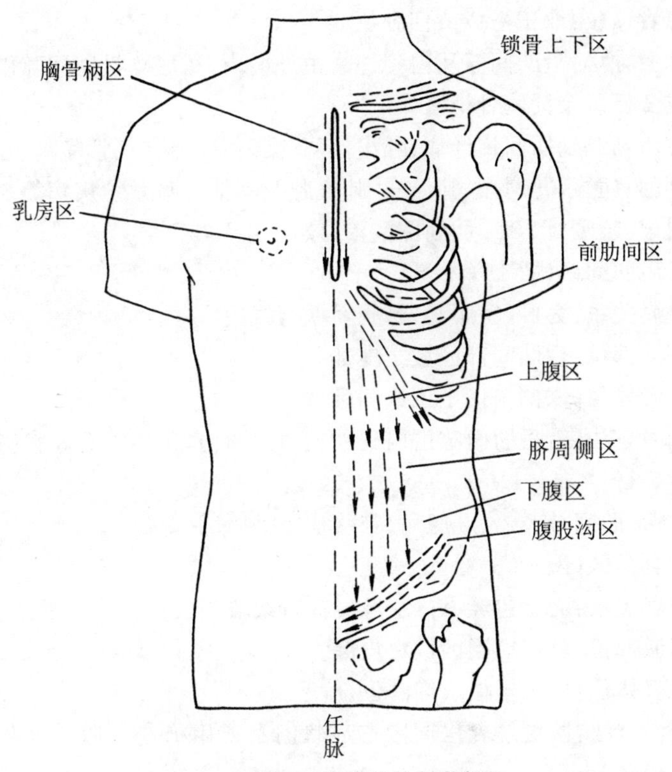

图 18　胸腹部的刺激部位

②锁骨上下区(图 18)

经属关系:为肾经、肺经、胃经循行线段。

刺激部位:锁骨上下部两侧区域之皮部。

患者体位:取仰坐位或仰卧位。

刺激方法:从内到外,每侧横刮 1 或 2 行。余同胸骨柄区。

主治:胸痛、乳房疾病、肩关节痛、呼吸系统疾病等。

③前肋间区(图 18)

经属关系:为脾经、心包经、肾经、肺经、胃经、胆经循行线段。

刺激部位:前肋间部区域之皮部。每肋间隙为 1 行。

患者体位：取正坐位或仰卧位。

刺激方法：沿肋间隙从内到外或由外向内，每侧均沿肋间隙刨刮1或2行。余同胸骨柄区。

主治：胸痛、肋间神经痛、乳房疾病、支气管炎、支气管哮喘、心绞痛、肝胆病、带状疱疹、肺结核、肺气肿及其他呼吸系统疾病等。

附记：咳喘，取2、3肋间隙刮治，效佳。

④后肋间区（图13）

经属关系：为肝经、胆经、膀胱经循行线段。

刺激部位：后肋间部区域之皮部。

患者体位：取侧俯伏坐位或侧卧位。

刺激方法：沿后肋间隙由内到外或由外向内，每侧沿肋间隙刨刮1或2行。

主治：肋间神经痛、肝胆病、带状疱疹、肺气肿等。

⑤乳房区（图18）

经属关系：为心包经、胃经、肝经循行线段。

刺激部位：乳房周围区域之皮部。

患者体位：取正坐位或仰卧位。

刺激方法：两侧绕乳房周围作环状刨刮或用梅花针叩打。余同胸骨柄区。

主治：乳房疾病。

（4）肩部（图13）

①肩胛区

经属关系：为大肠经、小肠经、三焦经、胆经的循行线段。

刺激部位：背部肩胛部区域之皮部。

患者体位：取俯伏坐位。

刺激方法：每侧从内到外横行刨刮2或3行。余同胸骨柄区。再从上到下沿肩胛骨内缘，每侧用梅花针作环状叩打1或2圈。

主治：肩关节炎、背部疼痛、颈部疼痛、肺结核、支气管炎、支气管哮喘等。

②肩关节区

经属关节:同肩胛区。

刺激部位:肩关节周围区域之皮部。

患者体位:取正坐位,两臂下垂。

刺激方法:沿肩关节周围或由上到下,从内到外作环状或在横线刨刮。余同胸骨柄区。

主治:肩周炎、肩臂酸痛等。

(5)腰部外侧区(图 13)

经属关节:为胆经循行线段。

刺激部位:腰部两侧区域之皮部。每侧 4 或 5 行。

患者体位:取侧卧位。

刺激方法:腰部外侧,从 12 肋间下缘至髂嵴之间皮部,自上而下进行刨刮。余同胸骨柄区。

主治:腰痛、腹腔及盆腔疾病。

(6)腹部(图 18)

①上腹区

经属关系:为脾经、肾经、肝经、胃经、胆经和任脉的循行线段。

刺激部位:自剑突和肋弓至肚脐部之皮部。

患者体位:取仰卧位或正坐位及站立位。

刺激方法:自上到下,按中线和旁开各 3 行进行刨刮或用手指夹痧法、揪痧法,至皮肤出现“痧痕”为度。

主治:胃及十二指肠溃疡、胃脘痛、呕吐、消化不良、胃下垂、痢疾、肠炎、遗尿、哮喘、高血压病、神经衰弱、神志病及其他消化系统疾病和某些妇科疾病等。

②脐侧区

经属关系:为肾经、胃经循行线段。

刺激部位:脐侧旁开肓俞至天枢处各 2 行上下延长数寸处区域之皮部。

患者体位:取正坐位或仰卧位及站立位。

刺激方法：同上腹区。

主治：腹痛、肠炎、腹泻、便秘、胃炎、胃及十二指肠溃疡及其他消化系统疾病和某些妇科疾病等。

③下腹区

经属关系：为脾经、肾经、胃经和任脉的循行线段。

刺激部位：由脐平起至耻骨（中线及旁开3行，共7行）部区域之皮部。

患者体位：取仰卧位。

刺激方法：由上到下按中线和旁开3行进行刨刮。余同上腹区。

主治：腹痛、腹泻、痢疾、肠炎、痛经、闭经、月经不调、带下、盆腔炎、尿潴留、遗尿、遗精、阳痿、膀胱麻痹等。

④腹股沟区

经属关系：为脾经、肾经、肝经、胃经、胆经和任脉的循行线段。

刺激部位：腹股沟区域之皮部，每侧分3行。

患者体位：取仰卧位。

刺激方法：沿腹股沟从上到下，每侧斜行刨刮。余同上腹区。

主治：痛经、闭经、月经不调、慢性输卵管炎、卵巢炎、膀胱麻痹、遗尿、遗精、糖尿病、腹痛、腹泻、下肢疼痛等。

（7）阿是穴：即患部、压痛点、痛点、病理性反应点等。无定位，随处可见。或刮、或撮、或挑，随部位而定。

以上介绍的特定刺激部位是笔者根据家传“刮痧常用部位”，并参考“梅花针特定刺激部位”，加之临床验证修订而成，为刮痧疗法常用刺激部位。各部之内均为诸经循行线段，有关穴位亦分布其中。本部位适应范围较广，为刮痧治病取线和施术的简捷方法，经多年临床实践，颇具效验。

（五）患者体位

在检查和施术前，患者应采取舒适、持久而又便于医者操作的体位。同时，在检查、取穴、施治时，应尽量少变换体位。现将临床常用的几种体位分述如下（图 19）。

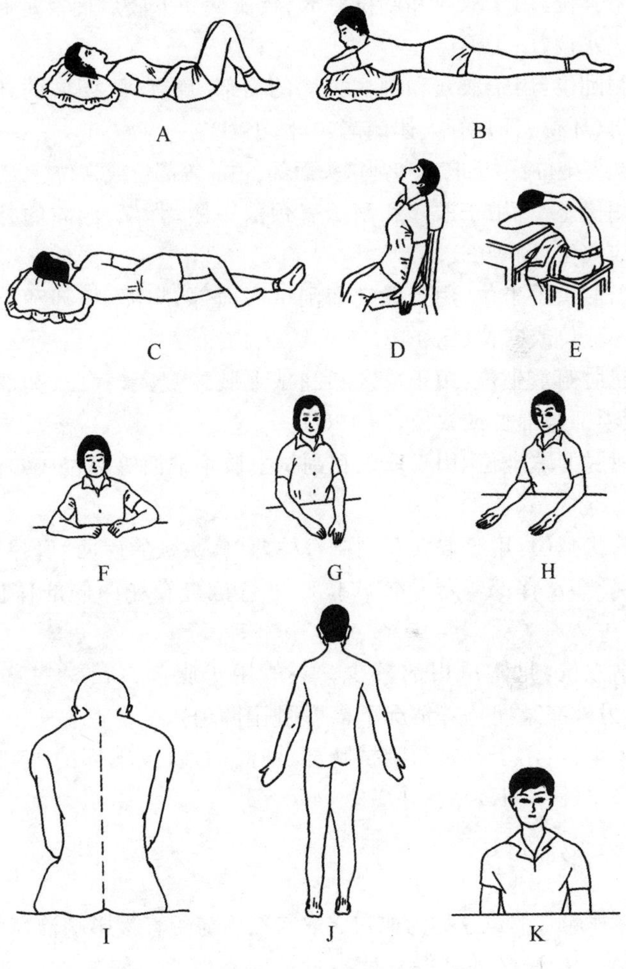

图 19 患者的体位

仰卧位：用于取穴和刮拭头面、胸部、腹部和上肢内侧、前侧、下肢前侧及外侧等部位或穴位（图 19A）。

俯卧位：用于取穴和刮拭背部、腰骶部和下肢后面及足底部等部位或穴位（图 19B）。

侧卧位：用于取穴和刮拭一侧的面部、肩胛部、四肢的外侧部和章门、环跳、日月等人体侧诸穴（图 19C）。

仰靠坐位：用于取穴和刮拭头面部、颈前等部位或穴位（图 19D）。

侧伏坐位：用于取穴和刮拭肩颈部一侧，背部、四肢的外侧等部位或穴位（图 19E）。

屈肘拱手坐位：用于取穴和刮拭头面部、胸部、肩部和上肢外侧面等部位或穴位（图 19F）。

屈肘俯掌坐位：用于取穴和刮拭上肢外侧，掌背面、胸部、头、面、颈项部等部位或穴位（图 19G）。

屈肘仰掌坐位：用于取穴和刮拭上肢手掌面等部位或穴位（图 19H）。

俯伏坐位：用于取穴和刮拭脊柱两侧、头颈的后面、肩胛部、背部、腰骶部及臀部等部位或穴位和进行检查脊柱两侧的体位（图 19I）。

站立位：此体位用的较少。一般用于腹部，所谓“腹部下脂肪”。另外在某些特殊情况下也可用（图 19J）。

正坐位：用于取穴和刮拭胸部、肋间的前面、腹部的外侧等部位或穴位（图 19K）。

（六）取穴方法

寻找腧穴的位置称为取穴。取穴准确与否直接影响治疗效果。为了取穴准确，必须掌握骨度折量分寸和体表自然标志。在取穴时，首先要根据各部腧穴的具体情况。医师和患者用一定的姿势、动作（如患者的坐、卧、屈肘、张口和医师的推、拉、翻、转等）将体位姿势摆好，再采用骨度分寸折量等取穴法，才能取得准确的穴位。

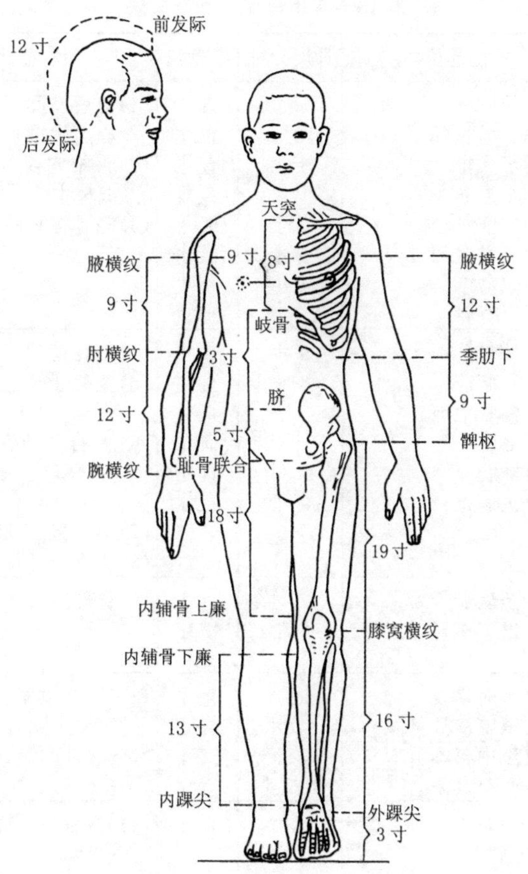

图 20 骨度分寸折量法

1. 骨度分寸折量取穴法　骨度分寸折量取穴法是将患者身体某一部位的距离，折作一定的寸数，按规定寸数取穴。《灵枢·骨度篇》云："众人之度，人长七尺五寸。"就是说不论男女老少，高矮、肥瘦都是一样按"骨度法"折量。这种取穴法，头面四肢都可使用(图 20、表 13)。

表 13　常用骨度分寸度量法

部位	起止部位	骨度分寸	度量法	说　明
头面颈项部	眉心至前发际	3 寸	直寸	(1)前后发际不明者，从眉心至大椎折作 18 寸
	前发际至后发际	12 寸	直寸	
	后发际至大椎	3 寸	直寸	(2)头维穴至神庭穴折作 4.5 寸
	前发际至上颐	1 寸	直寸	
	两头维之间	9 寸	横寸	(3)完骨指耳后乳突骨
	耳后两完骨之间	9 寸	横寸	
	结喉至缺盆	4 寸	直寸	
	后发际至背骨	2.5 寸	直寸	
胸腹部	天突至歧骨	9 寸	直寸	(4)歧骨指剑突
	歧骨至肚脐	8 寸	直寸	(5)横骨上廉指耻骨联合上缘
	肚脐至横骨上廉	5 寸	直寸	
	两乳头之间	8 寸	横寸	(6)胸肋部的直寸按肋骨计算，一肋骨折作 1.6 寸
	腋下至季肋	12 寸	直寸	
	季肋下至髀枢	9 寸	直寸	
				(7)季肋指 11 肋端
				(8)髀枢指环跳处
背部	大椎下至尾骶	21 寸	直寸	(9)脊部腧穴按脊椎定位
	两肩骨以下至脊柱之间	6 寸	横寸	
上肢部	腋前纹至肘横纹	9 寸	直寸	(10)腋前纹至腕横纹用于手三阴、三阳经的直寸
	肘横纹至腕横纹	12 寸	直寸	
	腕横纹至中指本节	4 寸	直寸	
	中指本节至其末	4.5 寸	直寸	
下肢部	横骨上廉至内辅骨上廉	18 寸	直寸	(11)内辅骨上廉指股骨内上髁
	内辅骨下廉至内踝尖	13 寸	直寸	(12)臀横纹至膝中折作 14 寸
	髀枢至膝中	19 寸		
	臀横纹至膝中	14 寸	直寸	(13)膝中指膝盖中央或膝窝横纹
	膝中至外踝尖	16 寸	直寸	
	外踝尖至足底	3 寸	直寸	(14)膝内侧用于手、足三阴经的直寸
	足长	12 寸	长度	
				(15)膝外侧用于手、足三阴经的直寸

2. 手指同身寸取穴法　常用法有4种。

(1)中指同身寸:是以患者的中指屈曲,以中指中节内侧面,两端横纹之间的距离折作一同身寸(图21)。

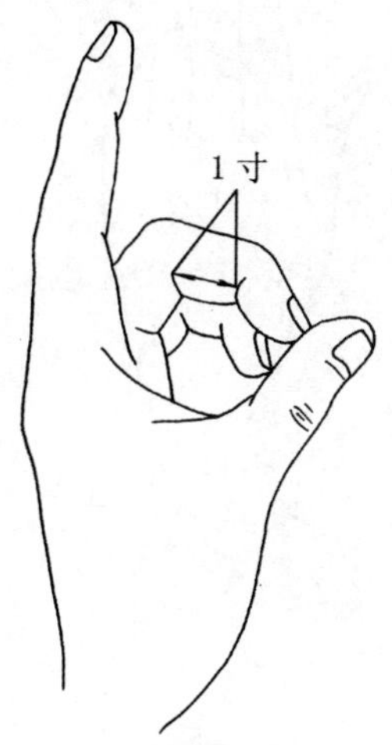

图21　中指同身寸

(2)拇横指同身寸:是以患者的拇横指第1、2关节处为准,折作一同身寸(图22A)。

(3)二横指(示中指)同身寸:是以患者的示中指第1、2关节处为准,折作同身寸1.5寸(图22B)。

(4)四横指同身寸:折作同身寸3寸(图22C)。

3. 人身自然标志取穴法　此取穴法是以患者的自然标志取穴的方法。如乳头之间取膻中,剑突与肚脐之间取中脘,肚脐为神阙,神阙相对背部为命门,目内眦取睛明,眉头陷中取攒竹,十指尖取十宣,屈肘横纹头取曲池,屈膝,膝盖下取犊鼻,膝窝横纹中取委中。同时,以任脉为前正中线,以肚脐为标志;以督脉为后正中线,以椎间或旁开为标志。如第1胸椎上取大椎旁开一横指为定喘,又如命门为第2腰椎下旁开1.5寸为肾俞穴等。这种取穴法适用

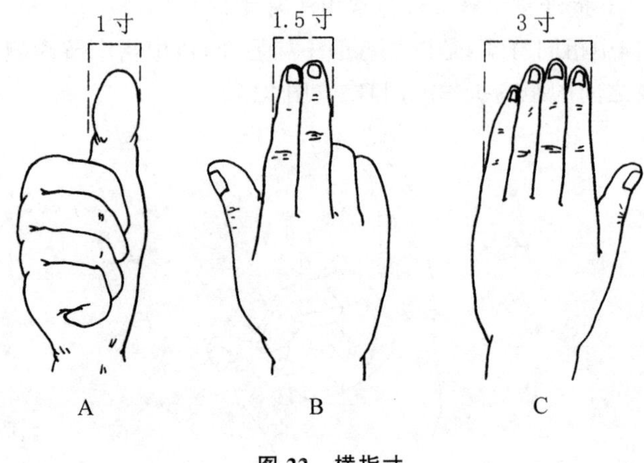

图22 横指寸

于一部分穴位。

(七)选穴配方原则

1. 选穴原则

(1)局部取穴:根据所有穴位都能治疗其所在局部疾病的作用,以及有些穴位还可治其附近器官和组织疾病的特点,在某一部位发生疾病,既可取其局部,亦可取其附近的穴位进行治疗。这是一般治疗选穴规律。如胃痛选中脘、梁门。肘部病变选曲池治疗。此外,阿是穴便是局部选穴中最典型的一种。

(2)循经取穴:首先要诊察清楚所出现的病变是属于哪一经络,哪一脏腑,然后即可选取所病脏腑经络的本经穴,也可取表里经或同名经。有关经脉中的腧穴,一般多取四肢部位的腧穴(尤以肘膝以下的腧穴为多),故又称远部取穴。这种方法多用于头面、躯干、内脏的疾患。如胃痛取足三里、公孙、太冲等。

(3)随证取穴:是指对某些全身症状或对病因病机而取穴。这种方法是根据中医理论和腧穴主治范围而提出的。

(4)按神经分布取穴：按照脊神经及其所形成的神经丛、神经干的分布区域，躯干、内脏或头、面、四肢有病时，可选用相应段的夹脊穴及某些躯干部神经干通路上的穴位或部位来治疗。特定刺激部位分常规部位和重点部位。诱导部位和局部部位是依据神经和经络学说理论提出的，为刮痧治病所常用。

(5)对称取穴：即在与病变相对称的部位选其相应点。这是一种左病右取、上病下取的一种选穴方法。

2. 配穴原则

配穴即处方(又称治疗方案)就是将主治相同或相近似的腧穴配合应用，以发挥其协同作用，使其相得益彰。配穴时，须根据上述选穴原则等形式，但具体配穴方法却是多种多样的。一般配穴原则是：

(1)局部取穴与循经取穴相结合：这是一种两法结合的一种配穴方法。即某一脏腑经脉发生病变时，即选某一脏腑经脉的腧穴，即按局部(病变所在部位)和循经(本经循行之四肢远端)的腧穴，即成配方。如肺病咳嗽，即可取局部腧穴肺募中府，也可取本经下肢的太渊。

(2)辨证取穴与异向取穴相结合：即在辨证取穴(即循经取穴)的前提下，结合异向取穴、配穴。异向取穴是指按上下、左右和交叉取穴的方法。①上病取下，下病取上。如胃脘痛取足三里、内庭；牙痛取合谷；下肢瘫痪取肾俞、关元俞、秩边；手指无力取肩髃、曲池。②左病取右，右病取左。通常称为健侧取穴法。③交叉取穴。如右踝关节扭伤，可在左腕关节处取穴。此法对于四肢疼痛性疾病尤为适用。

(3)表前上左与里后下右相结合：具体配穴法有 4 种。①表里配穴法：某一脏腑经脉有病，专取其表里经腧穴组成处方。临床上，可单取表经或里经腧穴，也可表里经腧穴配合使用。②前后配穴法：亦名腹背阴阳配穴，前，指胸、腹为阴；后，指脊背为阳。本法是以前后部位所在的腧穴配伍成方，所谓“偶刺法”，以及募俞配穴法。凡脏腑病均可采用此法。如胃脘痛，前取中脘，后取脾俞、脊中等，或用募穴“中脘”和背俞“胃俞”即属此法。③上下配穴法：是指上部和下部腧穴配合成方，以及八脉交会穴配合应用等均属本法的应用。④左右配穴法：即左右腧穴同取，也可左病取右，右病取左。一般随病而取。病在单侧如是，如涉及两侧时，均左右腧穴同时并取。

(4)对症取穴与病理反应点(痧象)相结合：如“针风，先向风府、百会中；或针水，水分挟脐上边取……”，采用的是穴位对全身性疾病的治疗作用。如高热取大椎，心悸取内关，是对具体症状取穴；再如胆囊疾病取胆囊穴，落枕取悬钟，带下取带脉，乳房疾病取乳根，头痛取太阳，感冒取大椎，牙痛取颊车，腹痛取神阙为神经取穴。同时根据病情可配合病理反应点应用。或配合神经分布点应用。

七、刮痧疗法应用的检查方法

刮痧疗法应用于临床治疗，除了按中医辨证，还有一种特殊的检查方法。这个检查是全身性的，其中最具特色的是脊柱两侧检查诊断法。就是医师运用双手触按，两目观察其皮部(以脊柱两侧背部为重点)，检查有无异常反应，如有无条索状、结节状物或疱状软性物，或痧点丘疹，如有可为阳性反应，这种病理反应统称为“痧象”。这种异常反应，在治疗中占有很重要的地位。检查发现的异常部位，即是治疗过程中的重点刮拭部位。

(一)检查方法的理论依据

通过检查发现异常反应——阳性物或阳性反应点——病理反应(痧象)来诊断疾病的理论依据：一是根据中医学的经络学说。从中医文献中知道，足太阳膀胱经行脊柱两侧，五脏六腑的腧穴均在背部的膀胱经上，如五脏六腑有病，即可在脊柱两侧发现阳性反应物。根据脊柱分段与内脏关系的理论，大致可以确定病变脏器之所在。二是根据《内经》“病之于内，必形诸之于外”之说。临床证实，五脏六腑有病可以通过脏腑经络联系，而反映于体外，在一定腧穴上出现的阳性物或阳性反应，即是某些疾病的重要体征，若再结合全身检查，诊断的准确性还能提高。因此，触按观察脊柱两侧是诊治某些疾病的重要步骤。三是根据气街理论。北京中医药大学东直门医院张国瑞教授等根据气街理论，在背腰部划分了肩背区、背腰区、腰骶区3部，划分方法与适应病症如下。

1. 肩背区　约从颈$_7$以下至第7胸椎棘突下肩背部区域。多用于治疗心、肺、胸背部病症、头面部病症、上肢疼痛、麻木及运动功能障碍等。

2. 背腰区　约从第7胸椎棘突下至第1腰椎棘突下的背腰部区域。多用于治疗肝、胆、脾、胃、大小肠、三焦及有关组织器官的病症和上腹部、背腰部病症。

3. 腰骶区　约从第1腰椎棘突下至长强穴的腰骶部区域。多用于治疗肝、肾、膀胱、大小肠及有关组织器官的病症。并可用于强身保健。

临床中可根据以上所述分布区域及主治范围，结合背腰部检查的阳性所得而选定治疗部位，一般按先上后下，先中间后两侧，先左后右的顺序仔细观察背腰部皮肤有无光泽改变，皮肤潮红与否，有无皮损、脱屑、瘀点、痧疹及有无凸起及凹陷等。再按中线(督脉)→脊旁0.5寸→脊旁1.5寸→脊旁3寸→脊旁4.5寸顺序切诊。双手同时对称地检查左右两侧。用循摸、触压等法，以发现有无压痛、结节，感知肌肉紧张度，皮肤温度、湿度的改变及有无酸、麻、胀等敏感反应。若发现阳性反应点即可作为施术部位之一。诊察时应注意：①背部腧穴为望诊、切诊的重点；②若一侧发现阳性反应时，应与对侧比较，若在两侧同时出现则更有意义。

什么是阳性物或阳性反应点呢？临床证实，背部脊柱两侧的阳性物多半为结节状、条索状、软泡状和障碍阻力等。触按时可产生酸、痛、胀、麻、木等感觉，这种感觉即为阳性反应，是一般平时所没有的。我们将这种异常反应统称为“痧象”。

(二)检查时患者的体位

在进行检查时，要首先嘱患者露出整个背部和臀部，采取俯伏坐位，俯伏在检查台上，头向下低，背成弓形。在检查时，患者不可过于紧张，要全身放松，积极配合，否则必会影响检查的结果。检查时，医者应坐或站在患者的右后方(图 23)。

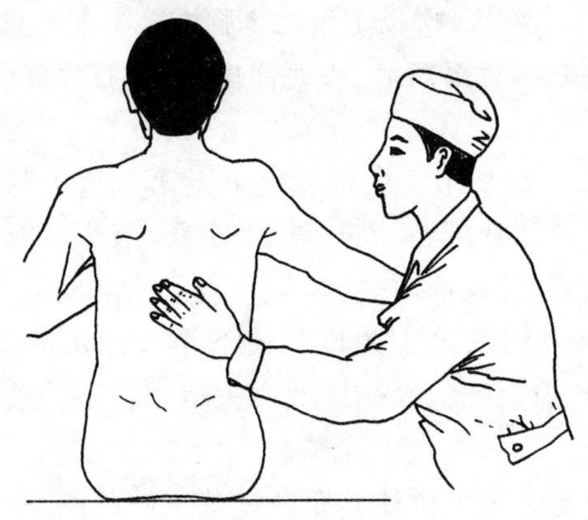

图 23　患者的体位

(三)检查方法

每一系统的临床医学都有其特殊的检查法。本疗法最具特色的是其脊柱两侧检查法。本检查法操作简便，切合实用，是目前临床常用的一种检查法，概括起来可归纳为叩、摸、推、压、捏、望六法。现分述如下。

1. 叩诊　叩诊，又称“敲诊”。检查者采用右手的示指、中指、环指、小指 4 个手指并拢，稍弯曲，如同西医叩诊一样，以适当的腕力，从上(颈椎开始)往下(至腰骶部为止)叩打，如果身体某部有病，往往在叩诊时会在颈、胸、腰、骶部发现异常音响。异常音可分为实音和浊音 2 种。如果发现实音时，可能是由于神经发粗、发硬，将组织顶起或者是骨骼畸形；如果发现浊音时，可能表示内脏有炎症的存在。

2. 摸诊　摸诊，又称“扪诊”。检查者以右手摸患者的皮肤，主要是检查患者的皮肤温度、光洁度（粗糙）及湿润等异常改变。例如：发现腰骶部及其两侧的温度较低于胸椎及其两侧时，可能有风湿性关节炎的存在；如果在一侧上肢（或两侧）及一侧下肢（或两侧）温度较低时，可能是小儿麻痹症及某后遗症的存在；如果在某局部皮肤发热（温度较高）时，则表示某局部有病变；如果在脊柱及其两侧皮肤有局限性发热时，可能表示相应的脏器组织有病变；若颈部脉搏的搏动异常，则表示有眼疾。

3. 推诊　检查者以左手拇指压在患者脊柱两旁的一侧，用适当的压力从下向上推。此法不但有助于诊断，而且对治疗起着重要作用。脊柱及其两侧异常变化情况分述如下。

（1）脊柱棘突排列的变化

①棘突凸出：在推诊时，如发现某棘突比其他棘突凸出时，可能表示脊柱有病。

②棘突凹陷：如发现腰椎棘突比其他棘突凹陷时，多患下肢酸软。

③棘突偏向一侧：如发现棘突偏向一侧，则多表示风湿性关节炎。

（2）脊柱两侧的变化

①条索状物：在脊柱两侧推诊时，如发现长条形状、大小不等的如肌腱似的异物，即所谓条索状物。

②结节状物：在脊柱两侧、颈部等处推诊时，如发现大小不等，如同米粒样或更大的异常物，即所谓结节状物。

③海绵状物：在脊柱两侧推诊时，如发现大小不等之软性障碍物类似海绵，即所谓海绵状物。

（3）脊柱两侧的异常变化与疾病的关系

①颈$_{1\sim4}$ 的两侧有异常时，表示眼、耳、鼻、舌的疾病。

②颈$_{4\sim7}$ 的两侧有异常时，表示咽喉、腭扁桃体、颈淋巴结、甲状腺、食管、气管等的疾病。

③胸$_{1\sim5}$ 的两侧有异常时，表示心脏、气管、支气管、肺脏、上肢等的疾病。

④胸$_{5\sim8}$ 的两侧有异常时，表示胃、十二指肠的疾病，也和神经衰弱与原发性高血压病有关。

⑤胸$_{8\sim12}$ 的两侧有异常时，表示肝脏、胰腺、肾脏、肾上腺、大肠、小肠、直肠等的疾病。

⑥腰$_1$ 的两侧有异常时，表示直肠的疾病。

⑦腰$_2$ 的两侧有异常时，表示泌尿系统的疾病。

⑧腰$_3$ 的两侧有异常时，表示生殖器的疾病。

⑨腰$_{4、5}$ 的两侧有异常时，表示下肢的疾病。

⑩骶$_{1\sim4}$ 的两侧有异常时，表示直肠、泌尿系统、生殖器等疾病，但也和性神经有关。

⑪尾椎的两侧有异常时，表示下肢的疾病。

4. 压诊　其法如同推诊。检查者用左手的拇指在脊柱两侧及其他部位，利用适当的压力在一定的部位上按之，尤其是异常变化的部位，在压诊时如发现异常现象，则说明疾病的存在，如发现感觉异常，则知其疾病的预后及其进展情况，分述如下。

(1)压诊所发现异常变化与疾病的关系

①头部：在眶上、下孔，下颌关节及颏孔部有异常变化时，则表示三叉神经痛。乳突前缘与耳后有异常变化时，则表示耳疾病。颌下有异常变化时，则表示胃肠部疾病。

②颈部：在颈项部有异常变化时，则表示眼疾病。

③胸部：在锁骨上、下缘及肋间有异常变化时，则表示肺结核、气管炎、支气管喘息等呼吸系统的疾病。

④腹部：在剑突下沿肋弓边缘有异常变化时，则表示胃肠疾病。在腹股沟及耻骨联合的上缘有异常变化时，则表示妇产科

疾病。

(2)压诊所发现异常感觉与疾病变化的关系

①治疗前在压诊时如发现酸则表示将要发作或病在初期,或者病患持久,但并不严重。如发现痛则表示病情较酸的阶段为严重,疼痛显著或肿胀时,标志内脏器官可能有器质性病变;如发现麻则表示病情较痛的阶段更为严重;如发现木则表示病情最严重的阶段,或表示局部组织有麻痹的现象。

②治疗后如发现上述的感觉,由木转麻表示病情逐渐恢复或好转。由麻转痛表示病情在继续恢复中。由痛转酸表示病情显著好转或接近痊愈。

5. **捏诊**　检查者以左手或右手的拇、示、中3指,在患者一定的部位上按捏。在按捏时,如发现组织发硬、有抵抗、疼痛等的异常变化时,则表示有疾病的存在。两肩肌肉有异常变化时,多表示头痛;项部肌肉有异常变化时,多表示眼疾;腰$_{3、4}$的两侧有异常变化时,多表示泌尿系统、生殖器的疾病;脐下至耻骨联合有异常变化时,多表示子宫疾病。

6. **望诊**　望诊是全身性的,尤重在颜面部。凡百病之始生,无论内因或外因所致者,皆可以诊察皮部的异常变化而知其内外也。病邪由外入内必先于皮毛。《灵枢·本脏篇》云:"视其外应,以知其内脏,则知所病矣。"说明病之内生必形见于外,内脏的病变也可表示于皮部。故《素问·阴阳应象大论》云:"善诊者,察色按脉,先别阴阳。"说明诊察皮部之五色可知疾病所在部位和性质。正如《素问·皮部论》云:"其色多青则痛,多黑则痹,黄赤则热,多白则寒,五色皆见,则寒热也,络盛则入留于经,阳主外,阴主内。"外现五色,内应五脏,察五色,知寒热而别阴阳,百病皆然。

上述检查方法对疾病的诊断确有一定的实际意义和研究价值。但在临床应用时还必须与中医传统的"四诊",以及其他科学检查方法相配合,以观察其准确性,以便不断完善提高,以不断提高诊治效果。

八、刮具与刮法

(一)刮具

本疗法的刮具制造简单,也很经济,而且取材方便,多可取用代用品。

1. 制造刮具的材料　一般最常用的有棉线、木质、竹质、药材(如沉香木、檀香木和水牛角等)、银、铜、陶瓷、贝壳等材料。

2. 刮具种类　历代所用刮具种类甚多,如春秋战国时期用石器,汉代用陶器,至唐、宋、元、明、清到民国年间用铜器、银器、沉香木、檀香木、水牛角、贝壳等做成刮痧工具。后来因便于取用,民间则常用银圆、铜钱、木梳背、陶瓷调羹等作工具用于刮痧,至今还流传于一些边远山区。

随着时代的发展,上述刮具有的已被淘汰,有的沿用至今,或创制一些新型刮具。由于施术部位不同,因而对刮具也有不同要求。就目前常用的刮具而言,一般有以下几种。

(1)植物团:常用的植物,如丝瓜络、八棱麻,取其茎叶粗糙纤维,除去果肉壳等,捏成一团,使之柔软而具有弹性。刮痧时,医者用右手握着植物团具在介质中蘸湿,在患者的特定部位进行刮抹,边蘸介质,边刮抹,直至皮肤出现"痧痕"为度。本具适用于人体肌肉薄弱处(如肋间骨区等),现已很少使用。但在民间一些偏僻地区,一时找不到其他刮具时,仍不失为应急之措施。

(2)贝壳刮具:如以小贝壳等制成的刮具。要选取大小不一的边缘光滑(或磨成钝圆形的)的贝壳。在刮痧时,医者右手持贝壳上端,在患者的特定部位上,边蘸介质,边刮抹,至皮肤出现"痧痕"为度。此为沿海或湖泊地区渔民常用的一种刮痧工具。

(3)棉纱线团:一般应取纯棉纱线(或头发),揉成一团即可使用。此刮具多用于儿童或头面部等皮肤较薄弱的部位刮抹。用法同(1)。

(4)硬币:一般分铜、铝2种。铜质的为古铜钱、铜板,取材、携带比较方便。一般应选用边缘较厚(边缘太薄、太锋利的易刮破皮肤)而没有残缺的大铜钱或铜板。铝质的分角币、圆币,为近代较常用的一种刮痧工具,取材方便。如用分币(因边缘有齿痕),刮痧手法要特别轻,以防刮破皮肤。用法均同(2)。硬币刮具,多适用于小面积(如腘窝、肘窝等)部位的刮拭。其余部位也可酌情使用。如没有硬币,也可用小铜勺柄(选取边缘较厚而光滑的)1只代用。

(5)木竹质刮板:要取质地较硬、坚韧,边缘光滑、圆润,大小不一,边角圆滑,便于握持的即可。如取用中药材木质(如沉香木、檀香木等)制成的刮板更佳。此刮板适用于人体各部位。只以患者疾病的性质取材,如温胜的则取热温类药材,热胜则选寒凉类药材等。用法同(2)。

(6)动物角质刮板:如羚羊角、水牛角等,尤以水牛角为常用。用角质制成的刮板,要制成边缘光滑、圆润的即可。具体规格要根据刮拭部位不同,制成不同的边和弧度及不同厚薄、大小不一的刮板,施于人体,对各部位能曲尽其妙。这种刮板具有清热解毒的作用,且具有不导电、不传热等特点。用法同(2)。此种刮板为目前医疗部门所常用。

(7)代用刮具:根据取材方便的原则,一般常取下列物类代用,如瓷类的小盏、瓷杯、汤匙等(要取边缘较厚而光滑且无破损的),取其边缘刮拭。又如药匙(医院药房取药片、药粉工具),再如有机玻璃纽扣(应取其边缘光滑且较大的纽扣)等,以上均为较常用而理想的刮痧工具,且取材方便,消毒处理容易,不易破损,便于捏拿的。可按人体部位不同而选择相应大小的代用刮具。用法同(2)。

(8)手指:医者以手指代刮具,即以手指相对用力,做捏、挤、提、点、按等动作。此法主要用于撮痧法。

(9)针具:一般用于挑痧、放痧。凡圆铜针、棉线针、三棱针等针具均可,但要质地坚硬,尖部锋利、无锈、无弯曲的针具。

以上刮具可因地、因人、因材而异选用。一般而言，民间多用硬币或代用刮具，医疗部门多用水牛角刮板，或自行特制的铜质、银质刮板，渔民多用贝壳，山区多用木竹质刮板等。总之便于操作和适用即可，一般无严格要求。

(二)介质

在进行刮痧、撮痧操作时，要选用介质作润滑剂，一则利于施术操作，二则避免损伤皮肤，三则或用药类介质，还可增强治疗效果。一般通常使用的介质可分为液体、固体、药剂等3种。例如：①液体：选用能起润滑作用的液体，如水(以蒸馏水、凉开水为佳)，植物油(如香油)等；②固体：选用质地质软、细腻的软质固体，如凡士林、面霜、板油等；③药剂：根据病情，可选用一些中草药制剂。

笔者临床常用的几种刮痧药物制剂如下。

1. 透解刮痧油　薄荷、荆芥、防风、石膏、金银花、连翘、蝉蜕、白芷、葱白、甘草。依法制成油剂。本油剂具有辛平透表的作用，适用于外感表证。

2. 清解刮痧油　黄芩、黄连、板蓝根、金银花、连翘、水牛角、石膏、雄黄、甘草。依法制成油剂。本油剂具有清热解毒的作用，适用于热证。

3. 活血刮痧油　当归、川芎、赤芍、红花、桃仁、乳香、没药、穿山甲(代)、苏木、三七粉、冰片。依法制成油剂。本油剂具有活血化瘀、通络止痛的作用，适用于痛证。

4. 通络刮痧油　丹参、红花、血竭、乳香、没药、穿山甲(代)、蜈蚣、地龙、细辛、延胡索、麝香。依法制成油剂。本油剂具有散风通络、活血止痛的作用。适用于痛证。

此外，在进行挑痧、放痧法时，首先要用75%酒精或1‰的苯扎溴铵等对相应部位做常规消毒。

(三)刮法

刮法(即操作手法)就是用来治病的刺激强度。根据病情选择相应的刮痧操作手法,是达到刮痧治疗效果的关键。不同的疾病和病情、不同的刮治部位要选择相应的操作手法,才能发挥刮痧治病的最好治疗作用。

因医者所用刮具不同,故刮痧方法又可分刮痧法(用刮具)、撮痧法(用手指)、挑痧法(用针具)和放痧法(用针具)四大类。同时又因手法不同,4 法之中又各分若干法。特分述如下。

1. *刮痧法*　这是本疗法的最常用的方法。刮痧是选用上述刮具,在人体相应体表进行刮动,使皮肤出现"痧痕"的一种操作方法。要按顺序刮治。刮动时,用力要均匀,一般采用腕力,同时要根据患者的反应随时调整刮动的力量,以达到预期的治疗效果。

刮痧方法,根据临床应用不同,又分为直接刮和间接刮 2 种。

(1)直接刮法:一般均用此法。先让患者取相应体位。如以刮背部为例,嘱患者取俯伏坐位(即坐后双手俯伏在桌面上),背对医者,医者先用热毛巾擦洗患者准备被刮部位的皮肤,然后均匀涂上刮痧介质,再以右手持刮痧工具,先在患者颈项正中(凹陷处),刮抹,刮出一道长形"痧痕",然后再让患者取俯卧位,在脊椎正中刮 1 道(如果患者瘦弱或脊椎骨生理性突起,可以刮其两旁),再在左肩胛下左右背第 7～9 肋间隙处各刮 1 道,以刮出"痧痕"为止(图 24)。如刮完上述几处,患者自觉症状减轻,可于脊柱棘突两旁上下各刮 1 或 2 道,则收效更佳。

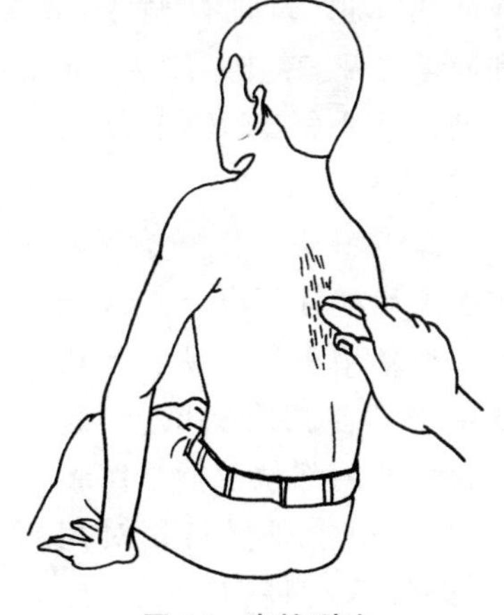

图 24　直接刮法

也可按下列部位和方法刮治：①背部。先从颈$_7$沿脊椎从上向下刮至腰$_5$为止，然后从胸$_1$旁开，沿肋间向外侧斜刮，左刮1道痧痕，右刮1道痧痕，一般左右各刮出5～7道痧痕即可。②颈部。颈部两侧各刮1道痧痕，双肩胛骨部各刮1道痧痕。③胸部。从胸骨向外侧在第2、3、4肋间各刮1道痧痕。乳房禁刮。④四肢。于肘弯、腘弯、上下肢双侧各刮出1道痧痕。

也可按上述“常用刺激部位”顺序和方法刮治。总之，此仅示其要领，具体应详见各论各疾病中所列。

(2)间接刮法：此法适用于3岁以下婴幼儿患者高热或中枢系统感染开始出现抽搐者。先在患者要刮部位放一层薄布类物品，然后再用刮痧工具在布上进行刮动，此称为间接刮法。它除了具有刮痧功效外，还具有保护皮肤的作用。

具体方法是：于刮痧前先在刮痧部位放上干净的手绢（或大小适当、洁净柔软的布一块），用消毒好的刮痧工具在手绢或布上以每秒钟2次的速度，朝一个方向快速刮拭，每处可刮20～40次，即掀开布检查一下，如皮肤出现痧痕即止，再换另一处（图25）。如果患者闭眼不睁，轻度昏迷或高热不退，可加刮两手心和两足心及颈$_7$上、下、左、右4处，每处加刮至100次左右。

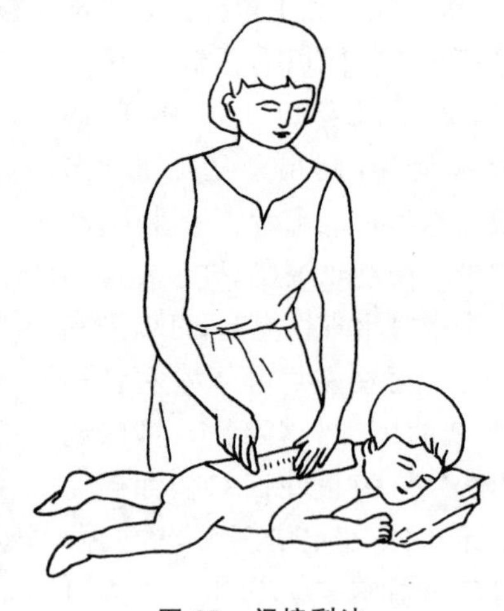

图25 间接刮法

2. 撮痧法　撮痧是医者用手指代刮具用以治疗疾病的一种常用操作方法。此法常用于颈前、颈侧、胸部、腹部和腰外侧部位。就是医者用示指、中指或拇指相对用力，以扯、拧、提、挤、抓、夹、点、按等手法，在患者体表的一定部位撮痧，但用力不要过猛，紧夹放开，反复3～5遍，至皮肤出现痧痕为度。撮痧的方法很多，根据不同的手法大致可分为拧痧法、扯痧法、挤痧法和抓痧法等。

（1）拧痧法（又称夹痧法、揪痧法）：医者五指屈曲，以示、中指的第2指节对准撮痧部位，对抗用力，提拧患者表皮（两指用力夹紧并扯起），提至最高处时，两指同时带动夹起之皮肤一同旋转，然后松开，使皮肤恢复原状，如此一提一放，反复进行，此时以能够听到皮肤的弹响，并连连发出"巴巴"声响为最佳。在同一部位可连续操作6或7遍，这时被拧起的部位皮肤就会出现"痧痕"（图26）。此法多选择在腧穴上，具有通经活络，活血止痛，调和阴阳，引血下行的功效。

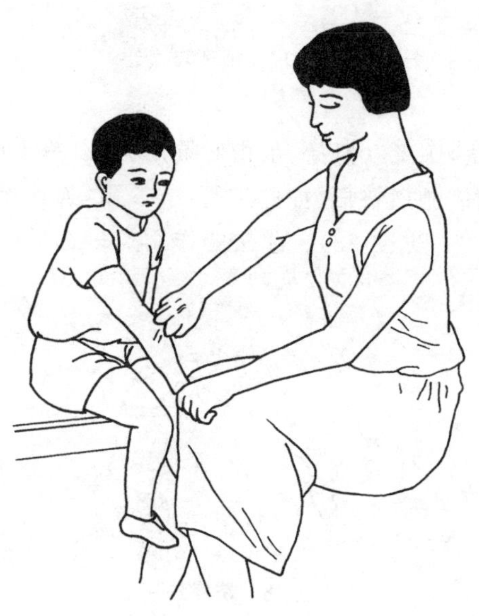

图26　夹痧法（揪痧法）

（2）扯痧法：医者以拇、示2指用力扯提患者的相应部位表皮，使小血管破裂，至出现痧痕为止。

操作时拇、示指对抗用力，将皮肤提起，当提至最高点处，两指做上下或旋转的动作，如此进行 3～5 遍，至皮肤出现痧痕。此法力度较大，具有发散解表，通经疏络的功效。但要以患者能忍受为度。主要用于头部、项背、颈部、面额的太阳和印堂穴(图 27)。

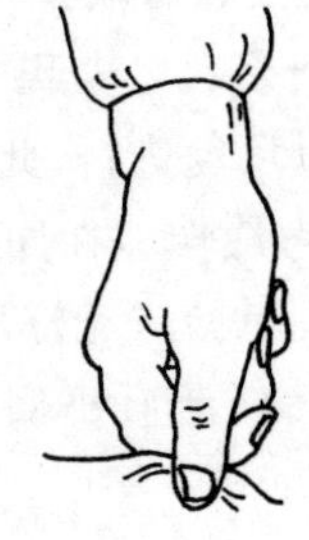
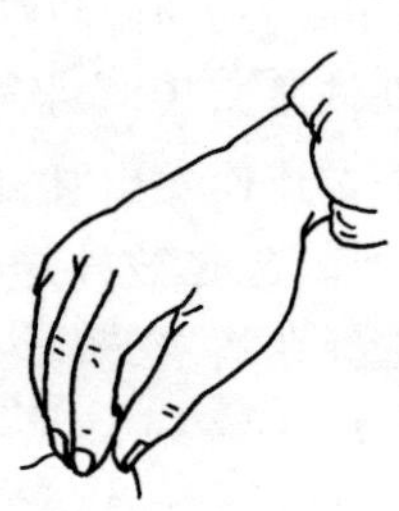

图 27　扯痧法

(3)挤痧法：医者以拇指、示指对抗用力(以单手或双手)在患者撮痧部位体表施以挤压，如此进行 3～5 下，连连挤出一块块或一小排“痧痕”为止(图 28)。此法的作用点多选择在腧穴上。功效同拧痧法。

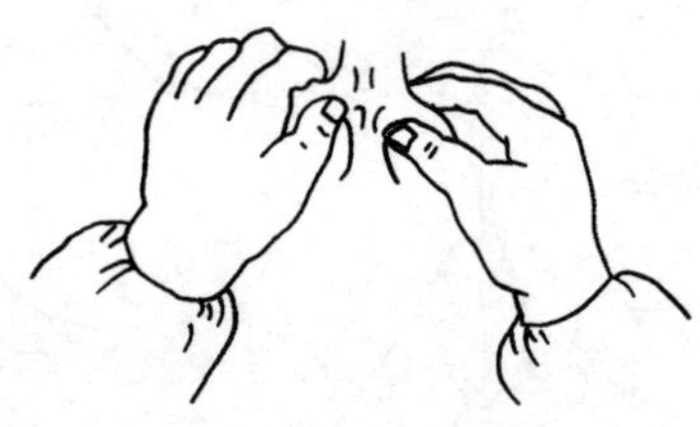

图 28　挤痧法

(4)抓痧法：医者以拇、示、中 3 指对抗用力，在患者撮痧部位体表游走，交替、反复、持续、均匀地提起施治的部位或穴位。被着力的局部在指的不断对合转动下提夹，以手指的自然滑动，使皮肉自指滑行移动，如此反复至皮肤出现痧痕为止。此法具有调和气血，健脾和胃，疏通经络，行气活血的功效。

此外，通常还配合按摩或指针疗法中点揉法。如此既可弥补刮痧疗法之不足，又可增强疗效。点揉法是指用手指在人体内的一定部位或穴位上进行点压，并作圆形或螺旋形的揉动，是点压与揉动的复合手法。其操作要领是医者以拇指或示、中指端按压在穴位或某部位上，力贯于指端，着力于皮肤和穴位上，由轻到重，由表及里，手腕带动手指灵活揉动，频率 50～100 次/分钟。要持续一定的时间，通常为 3～5 分钟，以患者感觉酸胀和皮肤微红为度。结束时则应由重到轻，缓慢收起。注意力量不宜过大、过猛，揉动时手指不能离开皮肤（图 29）。此法具有散瘀止痛，活血通络，解除痉挛等作用。在刮痧治疗中，主要用于头面部、腹部、肢体关节部及手足部等。

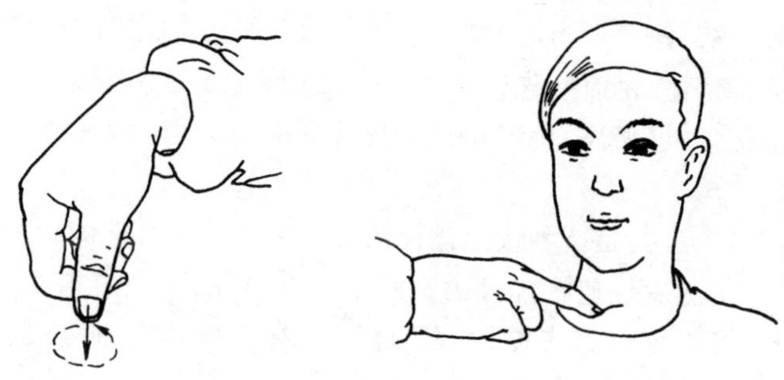

图 29　点揉法

3. *挑痧法*　这是用针具在人体体表的一定部位或穴位上，刺入皮下挑断纤维丝或挤出点滴瘀血来治疗疾病的方法。主要用于治疗暗痧、宿痧、郁痧、闷痧等病症。在进行挑痧前，对针具和对挑部位要进行常规消毒，消毒后方可施术。操作时，医者以左手捏起皮肤，右手持针（三棱针、缝衣针或 9～16 号注射针头 1 枚），轻快地刺入，并向外挑，每点挑 3 下，同时用双手挤出紫暗色的瘀血，反复 5 或 6 次，最后用消毒棉球擦尽瘀血（图 30）。

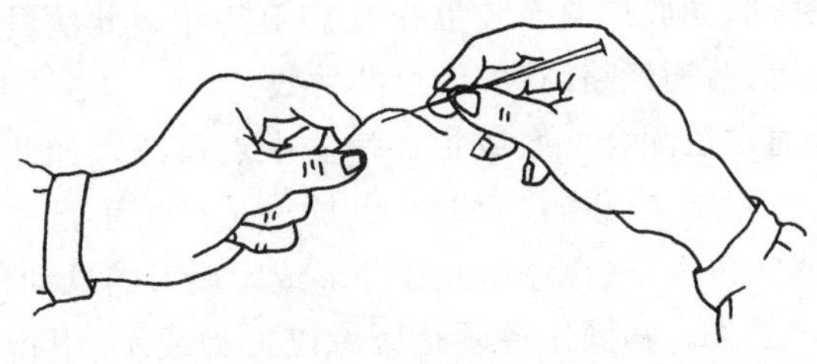

图30 挑痧法

常用的挑痧部位主要在头部(从头眉心部起至双侧太阳穴各一点)、颈部(颈部两侧,项部两侧各1点)、胸部(胸骨两侧肋间各5～7点,中脘穴处1点,脐中两旁各1点,下丹田左右各1点)、腰背部(背部腧穴都可)、四肢部(四肢各腧穴、手指关节处等)等。

常用的挑痧法,根据手法不同主要有以下几种。

(1)挑刮法:是一种先刮后挑的综合手法。操作时,先在相应部位进行刮治(刮时宜先轻后重,从上到下),使之出现痧痕后再用挑痧法把痧痕(瘀斑)挑破出血。此法具有透痧解表,清热解毒的作用。

(2)挑点法:是一种快速挑提的方法。以针尖对准体表挑痧点快速进针,随后快速将针挑出。施术要求:针头不应有摇摆、牵拉的动作,又不可以将表皮挑破。此法具有活血祛瘀,通络散结的作用。

(3)挑筋法:是一种以挑提摇摆的动作为主的方法。操作时,以针尖抵于挑点中心,缓慢进针,穿破表皮后可放松左手示指的压力,右手同时将针尖翘高一点,提高针体作左右摇摆动作,把挑出的表皮拉断(表皮处很容易被挑破,只作开口之用),待挑开口后,便可挑出一些稍具有黏性的纤维,挑一条拨出一条,直至把开口处纤维挑完为止。此法是最常用的方法之一,且可补可泻,作用较强,而且持久,适应范围广。

(4)截根法:是在挑点上从浅到深,一层一层快速把筋挑起,再挑断或切断的一种方法。操作时,医者左手拇、示指张开,固定患者应挑部位,右手横握针柄,针尖对准挑点中心,用挑筋法从浅到深,把皮肉或皮下筋膜的纤维挑起,并用小刀割断,残端自然缩回。此法功效与挑筋法相似,但效果较弱。

(5)挑挤法:是一种先挑后挤的方法。操作时,先以针挑破皮层,再在出针时和出针后用左手指作相应的挤压,但应注意:①针口不宜太小;②要顺着针口向外按压,以利祛除病邪、湿毒。切勿向里方向挤压,否则变成迫邪入内,使病情加重。此法多用于指尖、耳尖、鼻尖、印堂、四缝等毛细血管丰富的地方。

(6)挑脂法:是挑破皮层后取出皮下脂肪的一种方法。操作时,医者和助手以双手按于挑点周围并压紧,即刺入皮下迅速挑开皮层进入皮下,这时皮下脂肪小体会被挤出,然后用针尖边挑边刮,把分布在脂肪团上的稀疏纤维挑断,尽量挤出脂肪液体,最后用针体把针口残留的脂肪刮干净。此法具有祛痰除湿,健脾醒胃的功效。

(7)挑提法:是指在挑点上挑起一定的皮肤,垂直向上提起至皮肤拉紧时,再放下来,如此一提一放,反复进行的一种方法。操作时,医者以针尖对准挑点缓慢进针,穿皮后即可挑提,一提一放,力量逐渐加重,每点为3～5分钟。注意不可挑断皮肤。此法常用于腰腿痛、肩臂痛等症。具有舒筋通络,散瘀止痛的功效。

(8)挑拉法:是指以针挑起皮肤,斜向拉动的方法。操作时,医者以针尖对准挑点缓慢进针,穿皮后即以针斜向拉动,一提一放,力量逐渐加重。此法功效与挑提法相似,但应用范围更广泛。

(9)挑摆法:是一种以左右摇摆动作为主的方法。操作时,医者以针尖对准挑点缓慢进针,穿入皮肉后提起来皮肤拉紧后,作有节奏的摇摆动作,幅度视所穿部位皮肤的松紧度而定。此法具有疏通经脉,祛瘀止痛,活血散结的功效。

4. 放痧法(即刺血疗法) 是刮痧疗法中的一种配合疗法(图31)。主要用于四肢末端穴位、口腔内穴位、五官部位的部分穴位

及一些不能施以刮痧法的部位，或者是为增强刮痧效果而配合使用。具体操作方法可详见拙作《刺血疗法治百病》。

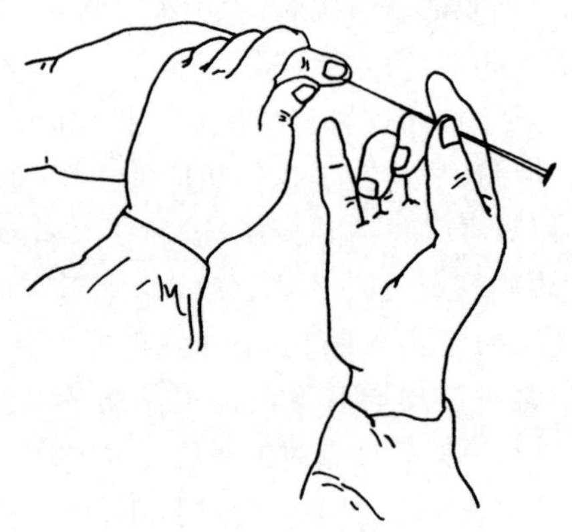

图31　放痧法

(四)刮具和刮法的选择原则

以上刮具种类甚多，刮法甚为复杂。刮具和刮法选择得正确与否，将直接影响到刮痧治病的治疗效果。所以，合理选择刮具和刮法是提高治疗效果的关键。具体如何选择，可详见各论所述，这里仅介绍一般选择原则。

1. 要根据病情选择　刮具是刮痧疗法中的主要刮痧工具。所以选择刮具一要便于持握，二要边缘光滑、圆润，选择相适应的刮法——操作手法(刺激强度)。因为刮痧法的有效程度，其根本的一条在于施术者施术力度的渗透是否到位，故选择一个便于持握的刮具，并能在患者体表摩擦滑动，再根据病情，结合相适宜的刮法，才可以更好地实现医者的操作意图，达到治疗的目的。

2. 要根据刺激部位选择　因刺激部位不同，所需用的刮具和刮法亦要相应而异。如一般用硬质刮具，而有的部位则适宜用柔软刮具，或只宜用手指撮痧，或以针具挑痧、放痧等。所以，刺激部位的不同，所用刮具和刮法亦要各异。总的原则是：既要便于操作，又要达到治疗目的，能用刮具的部位就用刮具，不能用的就用手指撮痧，或针具挑痧、放痧等。

3. 要有机结合，灵活应用　不同的疾病和病情、不同的刺激部位，就需要选择不同的刮具、不同的刮法，相宜而用才能发挥刮痧治病的最好治疗效果。因此，临证不可执一，要灵活施法，要把刮具、刮法、病情、部位四者有机地结合起来，才能达到刮痧治疗的效果。

九、操作方法

（一）术前准备工作

1. 放松　患者就诊时，先嘱其休息 10 分钟左右，以消除紧张情绪与疲劳，放松体态，松弛肌肤，适应环境，以利操作。

2. 配合　在施术中，要取得患者积极配合，必须术前做好患者的思想工作，消除顾虑和恐惧、紧张感，树立治病信心。同时要讲清饮食禁忌，并嘱适当参加室外活动，并按时复诊，有利于提高治疗效果。

3. 消毒　术前一定要做好消毒工作。对刺激部位先用热毛巾擦洗干净，再进行常规消毒。对刮具（包括针具）使用前需要煮沸消毒，或用高压蒸气消毒，也可用 1∶1000 苯扎溴铵溶液消毒。消毒后方可使用。

4. 体位　根据治疗部位采用合适体位，并尽量暴露于外，以利于施术操作。

5. 选穴　根据治疗方案，确定治疗部位，选准穴位。选穴正确与否是决定疗效好坏的关键之一，如果选穴（或部位）不当，不但起不到治疗作用，反而增加患者的痛苦。不过，因刮痧作用面积宽，取穴没有针灸疗法那样严格，而是离穴不离面和线，穴位即在其中,但也不可离之太偏。所以,选穴也应重视。

(二)操作方法与要求

1. 要根据不同的疾病和病情、不同的刺激部位,选择合适的刮具、刮痧法或撮痧法或挑痧法和放痧法及相应刮法(即操作手法)。

2. 施用刮具,一般以右手掌握刮痧工具,灵活利用腕力、臂力,切忌蛮力。刮治时,硬质刮具(如牛角刮痧板、硬币等)的钝缘与皮肤之间角度呈45°为宜,切不可成推、削之势。如刮取头额、肘、膝、腕、踝及小儿皮肤时,可用柔软刮具(如植物团、棉纱线团等)刮擦之。腹部柔软处还可用食盐以手指擦之,或用撮痧法、挑痧法等。

3. 刮治时,用力要均匀、适中,由轻到重(不可忽轻忽重),以能忍受为度。刮拭面尽量拉长。

4. 刮痧时,要顺着一个方向刮,不要来回刮,以皮下出现微紫红或紫黑痧点、斑块即可。刮完一处之后,再刮另一处,不可无顺序地东刮一下,西刮一下,也不可无目的(无治疗方案)乱刮。

5. 对疾病的治疗,一般都要蘸取介质,一边蘸介质,一边刮拭,边蘸边刮,直至皮肤出现"痧痕"。初次刮痧,不可一味强求出"痧痕",不明显也可。

6. 保健刮痧和头部刮治多轻刮,可不用介质,亦可隔衣刮拭。刮治力度,以患者能忍受为度。

7. 一般刮治数分钟,凡有病原之处,其体表之刮拭皮肤表面则出现红紫色瘀点,或密集的红紫黑色瘀点,重则青黑瘀血斑块。有痛感,如无反应,则无病灶。

8. 刮出的痧痕3~7天后才会消失,无痛感时,才能施行第2次刮拭,其间,可刮拭其他部位,如系骨骼、关节部位,可用刮板棱角刮拭。

一般刮治后二三天内患处会有疼痛现象,这是正常反应,若刮拭部位不当,或手法不当,均无不良反应。

9. 刮完后擦干水渍、油渍，让患者穿好衣服，休息一会儿，再适当饮用一些姜糖水或白开水，即会感到异常轻松和舒畅。

(三)人体分部刮痧顺序与方向

刮痧操作要按照一定的顺序与方向进行，不能乱刮一通。其总的要求一是刮痧顺序：任何疾病均宜先刮拭颈项部，再刮其他患处。一般原则是：头颈部→脊柱及其两侧→胸部→腹部→四肢部和关节。关节部位应按其结构，采用点揉和挤压手法。刮拭经络穴位顺序，先从上到下，由内到外，每个部位一般先刮阳经，再刮阴经、从左到右地进行刮治。任何疾病都宜首先刮拭大椎穴及足太阳膀胱经的魄户、膏肓、神堂穴，然后再刮其他经脉线及患处局部。刺激强度可根据病情而定。二是刮拭方向：一般原则是由上而下，由内到外，由左到右顺序刮拭。头部由上到下直刮，或从内到外横刮；肩胛部由上到下或从阴到阳横刮；背腰部、胸腹部由上到下，从内到外刮；上下肢由上而下刮；面部、胸胁部由内而外斜刮。均直接(或间接)在人体体表、经络线上反复按同一方向刮拭，至皮肤出现痧痕为止。撮痧或挑痧亦可按上述顺序和方向，依据人体分部不同的规定要求进行操作。

1. 头部的刮痧顺序与方向

(1)刮法要求：头部有头发覆盖，须在头发上面用刮板刮拭，不必涂刮痧润滑剂，此为间接(隔发)刮痧法。为增强刮拭效果，可使用刮板边缘或刮板角部刮拭，每个部位刮 30 次左右，刮至头皮发热为宜。手法采用平补平泻法，医者一手扶患者头部以保持头部稳定。

(2)顺序与方向

①刮拭头部两侧：从头部两侧太阳穴开始至风池穴(图 32)经过的穴位为头维、颔厌、悬颅、悬厘、率谷、天冲、浮白、脑空穴等。

②刮拭前头部：从百会穴开始至前头发际(图 33)，经过的穴位为前顶、通天、囟会、上星、神庭、承光、五处、曲差、正营、当阳、头临泣穴等。

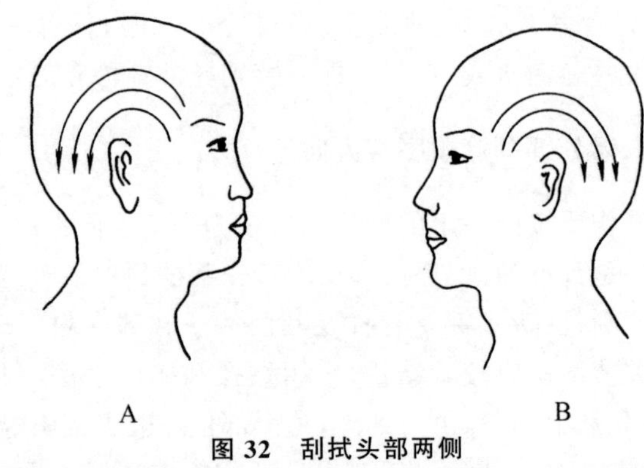

图 32　刮拭头部两侧

③刮拭后头部：从百会穴开始至后头发际（图 34），经过的穴位为后顶、络却、强间、脑户、玉枕、脑空、风府、哑门、天柱穴等。

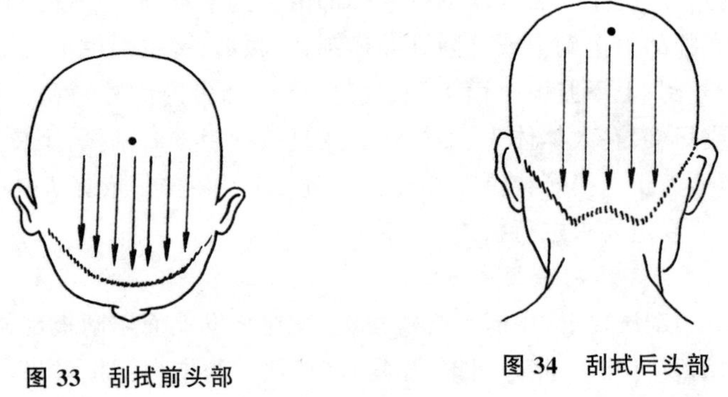

图 33　刮拭前头部

图 34　刮拭后头部

④刮拭全头部：以百会穴为中心，呈放射状的方向全头部刮拭（图 35）。经过全头穴位和运动区、感觉区、语言区、视区、胃区、胸腔、生殖区等。

（3）作用与主治：具有改善头部血液循环，疏通全身阳气之作用，可预防和治疗中风及中风后遗症、神经衰弱、头痛（各种类型）、脱发、失眠、高血压病、眩晕、记忆力减退、头发早白、感冒等。

（4）注意事项

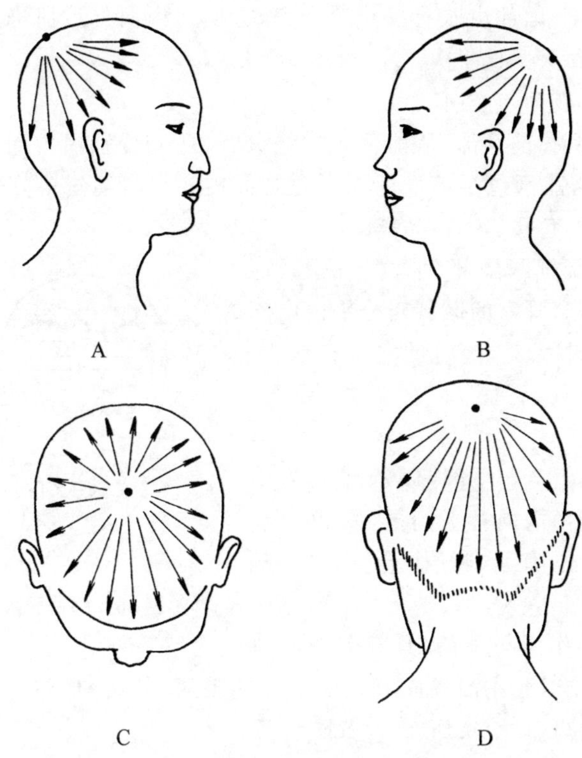

图 35　刮拭全头部

①头部刮痧时不需涂抹刮痧润滑剂。

②头部刮痧时手法应采用平补平泻法或补法刮拭。

③若刮拭时局部有痛、酸、胀、麻等感觉是正常现象，坚持刮拭即可消失。

④给患者头部刮痧时，宜双手配合，一手扶持患者头部，一手刮拭，以保持头部稳定与安全，提高治疗效果。

2. 面部的刮痧顺序与方向

(1)刮法要求：因为面部出痧影响美观，因此手法要轻柔，以不出痧为度、面部皮肤有发热感为宜,方向由内向外按肌肉走向刮拭。可每天刮拭1次。

(2)顺序与方向

①刮拭前额部:从前额正中线分开,两侧分别由内向外刮拭(图36),前额包括前发际与眉毛之间的皮肤。经过的穴位有印堂、攒竹、鱼腰、丝竹空穴等。

②刮拭两颧部(承泣至巨髎、迎香至耳门、耳宫的区域):分别由内向外刮拭(图36),经过的穴位有承泣、四白、颧髎、巨髎、下关、听宫、听会、耳门等。

③刮拭下颌部:以承浆穴为中心,分别由内向外上刮拭(图36),经过的穴位有承浆、地仓、大迎、颊车等。

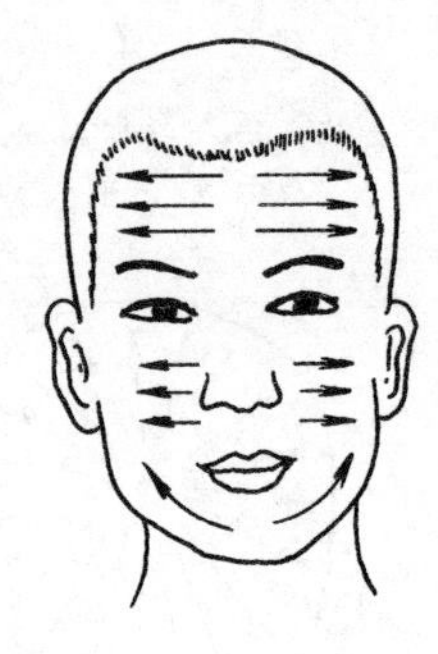

图36　刮拭面部

(3)作用与主治:具有养颜祛斑美容的功效。主治颜面五官的病症如眼病、鼻病、耳病、面瘫、雀斑、黄褐斑、口腔疾病、痤疮及防衰美容等。

(4)注意事项

①面部刮痧不需涂抹润滑剂。若需润滑可用水蒸气或清水(温热水最佳)湿润脸部皮肤。

②面部刮痧手法宜用补法,禁用泻法。

③面部刮痧宜用刮板棱角或前缘1/3的部位刮拭,便于掌握刮拭部位而不损伤皮肤。

④面部刮痧以疏通经络、促进气血循环为目的,不必出痧。

⑤面部刮痧宜采用时间短、力量轻而次数多,即一天数次的刮拭方法。

3. 颈部的刮痧顺序与方向

(1)刮法要求:颈后高骨为大椎穴,用力要轻柔,用补法,不可用力过重，可用刮板棱角刮拭，以出痧为度。肩部肌肉丰富、用力宜重些，从风池穴一直刮到肩髃穴，应一次到位，中间不要停顿。一般用平补平泻手法。

(2)顺序与方向

①刮拭后颈部正中线(督脉颈部循行部分)：从哑门穴开始刮拭至大椎穴(图 37)。

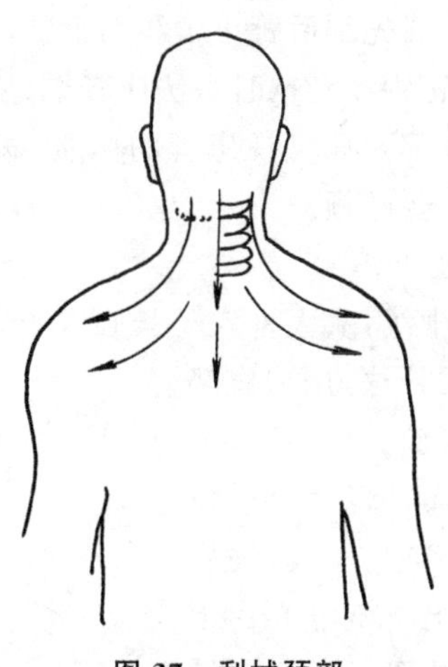

图 37 刮拭颈部

②刮拭颈部两侧到肩上：从风池穴开始至肩井、巨骨穴，由内上向外刮拭(图 37)，经过的穴位为肩中俞、肩外俞、天髎、秉风等。

(3)作用与主治：人体颈部有 6 条阳经通过，其中精髓直接通过督脉灌输于脑，颈部是必经之路，所以经常刮拭颈部具有滋阴潜阳、补益人体正气、防治疾病的作用。可主治颈、项病变，还可治疗头脑、眼睛、咽喉等病变，如感冒、头痛、近视、咽炎等病。

(4)注意事项

①后颈部正中线，刮痧时尤其在颈$_7$大椎穴处，用力要轻柔(用补法)，不可用力过重，以防损伤脊柱。

②若患者颈椎有棘突突出，可用刮板棱角点按在两棘突之间

刮拭,即点按。忌刨刮。

③颈两侧到肩上刮拭时,一般应尽量拉长刮拭,即从风池穴一直刮到肩井附近,中途不作停顿。颈部到肩上肌肉较丰富,用力可稍重,一般用平补平泻手法较多,即用力量重、频率慢的手法。

4. 背部的刮痧顺序与方向

(1)刮法要求:本部包括胸椎部、腰椎部和骶椎部的刮痧。背部由上向下刮拭,一般先刮后背正中线的督脉,再刮两侧的膀胱经脉和夹脊穴。背部正中线刮拭时手法应轻柔,用补法,可用刮板棱角点按棘突之间,背部两侧可视患者的体质、病情选用补泻手法,用力要均匀,中间不要停顿。

(2)顺序与方向

①刮拭背部正中线:从大椎穴至长强穴,即由上向下刮拭(图38),用轻柔手法,用补法,用力宜轻而均匀,中间不要停顿。

②刮拭背部两侧(膀胱经脉位于督脉旁开 1.5 寸和 3 寸处,夹脊穴位于后正中线旁开 0.5 寸):由上向下(从左到右、从内到外)刮拭(图38),手法可稍重些,依据患者的体质、病情选择补泻手法。

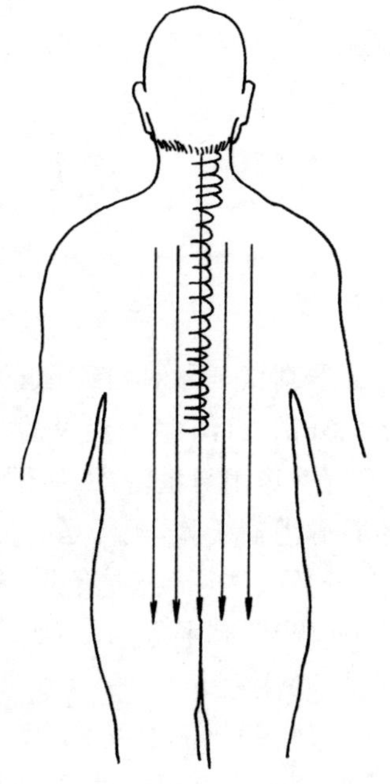

图 38　刮拭背部

(3)作用与主治:具有调整脏腑,平衡阴阳,扶正祛邪作用,可主治全身五脏六腑的病症。如刮拭心俞穴可治疗心脏疾病,如冠心病、心绞痛、心肌梗死、心律失常等,若出现压痛或明显出痧斑时,即表示心脏有病变或预示心脏即将出现问题,其他穴位以此类推。说明背部刮痧还有助于诊断疾病。又刮拭胆俞穴可治疗黄疸、胆囊炎、胆道蛔虫症、急慢性肝炎等，刮拭大肠俞穴可治疗肠鸣、泄泻、便秘、脱肛、痢疾、肠痈等。刮拭肺俞穴可治疗肺脏疾病，如支气管哮喘、肺气肿、支气管炎等。

（4）注意事项

①背部正中线（督脉循行部分）刮拭时不可用力过大，以免伤及脊椎。身体瘦弱、脊椎棘突突出者，可由上而下用刮板棱角点按两棘突之间刮拭。

②背部两侧刮拭可视患者的体质、病情选用补泻或平补平泻手法，用力均匀，尽量拉长刮拭。

③背部刮痧不但可以治疗疾病，还可诊断疾病。

5. 胸部的刮痧顺序与方向

（1）刮法要求：胸部由心、肺二脏所居，外有骨骼护之，故刮拭时，前正中线（任脉循行部分）由上向下刮拭，两侧按肋间隙走向分别由内向外刮拭。用力要轻柔，用平补平泻法。乳头处禁刮。

（2）顺序与方向

①刮拭胸部正中线：从天突穴经膻中穴向下刮至鸠尾穴。用刮板角部自上而下刮拭（图39）。

②刮拭胸部两侧：从正中或由内向外刮（图39），先左后右，用刮板整个边缘由内向外沿肋骨走向刮拭。中府穴处宜用刮板角部从上向下刮拭。

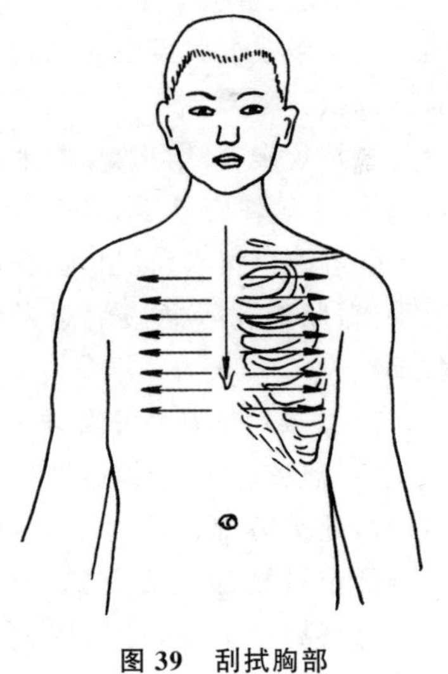

图39　刮拭胸部

（3）作用与主治：具有宽胸理气，扶正祛邪作用。主治心、肺疾病，如冠心病、心绞痛、心律失常、慢性支气管炎、支气管哮喘、肺气肿等。还可预防和治疗妇女乳腺炎、乳腺小叶增生、乳腺癌等。

(4)注意事项

①刮拭胸部正中线时,不可用力过大、过猛,以防伤及内脏。

②胸部两侧刮拭一般采用平补平泻或补法。对于久病体弱,胸部肌肉瘦削的患者,刮拭时可用刮板棱角沿两肋间隙之间刮拭。

6. 腹部的刮痧顺序与方向

(1)刮法要求:刮拭时,用力要轻柔、均匀,频率快而次数多,以出痧斑为度。可每日1次。

(2)顺序与方向

①腹部正中线(任脉循行部分):从鸠尾穴至水分穴,从阳交穴至曲骨穴刮拭(图40)。

②刮拭腹部两侧:从幽门、不容、日月向下,经天枢、肓俞至气冲、横骨穴,从上向下刮拭(图40)。

(3)作用与主治:具有调整脏腑,扶正祛邪作用。可主治肝胆、脾胃、肾与膀胱、大小肠病变。

(4)注意事项

①空腹或饭后半小时以内禁在腹部刮拭。

②神阙穴(脐中)禁止涂油和刮痧。

③肝硬化腹水、胃出血、腹部新近手术、肠穿孔等急腹症患者禁刮腹部。

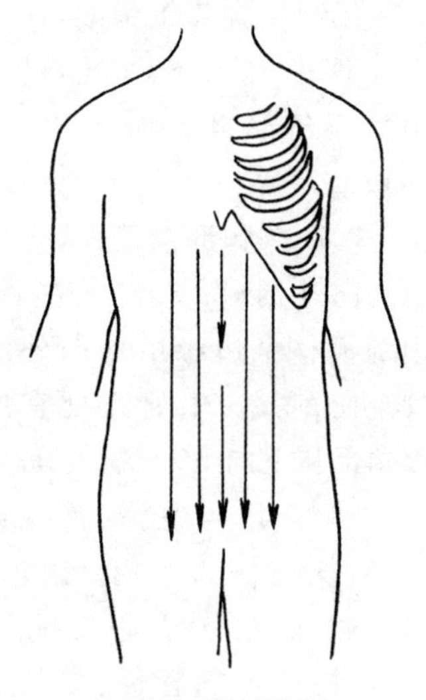

图40　刮拭腹部

7. 四肢的刮痧顺序与方向

(1)刮法要求:刮拭四肢(上、下肢)时,遇关节部位不可强力重刮。一般部位可稍加用力刮拭30～50次以出现痧斑为度,且依据患者的体质、病情选用补泻手法,可每日或隔日1次。

(2)顺序与方向

①刮拭上肢内侧部:从上向下(经过手三阴经,即手太阴肺经、手厥阴心包经、手少阴心经)刮拭(图41A)。

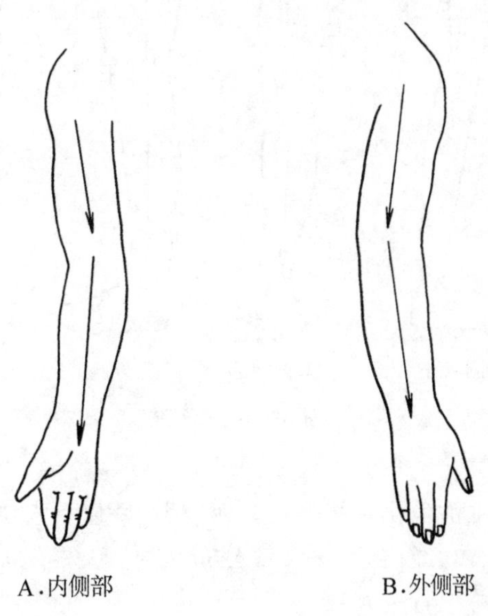

图41　刮拭上肢

②刮拭上肢外侧部:从上向下(经过手三阳经,即手阳明大肠经、手少阳三焦经、手太阳小肠经)刮拭(图41B)。

③刮拭下肢内侧部:从上向下(经过足三阴经,即足太阴脾经、足厥阴肝经、足少阴肾经)刮拭(图42A)。

④刮拭下肢前面部、外侧部、后面部:从上向下(经过足三阳经,即足阳明胃经、足少阳胆经、足太阳膀胱经)刮拭(图42B、C、D)。

(3)作用与主治:具有补虚泻实,调节阴阳作用。可主治全身性病症。如手太阴肺经主治肺脏病症,手少阴心经主治心脏病症,

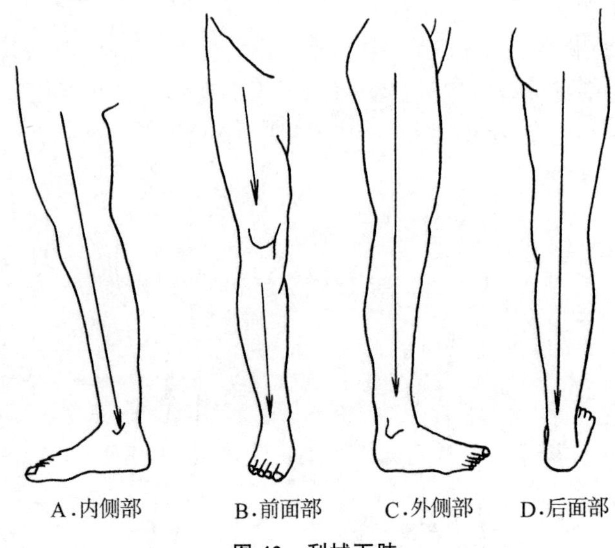

图 42 刮拭下肢

足阳明胃经主治消化系统病症。四肢肘、膝以下穴位，可主治全身疾病，井、荥、输、经、合五输穴都分布在肘、膝关节以下，主治应用可参见本书总论特定穴部分。

(4)注意事项

①四肢刮拭应尽量拉长，遇关节部位应用力轻柔，不可强力重刮。

②四肢皮下若遇有不明原因之包块、感染病灶、皮肤溃疡破损、痣瘤等处，应避开刮拭。

③四肢多见的急性关节创伤、挫伤之处，不宜刮痧。

④下肢静脉曲张、水肿患者，刮痧时应从下向上刮拭。

8. 膝关节的刮痧顺序与方向

(1)刮法要求：膝关节结构复杂，刮痧时宜用刮板棱角刮拭，以便掌握刮痧的正确部位、方向，而不致损伤关节。刮拭操作要轻柔，用力要均匀，以出现轻痧或发热感即可。

(2)顺序与方向

①刮拭膝眼:先用刮板的棱角点按、刮拭双膝眼,由里向外,宜先点按深陷,然后向外刮出(图 43A)。

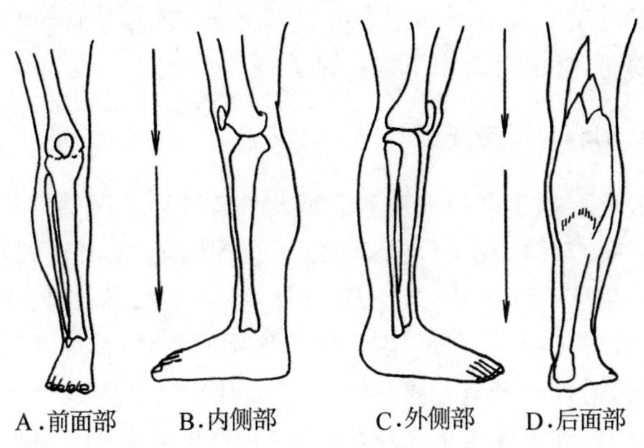

图 43　刮拭膝关节

②刮拭膝关节前面部(足阳明胃经经过膝关节前面部分):膝关节以上部分从伏兔经阴市至梁丘,膝关节以下部分从犊鼻至足三里,从上向下刮拭(图 43A)。

③刮拭膝关节内侧部(足三阴经经过膝关节内侧部分):刮拭穴位血海、曲泉、阴陵泉、膝关、阴谷等穴(图 43B)。

④刮拭膝关节外侧部(足少阳胆经经过膝关节部分):刮拭穴位有膝阳关至阳陵泉等穴(图 43C)。

⑤刮拭膝关节后面部(足太阳膀胱经经过膝关节后侧部分):刮拭穴位有殷门、浮郄、委中、委阳、合阳等穴,可重刮(图 43D)。

(3)作用与主治:具有疏通经络,解除粘连作用,可主治膝关节的病变,如增生性膝关节炎,风湿性关节炎,膝关节韧带、肌腱劳损,髌骨软化等。另外对腰背部疾病、胃肠疾病有一定的治疗作用。

(4)注意事项

①年老体弱、关节畸形、肌肉萎缩者，刮拭时宜用补法，即力量小、速度慢的刮法刮拭。

②膝关节内有积水者，局部不宜刮，可取远端穴位刮拭。

③膝关节后方及下端刮痧时易起痧疱，疱起时宜轻刮或遇曲张静脉时可改变方向，由下向上刮。

(四)刮痧时限与疗程

一般应根据不同的疾病和病情及患者体质状况等因素灵活掌握。一般每个部位或穴位刮 20 次左右，刺激强度由轻到重，以患者能忍受为度。时间以 20～25 分钟为宜，至皮肤出现“痧痕”为止。初次治疗时间不宜过长，手法力度不宜太重，治疗 1 次病就好了，即中止治疗。若病未愈，第 2 次应间隔 5～7 天或患处无痛感时再实施，直到患处清平无斑块，病症自然就痊愈了。其间亦可改刮其他部位或穴位。通常连续治疗 7～10 次为 1 个疗程，间隔 10 天再进行下个疗程。如果刮治完成 2 个疗程仍无效者，应进一步检查，必要时应修订治疗方案或配用、改用其他疗法。

十、刮痧疗法的优点与注意事项

(一)优点

刮痧疗法是中医学的重要组成部分，既起源于针灸、按摩疗法，又同属民间疗法。故而长期在民间广为流传和应用，深受群众欢迎。因此，刮痧疗法既具有针灸疗法的一般特点，又更具有自身特点，概括起来主要有以下几个方面。

1. 简便易学　临床实践体会，因本疗法刮痧部位广泛(凡“十二皮部”均可刮拭)，取穴较容易，因此，许多基层医师和民间医师和普通群众都会使用和掌握本疗法，使民间大众在实际应用中，也取得了一定疗效。所以说，本疗法的确简便易学，操作方便，入门容易，一学就会，一看就懂，很适合城市、乡村家庭使用。

2. 器械简易　刮痧疗法不需要有复杂的尖端的医疗器械和现代医学的检查诊断设备，所用刮具制作简单，均可自己加工制作，也可用其他器物替代。若用撮痧，只需手指就行，不需诊断设备。

3. 见效快、疗效高　不论是急性疾病，还是慢性疾病，用刮痧疗法治疗，都有较好的疗效，有时常会收到意想不到的效果。一般只需要治疗 1 次或几次病就好了，即使久治不愈的患者，只要耐心坚持治疗，亦多获奇效。

4. 经济实惠　本疗法的最大特点就是不花钱或少花钱也能治好病。一般疾病仅用本疗法治疗即可治愈，即使有的病需要配合某些药物外治，也多是常用中草药，有的可以自行采集。所以，大大减轻了患者的经济负担，而且节省药品。在药物缺乏的地区，特别是农村边远山区，更适用本疗法。

5. 治疗范围广　本疗法既能治疗急性疾病，也能治疗慢性疾病，凡临床各科都有适应证。仅以本书收治疾病为例，凡内科、妇产科、儿科、伤外科、皮肤科、眼科和耳鼻咽喉科等临床各科，多种常见病、多发病和部分疑难病症均可用本疗法治疗。随着本疗法的普及推广和应用，适应范围将不断扩大。

6. 方便及时　由于本疗法简便易行，疗效显著，不仅很多医疗部门使用，而且可作为家庭互疗或自疗之用。既可节省治病时间，又可及早把病治好，正符合中医“贵在早治”的医疗观点。

7. 安全、可靠，无不良反应　由于本疗法治病是在人体体表皮部上刮治，通过神经传导和反射作用而产生治疗作用的，故无不良反应等现象发生，即使初学者因手法不熟练，除疼痛或影响疗效外，绝不会有任何不安全的事故发生。

由此可见，刮痧疗法治病，确具有许多优点。但绝不是说不管是什么病，都可以用刮痧疗法治疗。以为刮痧为万能，对其他疗法加以拒绝，这是片面的，也是错误的。因此，在临床上应当根据患者不同的疾病和病情，选择不同的疗法。可以单用刮痧疗法治疗的，就单用刮痧疗法，需要配合其他疗法治疗的，就应当根据具体病情，配合其他疗法。总之，以治好病或减轻患者的痛苦为目的，不可执一而治之。

(二)注意事项

在应用刮痧疗法治病时，还必须注意下列各点。

1. 因刮痧时需暴露皮肤，又刮痧时皮肤汗孔开泄，如遇风寒之邪，可从开泄的汗孔直接入里，影响刮痧疗效，而且易引发新的疾病，故施术场所要宽敞明亮，空气流通，同时需选择避风处，要注意避免让患者对着窗口，注意保暖，以免感受风寒外邪而加重病情或引起感冒。夏季不可在有过堂风的地方刮痧，同时要尽量少暴露皮肤。

2. 要充分暴露刮治部位并擦拭干净，有条件或采用挑痧、放痧法时，应先常规消毒后，方可施术治疗，同时刮具一定要注意清洁、消毒，防止交叉感染。医者的双手也要保持清洁干净。刮具每用 1 次后，要经消毒后方可再用，切不可带菌操作。自用保健或间接刮治者例外。

3. 勿在患者过饥、过饱和过度紧张的情况下施行刮痧。

4. 施术前，一定要对患者进行检查，作出正确的诊断，制订好治疗方案(应刮部位或穴位配方)，选准应刮部位或穴位。同时，术前一定要向患者解释清楚刮痧的一般常识、消除恐惧心理、取得患者配合，以免晕刮。

5. 刮治时，无论患者取坐位或卧位，都要尽量做到既使患者体位自然舒适，又要利于施术。在施术过程中，根据施术需要，或患者感觉疲劳或不舒服时，要适时交换体位，切忌勉强，避免患者因疲劳而中断治疗。当患者疲劳时，可让其做完一种体位刮痧后，休息数分钟，再行刮治。

6. 如果患者体弱消瘦，背部脊骨凸起的，可以不刮背部，改在颈部或其他部位上多刮些，也能收到治疗效果。

7. 部位选取和刮治的次数可视病情而定，一般刮处皮肤呈现紫黑色为病重，应多刮。如肤色鲜红或不易刮出的为病轻，可少刮。胸腹部一般不用或少用刮痧法或改用撮痧、挑痧法治之。

8. 刮治时，应刮部位皮肤要保持一定的滑度，要边刮边蘸介质。切忌干刮。在操作过程中，手法要准确、适中，切忌过重，以免增加不必要的痛苦。颈部、腋下、腰际等处均有浅表淋巴结散布，刮治手法宜轻柔松散，切不可强力牵拉。如不慎损伤皮肤(刮破皮肤)，即停止刮治，并及时常规消毒或包扎，以防感染。同时要随时注意患者的病情及神态变化，在操作过程中，最好随时询问患者有无疼痛等感觉情况，可根据患者的反应来调节操作手法。如果患者不能忍受而又有显著疼痛感觉时，可将手法放轻些，而适当增加刮拭次数，同样能达到治疗的目的。

9. 如病情较重，已经出现小腿筋膜挛痛时，除加刮双膝弯之外，还可用高粱酒或度数较高的米酒，用药棉蘸酒趁热擦小腿部，或用温水一盆来浸泡双脚，以减轻患者疼痛。

10. 要求用力均匀，不要忽轻忽重。患者感到疼痛而不能忍受时，应改轻刮，皮肤出现痧痕即可，婴幼儿皮肤娇嫩，即使用间接刮法，用力也要轻柔，不可妄用猛劲。老年人刮拭用力也宜轻柔、均匀。

11. 在刮痧操作过程中，若遇有晕倒者(表现为面色发白，冷汗不止，很难摸到脉搏，或吐泻不止，脉象沉细等)，应立即停止操作，将其平卧，休息片刻，并饮热糖水，一般会很快好转。若不奏效，可刮百会、内关、涌泉等穴位以急救，或改用其他医疗方法进行救治，或转请医院处理。此种现象一般不会发生，多因情绪紧张所致。

12. 不可一味追求出痧而用重手法或延长刮治时间。出痧多少受多方面因素影响。一般情况下，血瘀证出痧多；实证、热证出痧多；虚证、寒证出痧少；服药过多者，特别服用激素类药物不易出痧;肥胖者与肌肉丰满的人不易出痧;阴经较阳经不易出痧;室温低时不易出痧。

13. 挑治痔疮、肛门和会阴部疾病时,挑治部位越靠近脊椎正中线和腰骶部效果越好。痔疮炎症期挑治较无炎症者效果为优,如挑治时有肛门发热及缩肛感,则疗效最好。凡挑痧局部不用麻醉药。凡孕妇和严重心脏病和身体过度虚弱的患者,忌用挑痧法。

14. 刮痧后1～3小时内不能用冷水洗脸及手足。同时刮痧后患者需适当休息片刻,可适当饮用温开水或姜汤或清凉茶,以帮助新陈代谢,不能急躁和动怒及忧思沉郁,并禁食生冷、酸辣、油腻或难消化之食物。有汗者,应及时擦汗,切忌当风受凉。当天不可做重体力劳动。

15. 施用刮痧疗法,应根据病情积极配合其他疗法,如针灸、按摩、指针、拔罐、药物等,以增强疗效。

16. 刮痧用于保健强身,手法宜轻,用力均匀适中,以30次为宜,但刮拭部位不宜出现“痧痕”。冬天也可在衣裤上刮治,皆能达到舒筋活血,驱病健身,延年长寿的目的。

下篇　各　论

一、内科疾病

·感　冒·

感冒是以外感风邪为主的四时不正之气(六淫)或挟时疫之气所引起的一种外感发热性疾病,即现代医学的上呼吸道感染性疾病。临床以发热(体温一般不超过 39℃)、恶寒(或恶风)、头痛、全身酸痛、乏力、鼻塞流涕、打喷嚏、咳嗽、脉浮为主要特征。一年四季皆可发病,尤以冬春寒冷季节为多见,是临床常见病、多发病。又因患者感受的病邪轻重不同和体质差异,所以又有伤风感冒、风寒感冒、风热感冒和流行性感冒之分。

【病因】　六淫外袭,以风为主,“风为百病之长”,风邪侵袭,每多兼挟,尤以兼挟寒、热之邪为多,或挟时疫之气。“邪之所凑,其气必虚”。每遇气候变化,寒热失常时尤易罹患。

【症状】　临床以头痛、鼻塞、流涕、恶风的为伤风感冒;以恶寒发热、无汗、头痛、身痛、鼻塞声重,或咳嗽、痰稀白或脉浮紧的为风寒感冒;以发热或恶风寒、头痛目胀,或咽喉肿痛、口干欲饮、自汗出或咳嗽、痰稠黄、苔薄黄、脉浮数的为风热感冒;若挟时疫之邪且有传染性的为流行性感冒。伤风为轻,风寒、风热为重,流感尤重。

【疗法】

配穴方一　脊柱两侧、肩上区、颈椎$_{6、7}$和胸椎$_{1\sim4}$及其两侧、肩胛区、枕区、前额区、鼻区、颞区、前肋间区和肘弯区。

治法:用刮痧法。先在脊柱(自颈椎至胸椎)中线及两侧旁开0.5寸的肩上区作常规刮治,自上到下,先中后外(肩上从内到外),刮至皮肤微红为度。再重点刮颈椎$_{6、7}$,胸椎$_{1\sim4}$及其两侧,自上到下,先刮正中线再刮两侧旁开0.5寸、脊椎旁开1.5寸、脊椎旁开3寸,然后刮肩胛部。寒证不用泻法,热证用泻法。均刮至皮肤出现痧痕为度。然后局部轻刮额区(横刮)、鼻区(直刮)、颞区(弧形刮),重刮枕区(由上到下或由内到外)、前肋区(由内向外斜刮)、肘弯区(自上到下),均刮至皮肤出现痧痕为度。前额区、鼻区、颞区也可用间接刮法,或点揉太阳、头维、印堂、额中、迎香穴,每穴3～5分钟。病情严重者,刮后再在大椎、肺俞(双)点刺放血,再加少商穴刺血。

主治:各型感冒。

附记:使用多年,效果颇佳,一般1次,最多2次即愈或显效。

配穴方二 分2组:一为大椎、大杼、膏肓俞、神堂;二为风池、合谷、百会、曲池、列缺。鼻塞不通者配迎香;头痛配太阳;咽痛、高热配尺泽。

治法:用刮痧法。先刮大椎、大杼、膏肓俞、神堂;再刮风池、合谷、百会、曲池、列缺,均刮至皮肤出现痧痕为止。兼证加刮配穴,至现痧痕为止。均用泻法。

主治:感冒(风寒、风热型)。

附记:屡用效佳,多为1次即愈。刮后应饮热开水,以促汗解。

配穴方三 胸部两侧横线条、颈部两侧各1行、背部两侧各2行、肘窝各3行、腘窝正中1行、两侧各2行。

治法:用刮痧法。胸部由里向外,颈部、背部由上向下,肘窝、腘窝均由上向下刮拭,手法由轻到重。用泻法,刮至出现瘀点瘀斑为度。

主治:普通感冒及流行性感冒。

附记:笔者用本法治疗普通感冒50例、流行性感冒10例,均获痊愈。

·头　痛·

头痛又称“头风”“脑风”“骨风”等。暂则为头痛，久则为头风。临床所见又因头痛多伴兼症。凡以头痛为主症的，谓之病，后见病症之中的，谓之症。本病一年四季皆可发生，若为慢性头痛，多病程缠绵，日久不愈。

【病因】 引起头痛之因甚多。无论外因（六淫）、内因（七情失调）或阴阳气血有偏盛或偏虚，皆可罹患。盖火性炎上，巅顶之上，惟风可到。所以诸因之中，重在风邪与火气。外因风邪侵袭每多兼挟，内风由肝风所起。又因病邪所犯部位不同，故又有前额头痛、后枕头痛、巅顶头痛、满头痛、偏头痛和三叉神经痛之分。这里仅讨论前 4 种头痛。一般而言，急性头痛多因外感，慢性头痛多由内伤，但两者又每多相互转化。

【症状】 头痛。若头痛暴起，痛无休止，痛剧而伴有表证者，多属外感头痛；痛位不定，日久不愈，多属气滞血瘀；乍痛乍止，或定时而作，多属气滞，或气虚、血虚；隐痛、刺痛、胀痛或晕、痛、胀并见，多属虚证，或虚中挟实之证，或痛无休止，愈而复作，又伴见里证者，均多属内伤头痛。

【疗法】

配穴方一 脊柱两侧、肩上区、重点刺激颈$_{1\sim7}$及其两侧和异常反应点（痧象）；前额头痛配前额区；后头痛配枕区；巅顶头痛配头顶区；满头痛除上述配区外，加配颞区、胸$_{1\sim3}$及其两侧和肩胛部、肘弯区。

治法：用刮痧法。一般用硬质刮具，颜面部用柔软刮具。按规定顺序，先刮脊柱两侧 3 行，肩上区 1～3 行，均刮至潮红为度，再重点刮颈椎（或加胸椎$_{1\sim3}$）及其两侧 5 行和异常反应点部位，再依症加刮配区。用泻法（虚证用平补平泻法），均刮至皮肤出现痧痕为止。隔 3～7 天刮 1 次，至愈为止。其间，也可用指针按压阿是穴、合谷穴。

主治:头痛。

附记:多年使用,效果甚佳,多1次见效,最多3~7次即愈。

配穴方二 大椎、大杼、膏肓俞、神堂;百会、风池、太阳、合谷、列缺、气海、涌泉、足三里。

治法:用刮痧法。先用泻法刮大椎、大杼、膏肓俞、神堂至出现紫红色瘀点(痧痕);再配合刮百会、风池、太阳、合谷、气海、涌泉和足三里。配穴可每日刮1次,3~7天后可再刮主穴,至愈为度。

主治:头痛。

附记:屡用效佳。一般1次见效,对慢性者,10次即可获愈。

配穴方三 脊柱两侧及太阳、头维、额中、百会、阿是穴。

治法:用刮痧法,配以点揉法。先刮脊椎两侧(从颈椎至腰椎$_2$),宜轻刮,共刮3行(正中线和脊柱旁开0.5寸),以皮肤出现微红为度,再重点刮颈椎及相应内脏腧穴段两侧,按上3行再旁开1.5寸,自上至下反复刮至出现痧痕为度。再点揉双侧太阳、头维、额中和百会、阿是穴,每穴3~5分钟,力度由轻至重,以有得气感为度。每日1次,至愈为度。施术后再用头痛贴外敷太阳(头痛取双侧,偏头痛取患侧)和阿是穴。

主治:各种头痛。

附记:一般急性头痛1~3次,慢性头痛7~10次,即可见效或痊愈。头痛贴方由青黛、黄连、决明子、黄芩、细辛、延胡索、白芷、红花、当归、浙贝母各等份组成。上药除青黛、黄连外,将麻油烧至微黄,并研磨成细末,然后与黄连粉、青黛粉和匀备用。临用时,每取药末适量,以煎药油调成稠糊做成药饼,分别贴于太阳穴和阿是穴。每日换药1次。风寒头痛亦可用生姜切片,煨热后,分贴于两侧额中和太阳穴,以手帕束之。效果亦佳。

·偏 头 痛·

偏头痛又称偏头风。现代医学称之为血管神经性头痛。本病临床所见颇多，多为慢性，且病程缠绵，时作时止，日久不愈，颇难根治。

【病因】《临证指南医案》云："偏者，主少阳，而风浊火邪为多。"病发头侧，位在少阳，肝胆互为表里，故发病与肝胆尤为关切。"肝为百病之源，五脏之贼"，故凡肝气、肝火、肝风、肝阳（阳亢）之邪皆可循经上达而致偏头痛。又高顶之上，惟风可到，故每多兼夹风邪而致。但风有内外，治当详察。

【症状】偏头痛多痛在单侧或双侧。时痛时止，迁延不愈，或剧痛时日，痛苦异常，而渐缓解。发作前多有嗜睡、精神不振、视物模糊、畏光或肢体感觉异常等先兆症状。

【疗法】

配穴方一　风池、翳风、头维、率谷、太阳、合谷、列缺、阳陵泉、丰隆、血海、足三里、足临泣。

治法：用刮痧法配以点揉法。先刮风池，点揉翳风、头维、率谷、太阳，每穴3～5分钟，再刮合谷、列缺，然后刮阳陵泉、丰隆、血海、足三里、足临泣，按同一方向刮至皮肤出现痧痕为度。

主治：偏头痛。

附记：屡用效佳。若在发作前施术比在发作中疗效好。部分女性患者偏头痛发作与月经周期有关，应在经前治疗。同时，睡眠充足者避免情绪紧张是减少发作的有效预防措施。

配穴方二　脊柱两侧、重点刺激异常部位、胸椎$_{8\sim10}$及其两侧。一侧肩上区、膝弯区、小腿外侧区、足背区和太阳、头维、合谷。

治法：用刮痧法配手指揉压法。先刮脊柱两侧（自颈椎至胸椎$_{10}$）自上而下刮3行（正中线及旁开0.5寸），刮至皮肤微红为度，再刮一侧肩上区，从内到外，至痧痕出现，再用泻法重点刮一侧（先刮患侧，再刮健侧，交替使用），胸椎$_{8\sim10}$及其两侧（正中线督脉、脊柱0.5寸及脊柱旁1.5寸）5行和异常反应部位，再刮一侧膝弯区、小腿外侧区、足背区，由轻到重，以出现痧痕为度。然后用手指揉压太阳、头维、合谷穴，每穴3～5分钟，以得气感为度。每日或隔日1次，至愈为度。

主治：偏头痛。

附记：临床屡用，效果甚佳。若病程较长的顽固性偏头痛，可配合自拟二白散外敷，效果尤佳。方用白附子、白芷、细辛、干地龙、僵蚕、浙贝母各等份共研细末。每取药末适量，用白酒调成稠糊状或做成药饼，分别敷于太阳穴或痛处。每日换药1次。单用亦可。

配穴方三 翳风、头维、太阳、合谷、列缺、阳陵泉、足三里、血海。

治法：用刮痧法。先点揉翳风、头维、太阳，然后刮上肢前臂的合谷、列缺，再刮下肢阳陵泉至足三里，最后刮血海穴。用补泻兼施法，刮至出现痧点痧斑为度。每日或隔日1次。

主治：偏头痛。

附记：屡用效佳。

·三叉神经痛·

中医称三叉神经痛为“面痛”“偏头痛”，是三叉神经分支范围内反复出现的阵发性、短暂、闪电样、刀割样疼痛，无感觉缺失等神经功能障碍的一种病症。多发于40岁以上，尤以女性为多。

【病因】 原因不明。中医认为，病因多由风寒、风热阻络或肝火上逆、气虚瘀阻等因素所致。

【症状】 三叉神经痛仅限于三叉神经感觉分布区内，不扩散至后头部。一般分为发作期与缓解期。发作期起病急骤，疼痛为阵发性，痛如刀割、锥刺、电击样阵痛，其来去突然，持续时间仅数秒至数分钟。频率自1天数次至1分钟多次，多于深夜发作。患者可在熟睡中痛醒。疼痛可因触及面部某一点（如谈笑、刷牙、洗脸时）而诱发，该处称为扳机点。通常多发生于三叉神经的第2支与第3支，单发于第1支者较少见。疼痛多于上下唇、鼻翼、眼眶等处，向外放射。在发作数周或数月后常可自行缓解数月至数年，即为缓解期。病程越长，发作愈剧烈，缓解期愈缩短。

【疗法】

配穴方一　按支痛取穴。三叉神经第1支痛取阳白、攒竹、太阳、颊车、列缺；三叉神经第2支痛取四白、巨髎、合谷；三叉神经第3支痛取下关、颊车、大迎、承浆、合谷、侠溪穴。

治法：用刮痧、点揉法。均用补法。第1支痛刮阳白，点揉攒竹、太阳、颊车、列缺；第2支痛点揉四白、巨髎，刮或点揉合谷；第3支痛点揉下关、颊车、大迎、承浆，刮或点揉合谷、侠溪。凡刮的穴位宜轻刮，以微红为止，点揉每穴2～3分钟，力度适中，以有得气感即可。

主治：三叉神经痛。

附记：坚持治疗，避免刺激诱发因素，多收良效。

配穴方二　肘弯区、前臂的后外侧区、足背区。第1支痛配攒竹、丝竹空、阳白；第2支痛配迎香、四白、禾髎、角孙；第3支痛配下关、大迎、颊车、翳风。

治法：用刮痧、放痧法。先刮上三区部位，用平泻法，力度适中，刮至出现痧痕为止。配穴用三棱针点刺，每穴出血少许。未愈者，隔2～3日再行施术。

主治：三叉神经痛。坚持治疗，效果始佳。

配穴方三　分2组，一为肩俞、大椎、支沟、合谷、足临泣；二为太阳、下关、颊车、阳白、四白、巨髎、地仓(均取患侧)。

治法：第1组穴用刮痧法，用中泻法，依次刮治各穴位，以出现痧痕为止；第2组穴用放痧法，用三棱针点刺各穴，以出血少许为度，或用点揉法依次点揉各穴，每穴2～3分钟，以有得气感为度。一般多1次见效，若未愈，可继用第2组穴，每日点揉1次。

主治：三叉神经痛。屡用均有较好的疗效。

·支气管炎·

支气管炎有急性、慢性之分，它们均是由病毒或细菌感染，或因物理、化学及过敏性因素等引起的炎症性疾病,中医属“咳嗽”范畴。无论男女老幼,一年四季均有发生,是临床常见病、多发病。

【病因】 病有久暂,因有内外。外因以六淫外袭所致,临床所见以风寒、风热为多,内因多因肝火、脾虚、痰湿等所致。无论何因皆与肺有关。古谓“咳症虽多,无非肺病。”“五脏六腑皆令人咳,非独肺也,又不离乎肺。”外因所致而中于肺者,多属外感咳嗽,多为急性;内因而累于肺者,多属内伤咳嗽,多为慢性或由急性咳嗽迁延失治所致。

【症状】 临床均以咳嗽为主要症状。兼表证者多为外感;无表证者,多为内伤;痰多清稀为风寒或肺寒;痰多稠黏色黄为风热或肺热;干咳无痰为阴虚。无论何种咳嗽多互相转化,急性失治迁延可转化成慢性;慢性复感诱因(外因)所致,又可急性发作。一般发病急骤病程短暂者,多为急性支气管炎;1 年持续咳嗽在 3 个月以上,或发病缓慢,病程较长,且反复发作者,多为慢性支气管炎。有的转为慢性支气管喘息。

【疗法】

配穴方一 脊柱两侧(从颈椎$_7$ 至骶椎$_4$)、肩上区、胸锁骨上下区、胸骨柄区、肘弯区、并重点在颈椎$_7$ 至胸椎$_{1\sim3}$ 或胸椎$_8$ 至腰椎$_2$ 及其两侧和异常反应点。

治法:用刮痧法。先刮脊柱两侧(从颈椎$_7$ 至骶椎$_4$)正中线(督脉,脊柱旁开 0.5 寸),共 3 行,自上到下,刮至皮肤微红为度,然后刮肩上区,从内到外,刮至皮肤微红为止,再重点刮治。急性咳嗽在颈椎$_7$ 至胸椎$_{1\sim3}$ 及其两侧和异常反应部位;慢性咳嗽在胸椎$_8$ 至腰椎$_2$ 及其两侧和异常反应部位。在上述 3 行脊柱旁 1.5 寸,共 5 行,自上到下,自内到外,从左到右,均刮至皮肤出现痧痕为止。急性用泻法,慢性用平泻平补法,由轻到重进行操作,急性重刮,慢性适中。最后刮胸骨柄区、胸锁骨上下区、肘弯区,以出现痧痕为止。

主治:急、慢性支气管炎。

附记:多年使用,效果甚佳,一般急性1次见效,最多5次即愈或显效;慢性1~3次见效,最多10次,均有较好的疗效。治疗期间忌食辛辣油炸、油腻等刺激性食物,宜清淡,避风寒。

配穴方二 分2组:一为大椎、风门、肺俞、身柱、膻中、中府。配穴:肺俞、太冲。二为大椎、风门、肺俞、身柱、膻中、中府、肾俞。

治法:用刮痧法。第1组先刮颈部的大椎,再刮背部的风门、肺俞、身柱,然后刮胸部的中府、膻中,最后刮足背部的太冲。再点刺肺俞,太冲穴放血少许,用泻法,以刮至出现痧斑为度。每日1次。

第2组可先刮颈部大椎,再刮背部的风门、肺俞、身柱、肾俞,最后刮胸部的中府、膻中穴,用补法或平补平泻法。隔日1次。

主治:支气管炎(咳嗽)。第1组适用于急性咳嗽,第2组适用于慢性咳嗽。临床应用,多获良效。

配穴方三 大椎、喘息(双)、定喘(双)、肺俞(双)、天突。胸闷配内关;痰多配丰隆;脾虚配脾俞、中脘、足三里;阴虚配三阴交;肾虚配肾俞、命门、气海。

治法:用刮痧法。先刮大椎、喘息(双),再刮定喘、肺俞(双),刮治线可适当延长,手法力度适中,然后刮天突和配穴,手法力度视病情而定,均以出现痧痕为止。每日或隔日1次,10次为1个疗程。

主治:支气管喘息。

附记:多年使用,坚持治疗,确有较好的疗效。避免过劳,背胸部保暖,饮食清淡,戒烟酒,忌刺激性食品,有利于巩固疗效。若配合外敷,效果尤佳。临床常用自拟方药如下:①三子甘遂散:白芥子、葶苈子、莱菔子、甘遂、白芷、半夏各15克,共研细末,以姜汁调成糊状,分别外敷两侧心俞、肺俞、膈俞穴上。每日或隔日换药1次。适用于慢性喘息型支气管炎、慢性气管炎。②喘息膏:生蓖麻子仁350克,闹羊花75克,白芥子150克,细辛、半夏、胆南星各70克,甘遂、五味子、生明矾各60克,冰片30克。先将后9味烘干(除后2味外),再共研细末,再将蓖麻子仁捣烂,与上述药末混合捣成泥膏状,储瓶备用。每取适量,做成药饼,烘热,趁热敷于肚脐上或加敷大椎、肺俞穴,适用于虚寒性慢性支气管炎、支气管喘息。上2方单用亦效。

·支气管哮喘·

支气管哮喘,早在《内经》中就有"吼病""喘急""呷咳"等描述,至金元时期才以"哮喘"命名,是临床常见病、多发病。无论成年人与小儿,一年四季均可发病,尤以寒冬季节及气候急剧变化时,发病或诱发者较多。

【病因】 多因身体素虚或因肺有伏痰,一遇外感风寒、精神刺激、抑郁或环境骤变及吸入粉尘、煤烟及饮食不节、过食生冷等因素皆可触动肺内伏痰而诱发本病。当发作时,痰随气动,气因痰阻,相互搏击,阻遏气道,肺气上逆而致哮喘发作。

【症状】 突然发作,发作前常先有喷嚏、咽喉发痒、胸闷等先兆症状。发作时呼吸急促,胸闷气粗,喉间有哮鸣声,喘息不能平卧,甚到张口抬肩,多呈阵发性发作,或伴有烦躁、神萎、面色苍白、青紫、出汗,甚则神志不清等症状。每次发作可达数小时,甚至数日才能缓解。临床一般分为急性(发作期)和慢性(缓解或迁延期)两类。前者病变在肺,证分寒热;后者累及脾、肾,三脏皆虚。

【疗法】

配穴方一 肺俞、膻中、气海。寒饮伏肺型配风门、尺泽、太渊;痰热遏肺型配大椎、合谷、孔最、丰隆、少商、内庭;脾肺气虚型配心俞、肾俞、关元、内关、神阙。

治法:用刮痧法。先刮主穴至出现痧痕为止,每日1次。再随证加刮配穴。寒饮伏肺型的手法力度较重,操作范围较广泛;痰热遏肺型加刮前4穴,并以三棱针点刺大椎和后两穴(少商、内庭),各放血少许,手法力度宜重,操作范围宜广;脾肺气虚型的手法力度宜轻,操作范围较局限。

主治：哮喘。

附记：本病是一种顽固性疾病，病程长，易复发，难以快愈，但若及时治疗，治法得当，控制其发作，尚可得到根治。饮食宜清淡，保暖避寒，戒烟忌酒，勤锻炼，节性欲，常可收到事半功倍之效。

配穴方二　分2组：一为大椎、定喘、肺俞、天突、膻中、中府及前胸、尺泽、曲池及上肢内侧、列缺；二为定喘、风门、肺俞、脾俞、肾俞、志室及腰部、太渊及前臂内侧、足三里。

治法：用刮痧法。

第1组先刮颈部大椎，再刮背部的定喘、肺俞，然后刮天突、中府、膻中及前胸，再刮上肢内侧，重刮尺泽、曲池，最后重刮列缺。用泻法，以刮至出现痧斑为度。每日1次。

第2组先刮背部的定喘、风门、肺俞、脾俞、肾俞、志室及腰部，再刮前臂内侧，重刮太渊，最后刮下肢足三里穴。用补法或平补平泻法，以微现痧即可。隔日1次。

主治：支气管哮喘（第1组主发作期，第2组主缓解期）。

附记：屡用有效，久治效佳。禁忌同上。

配穴方三　脊柱两侧及肩上区、颈椎$_{4\sim7}$与胸椎$_{1\sim5}$及其两侧或胸椎$_{11、12}$与腰椎$_{1\sim5}$及其两侧或夹脊、前肋间区、胸骨柄区、上腹区、肘弯区或肘下内侧区。

治法：用刮痧法，先在脊柱两侧，轻刮3行，肩上区轻刮1行，发作期在颈椎$_{4\sim7}$与胸椎$_{1\sim5}$及其两侧重刮5～7行，慢性缓解期在胸椎$_{11、12}$与腰椎$_{1\sim5}$及其两侧，轻（中）刮5～7行，再视病情加刮胸骨柄区、前肋间区和上腹区（缓解期加刮）及肘弯、肘下内侧区，均以出现痧痕为止（程度视情而定）。每日或隔日1次，5～10次为1个疗程。

主治：支气管哮喘。

附记：坚持治疗确有较好的疗效。禁忌同上。若配用药物外治，效果尤佳。

·肺 气 肿·

肺气肿,古谓肺胀。多见于呼吸系统疾病之晚期。老年患者为多。

【病因】《中国针灸学》云:本病“常因支气管炎、喘息、咳嗽、百日咳、歌唱过度,使肺部之弹性减退,肺泡内之空气充满,出纳迟缓,肺泡愈形膨大是造成肺气肿之原因。”临床所见尤以慢性支气管炎、支气管喘息转化而成者居多。

【症状】 呼吸困难,稍稍活动更感呼吸促迫,胸部、肋间、心窝、锁骨上下皆平坦无凹陷之形,有如酒樽,为本病之特征。全身皮肤苍白,频频咳嗽,咳出黏稠之泡沫痰。病到晚期有充血性心力衰竭症状等。

【疗法】

配穴方一 脊柱两侧、颈前区、前后肋间区、胸骨柄区、肩胛区。胸椎$_{1\sim5}$及其两侧。

治法:用刮痧法。先自上到下刮脊柱两侧,轻刮3行,再重点刮胸椎$_{1\sim5}$及其两侧(脊中督脉、脊中旁开0.5寸、脊中旁开1.5寸、脊中旁开3寸),力度稍重适中,刮7行。然后轻刮肩胛区,以夹、扯法在颈前区撮痧,再刮胸骨柄区、前后肋间区,由内向外斜刮,均用补法,以有痧痕为止。每日1次,10次为1个疗程。

主治:肺气肿。

附记:坚持治疗,均有一定疗效。

配穴方二 定喘、肺俞、魄户、膏肓、神堂、肾俞、志室、脾俞、足三里、三阴交。

治法:用刮痧法。上穴均取两侧,待症状缓解后,每取3或4穴,交替使用。用补法,症重用平泻法。先刮定喘、肺俞,再刮魄户、膏肓、神堂、脾俞、肾俞、志室,然后刮足三里、三阴交。均以有痧痕为止。刮后再在各穴上以小艾炷各灸4或5壮,或再在定喘、肺俞、膏肓穴上拔火罐10分钟。每日1次,10次为1个疗程。

主治：肺气肿。

附记：多年使用，依法配合坚持治疗，确有一定疗效。若配用药物内治，则效果更好。

配穴方三　大椎、肺俞、定喘、肾俞、脾俞、膻中、足三里。

治法：用刮痧法。先刮背部的大椎、定喘、肺俞、脾俞、肾俞，再刮胸部膻中，然后刮下肢部的足三里。用补法或平补平泻法，以出现痧痕为度。缓解期加灸肾俞、足三里各5～7壮。每日或3日1次。

主治：肺气肿。

附记：临证治疗，应以药物治疗为主，本法为辅，配合应用，可提高疗效。

·肺　结　核·

肺结核，中医称"肺痨"或"劳瘵"。是一种由结核杆菌引起的慢性传染病。《严氏济生方》云："夫劳瘵一证，为人之大患，凡受此病者，传染不一，积年染疰，甚至灭门，可胜叹哉。"

【病因】　此由结核杆菌传染所致。多因体质虚弱，正气不足，饮食不洁，或长期接触矽尘，或与肺结核患者共碗筷吃饭，或吃患者剩物，或经常接触等，致使结核杆菌感染而致病。发病缓慢。

【症状】　初起一般症状较轻，咳嗽不甚，仅神疲乏力，食欲不振，继则咳嗽加重，午后潮热，两颧发赤，唇红口干，咯血，盗汗，失眠，身体消瘦。男子多伴梦遗，女子多伴经闭。或伴胸痛、呼吸困难等局部症状。听诊可见呼吸音减弱，偶尔可听到啰音。一般分浸润型和空洞型。前者多见于初期，后者多见于晚期。临床所见：早期多气阴不足，后期多阴虚火旺。

【疗法】

配穴方一　脊柱两侧、肩上区、颈椎$_{6、7}$与胸椎$_{1\sim5}$及其两侧和异常反应点、胸骨柄区、胸锁骨上下区、前肋间区、肩胛区、肘弯区和结核穴（大椎穴旁开3.5寸）。

治法：用刮痧法。先在脊柱两侧，自上到下，轻刮3行，肩上区从内到外轻刮一行，再重点刮颈椎$_{6、7}$与胸椎$_{1\sim5}$及其两侧（脊中、脊中旁开0.5寸、脊中旁开1.5寸、脊中旁开3寸），轻（中）刮7行和异常反应点，均以有痧痕为度，然后在肩胛区、胸骨柄区、胸锁骨上下区、肘弯区作局部刮治。均用补法或平泻法。每日或隔日1次，10次为1个疗程。

主治：肺结核。

附记：本病初起或阴虚火旺，用平补平泻法，余用补法。病为慢性，贵在坚持。一般治疗2～3个月以上，多获良效。若配合灭核灵或肺痨散外治，效果更佳。2方均见《百病中医熏洗熨擦疗法》。

配穴方二 颈椎$_{1\sim7}$与胸椎$_{1\sim5}$和胸椎$_{10\sim12}$及其两侧。胸骨柄区、上腹区、膝弯区及小腿内外侧区。

治法：用刮痧法。先在颈椎中线，再刮两旁（旁开0.5寸、1～1.5寸）轻刮3行，再刮胸椎两段线，轻刮7行，然后刮胸骨柄区、上腹区，最后刮膝弯区、小腿内外侧区。均以轻刮，以有痧痕为度。每日1次。

主治：肺结核。

附记：此法仅为辅助治疗，应以内治为主，并加强营养，忌食辛辣、烟、酒。综合调治有利于康复。应注意隔离，以防传染。

配穴方三 分4组：一为太渊及前臂、肺俞至膏肓、中府及前胸、足三里、三阴交、太溪；二为太渊及前臂、肺俞、中府及前胸、鱼际、孔最至阴郄、太溪；三为太渊及前臂、肺俞至膏肓、三阴交、足三里、膻中；四为太渊及前臂、肺俞至膏肓至肾俞、关元至气海、太溪、足三里。

治法：用刮痧法。

第1组先刮背部的肺俞到膏肓，再刮前胸中府及前胸，然后刮前臂，重在太渊，最后刮下肢部的三阴交、足三里、太溪。用补法，刮至微现痧痕为止。隔日1次。

第 2 组先刮背部的肺俞，再刮前胸中府，然后刮孔最至阴郄和整个鱼际，最后刮太溪。用补法，刮至微现痧痕为止。隔日 1 次。

第 3 组先刮背部肺俞至膏肓，再刮膻中，然后刮前臂重点刮太渊穴，最后刮下肢部的三阴交和足三里穴。用补法，刮至微现痧痕为止。隔日 1 次。

第 4 组先刮背部的肺俞至膏肓至肾俞，再刮腹部的关元至气海，然后刮前臂及太渊，重在太渊，最后刮足三里、太溪。用补法刮至微现痧痕为止。隔日 1 次。

主治：肺结核（肺痨）（第 1 组主治肺阴亏虚型，第 2 组主治阴虚火旺型，第 3 组主治气阴耗伤型，第 4 组主治阴阳两虚型）。

附记：屡用效佳。若配合药物内治，可提高治疗效果。

·肺　炎·

肺炎，属中医“咳嗽”“肺闭”“肺风痰喘”“马脾风”“风温”“冬温”等病症范畴，是临床常见病、多发病。根据临床表现，一般分为大叶性肺炎和支气管肺炎两类。大叶性肺炎多见于青壮年；支气管肺炎则以婴幼儿和年老体弱者为多。本病一年四季均可发病，尤以冬春寒冷季节及气候骤变时发病居多。

【病因】　现代医学认为，肺炎为肺炎双球杆菌引起。中医认为，多因卫气不固，风热犯肺，内蕴痰浊，肺失宣降，痰热郁阻所致或由感冒转化而致。

【症状】　大叶性肺炎以高热、寒战、咳嗽、胸痛，咳出铁锈色痰为主要症状。支气管肺炎初起似感冒症状，继则发热、咳嗽、气急、鼻翼扇动、口唇和指甲发紫，甚则抽搐、昏迷。较大儿童可出现寒战、胸痛、痰中带血等症状。

【疗法】

配穴方一　脊柱两侧、肩上区、肩胛区、胸骨柄区、胸锁骨上下区、前肋间区、肘弯区、重点刺激颈椎$_6$至胸椎$_5$及其两侧和异常反应区。

治法:用刮痧法。先将脊柱两侧刮 3 行,肩上区刮 1 行,均以中等力度刮拭,以出现轻中度痧痕为止,再重刮颈椎$_6$至胸椎$_5$及其两侧,共刮 5～7 行和异常反应区,再刮肩胛区、胸骨柄区、胸锁骨上下区、前肋间区,最后刮肘弯区,均用泻法重刮,以出现痧痕为度。每日 1 次。治疗部位在 2 次时可间取或改其他部位。

主治:各型肺炎。

附记:临床屡用,确有良效,若配合药物外治,奏效尤捷。具体方药可详见《穴位贴敷治百病》。

配穴方二 大椎、肺俞、身柱、大杼、心俞、膻中、曲池、尺泽。配穴:少商、中冲或十宣。

治法:用刮痧法,依次先刮背部穴位,再刮前胸部穴位,然后刮上肢穴位。用泻法,以皮肤出现痧痕为止,操作范围宜较广。最后以三棱针点刺少商、中冲穴,各放血 1 或 2 滴,或点刺十宣(出血)。

主治:各型肺炎。

附记:临床屡用,确有良效。同时应配合中西药物内治为宜。

配穴方三 大椎、风池、肺俞、曲池、丰隆。配穴:少商、委中。

治法:用刮痧法和刺血(放痧)法。先刮背部的大椎、风池、肺俞,再刮上肢部的曲池,然后刮下肢的丰隆穴。同时用三棱针点刺少商、委中穴放血少许。用泻法刮至出现痧斑为度。每日或隔日 1 次。

主治:肺炎。多年使用,效果甚佳。

·支气管扩张·

支气管扩张是一种感染性疾病,多属中医学“咳嗽”“喘”“痰饮”“咯血”等病范畴。本病一年四季均可发病,且以成年人为多见。

【病因】 肺为娇脏,不耐邪侵。今肺被邪热熏灼,肉腐血败,瘀与邪结,阻遏肺络,以致气失宣畅,出入升降失调所致,或由慢性支气管炎转化而致。

【症状】　咳嗽，咳痰，反复咯血，发热汗出，胸闷气促或疼痛，发绀，食欲减退，消瘦，软弱无力，或有化脓性的病变而吐大量脓性痰，腥臭难闻。

【疗法】

配穴方一　肺俞、膏肓、天突、膻中、中脘、尺泽、曲池、列缺。

治法：用刮痧法。先刮背部的肺俞、膏肓，再刮胸部的天突、膻中及腹部的中脘，然后刮上肢部的尺泽、曲池、列缺。刮至出现痧点痧斑为度。依据患者体质、病情选用补泻手法。每日或隔数日1次。

主治：支气管扩张。屡用有效。

配穴方二　肺俞、大椎、肾俞、孔最、鱼际、天突、膻中、曲池。

治法：用刮痧法。先刮背部的大椎、肺俞、肾俞，再刮胸部的天突、膻中，然后刮上肢部的曲池、孔最、鱼际。刮至出现痧痕为度。依据患者体质、病情选用补泻手法。每日或隔日1次。

主治：支气管扩张咯血。

附记：多年使用，多获良效。若病情重者应以药物内治为主，再辅以本法外治，可提高疗效。方药用自拟凉血散(大蓟、小蓟各15克，白茅根30克，生大黄、生地榆各9克。共研细末、备用)，每取3～5克撒于脐中，外盖敷料，每日换药1次。用于咯血、吐血等症。若加用本散内服，每次服3～5克，用温开水冲服，每日服3次，奏效尤捷。

·中　　暑·

中暑，俗称“发痧”，是发生在夏季的一种急性病症，若不急治，或治不得法，其死甚速。根据临床表现，一般又分“伤暑”“暑风”或“暑厥”等。

【病因】　多因长期处在高温环境或烈日下(夏秋季节)作业，温热秽浊毒气侵入人体，使气血滞塞而发病。轻者为“伤暑”，重者为“暑风”或“暑厥”。

【症状】 猝然头昏、头痛，心中烦乱，无汗，眼发黑，恶心，倦怠，四肢发冷，指甲与口唇乌青，甚则口噤不能言，神昏，转筋抽搐，或壮热，烦躁，或汗出气短、四肢厥冷、神志不清、血压下降或腹痛剧烈、欲吐不出。

【疗法】

配穴方一 脊柱两侧的颈椎$_7$至胸椎$_{1\sim7}$及其两侧、肘弯区、手掌面区、膝弯区、足底区。头痛配百会；胸闷配内关；神昏配人中；腹痛配神阙或天枢。

治法：用刮痧法先刮脊柱两侧，轻刮3行，重刮颈椎$_{1\sim7}$至胸椎$_7$及其两侧3行，以出现痧痕为度，再刮肘弯、掌心、膝弯、足心区。然后随症加刮配穴，其中百会以点揉法，3～5分钟，人中以指掐法，神阙拔火罐5～10分钟。

主治：中暑。

附记：屡用效佳，多1次即解。若先开三关（撮筋）、推前额（从印堂推至太阳），再依上法施术，奏效尤捷。

配穴方二 大椎、大杼、膏肓俞、神堂。配穴：曲池、内关、人中、委中、曲泽、阳陵泉。

治法：用刮痧法先刮主穴，用泻法，以出现痧痕为止，再刮配穴（可随症选用）。1次即效，或继用补法再刮配穴，以巩固疗效。

主治：中暑。屡用效佳。

配穴方三 风府、哑门、背部足太阳膀胱经、大椎、合谷、内关。

治法：用刮痧、放痧法。先刮背部的风府、哑门，然后用三棱针点刺大椎穴放痧（出血少许），再刮背部膀胱经，最后刮前臂内关、合谷穴。用补泻兼施法，刮至出现痧斑为度。中病即止。

主治：中暑。

附记：沈万生临床验证37例，结果痊愈20例，显效11例，有效3例，无效3例，总有效率为91.9%。治疗1～2小时开始退热。

·发　热·

发热是指体温超过正常范围的疾病，临床表现多为低热，可伴见于多种疾病，在临床中较为常见。

【病因】　多见于久病初愈、功能失调、气血未复或继发于其他慢性疾病之后期，阴阳气血偏虚所致或因肝郁、外感夹湿为患所起。

【症状】　低热或高热，多伴有五心烦热、头晕眼花、面白少华、心悸不宁等症。

【疗法】

配穴方一　前胸部、肋部、肩肘、肘窝、复溜、少商、印堂、脊背两侧、腘窝。肝郁发热配胁肋部；瘀血发热配膈俞、血海；气虚发热配气海；血虚发热配血海；阴虚发热配肾俞。

治法：用刮痧为主配以挤痧、放痧法。先以手挤印堂穴至出现痧痕为止，再刮前胸部、肋部、肩肘、肘窝及复溜穴，再以三棱针点刺少商穴至出血 2 或 3 滴，然后刮后颈部脊柱两侧及腘窝处，至出现痧痕为止，每日 1 次。最后加刮配穴，肝郁发热手法稍重；瘀血发热手法中等；气虚发热、血虚发热、阴虚发热，手法均宜轻。

主治：发热。

附记：一般多可取得一定的临床效果，如配合部分药物疗法，则治疗效果较佳。

配穴方二　脊柱(自骶部至大椎穴)、肝俞、膈俞、大椎。

治法：用夹痧法。以拇、示二指自骶部循脊椎捏脊至大椎，重捏肝俞、膈俞、大椎等穴，往返捏半小时，并嘱其晚睡药枕(人参叶、菊花、绿豆衣等各等份，拌匀后装入布袋内备用)。

主治：功能性低热。多年应用，每收良效。

配穴方三　脊柱两侧、肩上区和颈椎$_7$至胸椎$_2$、腰椎$_2$及其两侧、胸骨柄区(加刮两乳直上线)、前后肋间区、肘弯区、膝弯区。

治法：用刮痧法。先刮脊柱两侧 3 行，肩上区 1 行，再重点刮颈椎$_7$ 至胸椎$_2$、腰椎$_2$ 及其两侧 5 行，然后刮胸骨柄区及其两侧（共 4 行），前后肋间区各 1 或 2 道，肘弯区、膝弯区各 1～3 行，均用轻刮（若属瘀血、气郁、外感夹湿所致，手法可稍重些），至出现痧痕为止。每日 1 次。

主治：低热。临床屡用，均有较好的疗效。

·急 痧 胀·

急痧胀又称“痧症”，是一种以循环发生障碍、肌表出现痧点、自觉胀闷欲绝、甚则昏厥为特征，死亡速度最快的一种急性疾病。临床表现类型各异，现代医学中的热射病、日射病、急性胃肠炎、中毒性菌痢、亚硝酸盐中毒等病可归属本病之范畴。特点有痧点和胀闷。

【病因】 凡在夏秋季节，温热秽浊毒气侵入人体，使气血滞塞，导致循环功能障碍而发病。

【症状】 猝然头晕脑涨，心中烦乱，胸腹胀闷或腹中搅痛，眼中发黑，四肢发冷，指甲、口唇乌青，甚则口噤不能言，欲吐不利，欲泻不泻，四肢拘急或昏厥，臂弯、腿弯、颈前两旁可见青紫痧筋等。

本病来势凶猛，症情危重。历代医家对痧症既有阴阳寒热急慢之分，又有“绞肠痧”“红痧”“水痧”“闷痧”“瘟痧”等之症别。目前多以“热痧”“寒痧”“绞肠痧”“痧症凶候”四大类分归。痧症复杂，应及时救治，否则必有性命之忧。

【疗法】

配穴方一 肘弯部、前胸正中、胸肋两旁、背后正中、脊柱两旁、腘窝。

治法：用刮痧法。用普通瓷碗 1 个，擦油于碗口上，在患者肘弯部从上向下，刮时轻重适度，以刮至肘弯皮下起紫乌色血点成斑为止。再刮前胸正中，从天突穴向下刮至剑突下，又从胸肋两旁斜向肋下刮（左右同），须全部胸肋都刮到，再刮背后正中、脊椎两旁，须从胸椎上部刮至骶椎，左右各宽 4 寸许，最后刮腘窝。

主治:急痧胀。

附记:本法简单易行,疗效甚好,在缺医少药地区,不失为急救的好方法。

配穴方二 山根(即两大眼角间正中处),太阳窝处皮肤(即两眼外角后约一横指处),结喉下及结喉两侧各 1 寸许及 2 寸许(共5 处),剑突下至脐正中两侧各 1 寸许,两膝后腘窝内正中及两旁。

治法:用揪痧法。按症取位施术方法如下:

(1)头痛甚:医者用右手示指与中指卷曲,蘸热水,先揪山根,次揪两侧太阳窝处皮肤。

(2)胸痛、背胀痛、腹痛:可揪结喉下及结喉两侧,共 5 处,又挑剑突下至脐正中两侧,共 7 处。

(3)下肢麻胀:可挑两膝后腘窝内正中及两旁,共 3 处。

以上都要揪至皮肤起紫乌色瘀斑、血点成片为度。

主治:发痧。简便易行,疗效甚好。

配穴方三 颈项两侧前后大筋、两腋窝前后大筋、腰部两侧、肋下(俗名软肋)大筋、后背肩胛骨下内侧处(即当脊椎骨外侧)大筋、两腘窝大筋、两足后跟正中大筋。

治法:用掐痧法。患者发痧时,如头痛、胸痛,医者用大拇指和示指在颈项两侧前后大筋及两腋窝前后大筋各掐一下,掐时务令此筋滚动作响,方为得法;如腹中急痛,除掐以上各筋外,再掐腰部两侧、肋下大筋及后背肩胛骨下内侧处(即当脊椎外侧)大筋,各掐1 次;如下肢麻胀转筋,则将两腘窝大筋、两足后跟上正中大筋各重掐 1 次。

主治:发痧。

附记:掐痧,又称"撮筋"。如上法用之都可止痛。

·羊 毛 痧·

羊毛痧又称"羊毛疔"。颇似中医的"关格症"。

【病因】 多因痰浊和食物停居中焦,又外受寒邪所致。

【症状】 心腹绞痛，日夜不休，呕吐（凡饮食、药物、水浆入口即吐），大便不通等。

【疗法】

配穴方一 异常黑点（在前胸窝上下左右和后背部汗毛孔处）。

治法：用挑痧法。用穿上白丝线的小缝衣针1枚，线尾打成双线结，从黑点底下穿过去，医者两手挽着线的两头，轻轻扯拉并向上提取，即可看见羊毛样的雪白纤维，可用刀剪断。另有一法，把针从黑点下穿过去不用扯提，只将丝线拉到浅处约半寸长就打上两道结，留线半寸剪断，数日后自然断落。凡在前胸部和后背部仔细寻找，凡汗毛孔有黑点处，都按以上挑法，至少要挑3～5处，多则可挑十余处。

主治：羊毛疔。

附记：鉴别：凡汗毛孔黑点，如是羊毛疔，在挑时见有羊毛样纤维丝，且不出血，若非羊毛疔则针穿过时即皮肤血出。治后自然痛止，不呕，但当时不可食糖和硬食，只能正常饮食和低盐食物。

配穴方二 心前和心后正中线。

治法：用挑痧法。在上述部位用针先挑开表皮，再挑开真皮即可拉出纤维素，也有的挑开真皮以后，用荞麦面加水合成如烙饼样，在局部搓数分钟，然后拉出纤维素。

主治：羊毛疔。屡用有效。

配穴方三 前胸、脘腹部、背部（颈椎至腰部）。

治法：用泥团贴滚刮痧法。用净黄土一大块，捶细后以凉水和如面，干湿得宜，然后捏成拳头大小泥团。先在患者前胸及脘腹部蘸上热水，后用泥团在胸腹部连续搓滚，至泥团与皮肤有相黏感，如不相黏可用热温毛巾擦胸腹部后再滚。约半小时掰开泥团可见无数羊毛样白毛，可在背部，上自颈椎，下到腰部按前法滚半小时，泥团亦可见到很多白毛，其胸脘痛及呕吐自然缓解。

主治：羊毛疔。屡用皆验。

·失　眠·

失眠，又称不寐。清代张景岳说："不寐症虽病有不一，然惟知正邪二字则尽知矣……有邪者多实症，无邪者皆虚症。"属现代医学之神经衰弱范畴。

【病因】　多因思虑忧郁，劳倦过度，心脾血虚或病后、产后气血虚弱等所致。病多内因，证有虚实。血虚为病之本，痰火、饮食、阳亢为病之标。盖血虚多责之于心、肝、脾三脏，血虚则心火偏亢，或肝阳偏亢，或心肾不交。亦可因肝气郁结，血不归肝或饮食不节，胃中不和，或肾阴不足，惊恐伤神等原因所致。

【症状】　失眠，即当睡不睡，难入睡意或睡后即醒，醒即难睡，或整夜转侧难眠。多伴有面色不华、肢体倦怠、头晕脑涨、精神不振、记忆力减退，或胸闷、食欲不振，或夜梦纷纭、二便不调等。

【疗法】

配穴方一　大椎、大杼、膏肓俞、神堂。配穴：神门、内关、三阴交、足三里、申脉。

治法：用刮痧法。先用泻法刮主穴至出现红色紫斑，再刮配穴。每日1次，均用补法刮配穴，至愈为度。

主治：失眠。

附记：屡用效佳。多1次见效。配穴可随症加减，用补法连续刮治痊愈。

配穴方二　脊柱两侧、颈后区（颈椎上段）、枕后区、胸椎$_{1\sim5}$及其两侧、膝眼下。肝气不舒配胸椎$_{9、10}$；胃气不和配胸椎$_{11、12}$和上腹部；心肾不交配腰椎$_{1、2}$。

治法：用刮痧法。先刮脊柱两侧（自颈椎至腰椎），轻刮3行至泛红为止，再重点刮胸椎$_{1\sim5}$及其两侧（或加刮配穴），中等力度，刮5行，以出现痧痕为止，然后刮颈后、枕后区及膝眼下，每日1次。

主治：失眠。多年使用，确有良效。

·神经衰弱·

神经衰弱涉及中医学的“不寐”“心悸”“郁证”“虚损”“遗精”“阳痿”等病症，是大脑皮质兴奋与抑制失去平衡引起的一种功能性疾病。临床所见大致属功能减退一类病变反应，在临床上较为多见。

【病因】 中医认为，人的意识、思维、情志等活动皆属心肝所主，所以神经衰弱离不开心肝功能活动的衰退或亢进，与脾肾有关。所以本病之起多因思虑过度、劳伤心脾；房事不节，肾气亏损；情志不舒，肝气郁滞；肝肾阴虚，虚火上扰；心胆气虚，神志不宁；脏腑失调，阳不交阴所致。

【症状】 临床表现极为复杂，一般常见的有头痛、头晕、记忆力减退、注意力不集中、自控能力减弱、易激动，耳鸣眼花、疲劳气短、消化不良、失眠多梦、情绪低沉、全身不适、心悸健忘、焦虑不安、遗精、阳痿或月经不调，以及一些原因不明的症状。

【疗法】

配穴方一 脊柱两侧、头部各区、胸骨柄区、胸椎$_{5\sim8}$及腰骶椎及其两侧、膝眼下。伴消化系统症状配上腹部；性功能障碍配下腹部、腹股沟区。并结合患者主诉症状的某些部位。

治法：用刮痧法。先轻刮脊柱两侧 3 行，再重点刮胸椎$_{5\sim8}$与腰骶椎，中刮 5 行至出现痧痕为止，再轻刮头部各区（也可用梅花针轻叩刺）、胸骨柄区及膝眼下，然后刮配区和患者主诉症状的某些部位。每日 1 次，10 次为 1 个疗程。

主治：神经衰弱。

附记：多年使用，坚持治疗，都有较好的治疗效果。若配合药物治疗，则效果更佳。

配穴方二 分 2 组：一为风池、大杼、心俞、三焦俞、关元、内关、足三里；二为天柱、身柱、厥阴俞、肾俞、气海、神堂、三阴交。

治法：用刮痧法。每取 1 组，轮换刺激。自上到下，从内到外，在各穴位之上下左右1寸部位进行刨刮，直至出现痧痕为止。手法力度适宜(用平泻或补法)，操作范围宜较广。每日1次，10次为1个疗程。

主治：神经衰弱。

附记：验之临床，久治效佳。避免用脑之事，多静坐，多睡眠，常作室外活动，不看有刺激性之书画、戏剧、影视等，配合得宜，有利于康复。

配穴方三 百会、太阳、风府、印堂、膻中、期门、章门、心俞、胆俞、脾俞、曲池、内关、神门、血海、三阴交。

治法：用刮痧法。先用刮板边缘点揉头面部的百会、太阳、印堂，再刮风府，然后刮胸部膻中及由里向外刮期门、章门，继刮背部的心俞、胆俞、脾俞，最后刮上肢部的曲池、内关、神门及下肢部的血海、三阴交。用补法或平补平泻法，以刮至微现痧痕为止。隔日1次。

主治：神经衰弱。多年使用，效果颇佳。

·脑力减退(健忘)·

大脑是容易疲劳的器官。本病尤其在脑力劳动者中为多见。

【病因】 多因思虑过度，伤及心脾或因心肾内耗，髓海空虚，脑失所养所致。也可因痰浊、瘀血扰心所致。

【症状】 记忆力减退，遇事善忘，精神倦怠，思维迟钝。但伴见兼症不同，其证亦异。如心悸气短，纳呆腹胀为心脾两虚；腰膝酸软，精神恍惚为心肾不交；嗜卧，纳呆，头重胸闷为痰浊扰心；舌强语謇，舌紫脉涩为瘀血攻心等。

【疗法】

配穴方一 百会、膏肓俞、心俞、志室、次髎、中脘、大赫、内关、神门、足三里、复溜、中封。

治法：用刮痧法配以点揉法。先刮百会、膏肓俞、心俞、志室、次髎，点揉中脘、大赫，点揉或刮内关、神门，再刮足三里、复溜、中封。每日1次。一般用补法、轻刮。

主治:脑力减退(健忘)。临床屡用,久治效佳。

配穴方二 分2组:一为百会、膏肓俞、心俞、志室、次髎、足三里、复溜、中封;二为中脘、大赫、内关、神门。并随证配穴:心脾两虚配脾俞、膈俞、三阴交、神门;心肾不交配肾俞、太溪、通里、风池;痰浊扰心配脾俞、章门、阴陵泉、丰隆;瘀血攻心配膈俞、肝俞、廉泉、大陵、太冲、大敦。

治法:用刮痧点揉法。先刮第1组穴至出现痧痕为止,并点揉第2组穴。每日1次。再随证加刮配穴:心脾两虚的手法力度中等,操作范围宜局限;心肾不交的手法力度宜轻,操作范围较广;痰浊扰心的手法力度较重,操作范围较广泛。其中丰隆穴以针点刺;瘀血攻心加刮前2穴、后4穴,以毫针点刺,手法力度宜重,操作范围较局限。

主治:健忘。

附记:临床屡用,效果较好。同时宜清心节劳,恬愉为务,并注意心理卫生和精神调摄。

配穴方三 分2组:一为百会、四神聪;二为天柱、风池、心俞、膏肓、肾俞、八髎、足三里、三阴交。

治法:用刮痧、叩刺法。先用梅花针轻叩百会、四神聪20～30下,再刮风池、天柱等诸穴,轻刮至出现痧痕为止。每日1次,10次为1个疗程。

主治:脑力减退。多年使用,坚持治疗,其效始著。

·疟　疾·

疟疾,四季皆有发生,且多发于夏季,是由蚊叮咬感染疟邪(疟原虫)所致的一种急性传染病。《医学入门》云:“疫疟一方,长幼相似。”

【病因】 本病虽以感染疟邪为主,但饮食不节、劳累过度、起居失宜等因亦是造成正虚邪入的内在因素。

【症状】 寒战，壮热，出汗，休作有时，或为一日一发，或为二日一发、三日一发。

【疗法】

配穴方一 颈椎$_7$至胸椎$_{1\sim5}$及其两侧。

治法：用刮痧法。自上到下，从内到外，用泻法刮3行至皮肤出现痧痕为止。未愈，隔2或3日再刮1次。

主治：疟疾。屡用效佳，一般1次，最多3次即愈。

配穴方二 分2组：一为大椎、脾俞、胆俞；二为陶道、肝俞、大陵。

治法：用刮痧法。每取1组，交替轮用。用泻法（由轻到重）刮至出现痧痕为止。每日1次。

主治：疟疾。多年使用，效果甚佳。

配穴方三 大椎、陶道、曲池、间使、内关、关冲、足三里。

治法：用刮痧法。先刮背部的大椎、陶道，再刮上肢部的曲池、间使、内关、关冲，然后刮下肢部的足三里穴。用平补平泻法，刮至微现痧痕为止。每日或隔日1次。

主治：疟疾。屡用多效。

·中风后遗症·

中风，属现代医学脑血管意外。本病发病急骤、凶险。一般可分为出血性（脑出血和蛛网膜下腔出血）和缺血性（脑血栓形成和脑梗死）两大类。本病常见于中老年患者，多数与动脉硬化有关。急性期过后多留有后遗症。

【病因】 多因“热极生风”或“虚风内动”导致风自内生而致病。在后期多为本虚标实，在本，多为肝肾不足，气血衰少；在标，则为风火相煽，痰湿壅盛，气虚瘀阻。此期中医称为中风后遗症。一般可分为中经络（病位较浅，病情较轻）和中脏腑（病位较深，病情较重）两大类。

【症状】 中风后遗症的临床所见以口眼㖞斜、舌强语謇、半身不遂(偏瘫)或上下肢偏瘫、肢体疼痛等症为多见。

【疗法】

配穴方一 脊柱两侧、肩上区、上肢重点取颈椎至胸椎$_{1\sim10}$及其两侧5行，以及配肩肌三角区、臂前后区、肘弯区、肘下内外侧区、手掌面区、掌背区，下肢重点取胸椎$_{8\sim12}$和腰骶椎及其两侧5行，配臀部，股前、内、外、后侧区，膝弯区，小腿内、外、后侧区，足背区及异常部位。

治法：用刮痧法。先刮脊柱两侧(自颈椎至骶椎$_4$)，自上到下，轻刮3行，肩上区1行至皮肤泛红为度作为常规治疗。再按病变部位，上下肢按上法，半身不遂全取。一般配穴取患侧，甚则取双侧。再重点刮治(上肢为颈椎至胸椎$_{1\sim10}$及其两侧和异常反应部位，下肢胸椎$_{8\sim12}$与腰骶椎及其两侧和异常反应部位)至皮肤出现痧痕为度。再按病变部位刮治配合部位。每日或隔日1次，30次为1个疗程。

主治：中风后遗之半身不遂或上、下肢偏瘫。

附记：本病为顽固难治之症，难速效，耐心调治缓图，久之必收良效。同时应积极配合功能锻炼。笔者多配合其他疗法，如按摩，针灸，药物外治、内治等综合疗法，比单一疗法为优。

配穴方二 分3组：一为水沟、合谷、内关、风池、太冲、涌泉；二为水沟、十宣、丰隆、合谷、天突；三为水沟、十宣、足三里、气海、丰隆、天突。

治法：用刮痧、放痧法。

第1组先用力点按面部水沟穴，然后重刮后头部风池，再刮上肢内关、合谷，最后重刮太冲、涌泉。用泻法，刮至出现痧斑为度。每日1次。

第2组先以重手法点按水沟穴，然后刮颈部天突，再刮上肢手部合谷，放痧十宣穴，最后重刮下肢丰隆穴。用泻法，刮至出现痧斑为度。每日1次。

第3组先点按水沟穴，刮颈部天突，然后刮腹部气海，放痧十宣，最后重刮下肢足三里至丰隆穴。用平补平泻法，刮至微现痧痕为止。每日1次。

主治：中风（中脏腑闭证）（第1组主治风火闭窍型，第2组主治痰火闭窍型，第3组主治痰湿蒙窍型）。

附记：随证选用，用之多效。十宣穴放痧，即用三棱针点刺，各出血少许。

配穴方三　百会、风池、地仓、迎香；肝俞、肾俞、肩髃、曲池、手三里、外关、内关、足三里、悬钟、丰隆、三阴交。

治法：用刮痧法。先刮头颈部百会、风池、地仓、迎香；次刮背部肝俞、肾俞；再刮上肢部、肩髃、曲池、手三里、外关、内关；最后刮足三里、悬钟、丰隆、三阴交。均刮至出现痧痕为度。每日或隔日1次，30次为1个疗程。

主治：脑梗塞。

附记：本病为顽固难治之症，难求速效，应耐心调治缓图，久之必收良效。同时应配合功能锻炼。并可配合内外并治等综合疗法，比单一疗法为优。

配穴方四　太阳、印堂、睛明、颧髎、下关、颊车、天宗、肝俞、胆俞、膈俞、肾俞、尺泽、曲池、手三里、合谷、环跳、阳陵泉、委中、承山、风市、伏兔、膝眼、解溪。

治法：用刮痧法：先刮头面部的太阳、印堂、睛明（点揉）、颧髎、下关、颊车；再刮背部的天宗、肝俞、胆俞、膈俞、肾俞；然后刮上肢部的尺泽、曲池、手三里、合谷（或点揉）；最后刮下肢部的环跳、阳陵泉、委中（或点刺出血）、承山、风市、伏兔、膝眼（点按）、解溪。依据患者的体质、病情选用补泻手法，刮至出现痧痕为度。每日或隔日1次。

主治：脑血管意外后遗症。

附记：临床验证有效，若配合药物内外治疗，可提高疗效。

·面神经麻痹·

面神经麻痹,简称面瘫。中医称之为“口眼㖞斜”。多见于青壮年,为脑神经疾病中的常见病。

【病因】 多因面部着凉受风,风邪阻遏经络,致使面神经管的骨膜发炎肿胀受压而致面肌麻痹所致。

【症状】 口眼歪斜或口歪斜,眼不能闭合。病侧呈松弛状态,口歪向健侧,笑时口角歪斜更加明显,不能作鼓腮、吹哨、露齿等动作。

【疗法】

配穴方一 风池(双)、大椎、风门(双)。眼斜配四白、阳白;口歪配翳风、地仓。初取患侧,若病久不愈,患侧面肌萎缩,再加取健侧。

治法:用刮痧法配以点揉法。依次重刮主穴至皮肤出现紫黑瘀点、斑块为度。必要时,可再在大椎穴上挑刺出血(挑刺瘀点、瘀斑)。配穴先用点揉,以有得气感为止,再用梅花针在各穴上作轻中度叩刺各30~40下,如未愈,次日再依法在配穴上施术,至愈为止。

主治:面瘫。多年使用,疗效显著。

配穴方二 翳风、地仓、颊车、合谷、太冲、风池。

治法:用刮痧法。先刮头面部双侧翳风至风池,再刮颊车至地仓,然后刮手背合谷穴,最后刮足部太冲穴。用泻法,刮至出现痧斑为止。每日1次。

主治:面瘫。屡用效佳。

·面神经痉挛·

面肌痉挛是一侧面肌出现阵发性、无痛性、不规则的抽搐的一种疾病。多见于中年以上女性。

【病因】《中国针灸学》云:“有为感受风湿或神经质之精神兴

奋，或幼童时期之模仿或为头盖部之疾病引起颜面神经干之障碍，或为三叉神经痛、龋齿、眼疾病之反射性等原因而致。”尤以风痰阻络或肝风内动所致者为多。

【症状】 开始仅为眼轮匝肌间歇性抽搐，以后可逐渐发展至面部其他肌肉，甚至和嘴角一起抽动。大多发于一侧，发作与停止仅一瞬间而已，于兴奋时发作特别显著。

【疗法】

配穴方一 分2组：一为阳白、攒竹、四白、丝竹空、地仓、颊车(均取患侧)；二为风池、天柱、翳风、手三里、合谷。

治法：第1组穴用点揉(叩刺法)，先用拇指或示、拇指点揉各穴，均以有得气感为度，再用梅花针各叩刺20～30下(刺激强度视病情而定)。第2组穴用刮痧法，用泻法依次刮至出现痧痕为止。每日1次。

主治：面神经痉挛。

附记：坚持治疗，多收良效。若配合每日以手掌搓热，在痉挛处摩擦1或2次，每次数分钟，有利于提高治疗效果。

配穴方二 大椎、风府、肝俞、丰隆。配穴：攒竹、四白、地仓、颊车、翳风、合谷(均取患侧)。

治法：用刮痧法配以点揉法。先用泻法在主穴上刮至皮肤出现痧痕为止，手法力度由轻而重，用力均匀，操作范围宜较广泛。再点揉配穴以有得气感为度。一般取患侧，病程久者取双侧，每日1次。

主治：面肌痉挛。

附记：屡用皆效，若配合其他疗法综合治疗，则效果更佳。

·肩关节周围炎·

肩关节周围炎，简称“肩周炎”，又名“肩凝症”，古称“漏肩风”“五十肩”。是临床常见病、多发病，尤以50岁左右的中老年人为多。

【病因】 多因露肩贪凉，风寒湿邪乘虚侵入，郁滞关节所致，或因肩外伤、慢性劳损，使肩部气血瘀滞，复受风寒湿邪而起。

【症状】 肩关节酸痛，活动则痛剧，尤以夜间为甚，并有凉、僵感，甚则功能障碍，活动受限。

【疗法】

配穴方一 脊柱两侧，肩上区，颈椎两侧，肩关节区，肩胛区，肩胛冈区，胸锁骨上下区，臂前、后侧区，肘弯区。

治法：用刮痧法。先在脊柱两侧（自颈椎至胸椎）轻刮3行，肩上区1行。再重点刮颈椎两侧（5行）、肩关节区（可用梅花针重叩刺）、肩胛区，重刮（由轻到重）至皮肤出现痧痕为止。然后刮肩胛冈区，胸锁骨上下区，臂前、后侧区及肘弯区（诱导）。每日1次。

主治：肩周炎。

附记：屡用效佳。若配合热熨，则效果更佳。一般取患侧，重则取双侧。同时患者每日早、中、晚3次作双臂上举、外展、内收等运动，以锻炼患肩关节的活动功能，有利于巩固疗效。

配穴方二 肩部各区（肩关节、肩前区、肩背区、肩上区等）。后伸困难配肩缝、尺泽、阴陵泉；上举困难配极泉、曲池、巨骨、条口、承山；内收困难配后溪、申脉；外展困难配膈俞、内关、阳陵泉、阴陵泉。

治法：用刮痧法。先刮肩部各区至出现痧痕为止（其中肩关节区亦可用梅花针进行叩刺），再随证刮配穴，每日1次，5次为1个疗程。

主治：肩凝症。

附记：临床屡用，多有较好的疗效。若配合自拟热熨方：当归、艾叶、桂枝、姜黄、威灵仙、细辛、生姜（捣碎）、食盐各20～30克。先将前6味研末，与生姜、食盐混匀，入白酒（适量）炒热后以纱布包好，趁热反复往返热熨患部。每次熨10分钟，每日1次，则效果更佳。

·痹　证·

痹者，闭而不通之谓也，"不通则痛"，故本病以疼痛为主。本病范围广泛，包括现代医学之风湿性关节炎、类风湿关节炎、关节周围纤维组织炎、肌肉痛等病在内，是临床常见病、多发病。

【病因】　经云："风寒湿，三气杂至，合而痹。风气胜者为行痹，寒气胜者为痛痹，湿气胜者为著痹。"又三气杂至，非寒不成，虽有风有湿亦附于寒而已。又寒从阳化热，遂成热痹；又三气杂至，非虚不受，故《内经》又云："正气存内，邪不可干，邪之所凑，其气必虚。"

【症状】　临床以关节部或局部肌肉处以痛、酸、重、麻或肿为特征。疼痛以游走不定为行痹，固定不定为痛痹，沉重疼痛为著痹，隐痛麻木为虚痹，伴灼热红肿为热痹。甚则屈伸不利、活动受限、关节变形等。

【疗法】

配穴方一　在脊柱两侧重点刺激胸椎$_{1\sim5}$及其两侧、肘弯区（上肢关节痛）或腰、骶、尾椎及其两侧膝弯区（下肢疼痛），以及疼痛的关节局部及其周围和异常反应部位。

治法：用刮痧法。先刮脊柱两侧（自颈椎至骶尾椎）轻刮 3 行至出现泛红为止；再重点刮治胸椎$_{1\sim5}$或腰、骶、尾椎及其两侧 5 行和异常反应部位，均以出现痧痕为止，然后刮肘弯区或膝弯区作诱导刺激，最后在患部作局部刮治刺激。每日或隔日 1 次，10 次为 1 个疗程。

主治：风湿性关节炎及类风湿关节炎。

附记：多年使用，确有良效。但须久治，其效始著。

配穴方二　大杼、膈俞、肝俞、脾俞、肾俞、小肠俞、肩髃、肩贞、肩髎、曲池、尺泽、手三里、阳池、合谷、大陵、环跳、梁丘、委中、阳陵泉、足三里。

治法：用刮痧法。先刮背部的大杼、膈俞、肝俞、脾俞、肾俞、小肠俞，再刮上肢部的肩髃、肩贞、肩髎、曲池、尺泽、手三里、阳池、合谷、大陵，然后刮下肢部的环跳、梁丘、委中、阳陵泉、足三里。用泻法或平补平泻法，刮至出现痧痕为度。每日或隔日 1 次。

主治：类风湿关节炎。

附记：以上各穴，每次不必全取，可以患处穴位为主，并配用相应部位穴位，或取单侧穴位、双侧穴位交替使用，灵活加减，不必拘泥。验之临床，效果颇佳。

配穴方三 分 4 组：一为风池、膈俞、血海、大椎、合谷、外关。配穴：肩部加肩髃、肩髎、臑俞；肘部加曲池、天井、尺泽；腕部加阳池、阳溪、腕骨；脊背加身柱、腰阳关、后溪；髀部加环跳、居髎、悬钟；股部加秩边、承扶、阴陵泉；膝部加犊鼻、梁丘、阳陵泉；踝部加申脉、照海、昆仑、解溪。二为肾俞、关元、大椎、合谷、风门。三为大椎、膈俞、脾俞、足三里、阴陵泉。四为大椎、曲池、合谷。

治法：用刮痧法。

第 1 组先刮主穴，即先刮拭后头部风池，然后刮颈部大椎、背部膈俞，最后刮前臂外关、合谷。再刮局部配穴，顺序参考前述“人体分部刮痧顺序与方向”刮拭。用补法或平补平泻法，刮至出现微痧痕为止，每日或隔日 1 次。

第 2 组先刮颈部大椎，然后刮背部风门、肾俞，再刮腹部关元，最后刮手部合谷穴。用平补平泻法，刮至出现痧痕为止。每日或隔日 1 次。

第 3 组先刮颈部大椎，再刮膈俞至脾俞，重刮膈俞、脾俞，然后刮下肢部内侧阴陵泉，最后刮足三里穴。用平补平泻法，刮至微现痧痕为止。每日或隔日 1 次。

第 4 组先放痧颈部大椎，然后刮前臂曲池，最后重刮合谷穴。用泻法，刮至出现痧斑为度。每日或隔日 1 次。

主治：痹证（第 1 组适用行痹，第 2 组适用痛痹，第 3 组适用著痹，第 4 组适用热痹）。验之临床，效果甚佳。

·坐骨神经痛·

坐骨神经痛,其痛始于臀部,沿股后侧的腘窝,小腿后外侧面而放射至足背。属中医"痹证"范畴,是临床常见病、多发病。

【病因】 多因风寒湿邪侵袭,痹阻经络所致,或为椎间盘突出和坐骨神经附近各组织的病变,如髋关节、骶髂关节疾病,脊椎炎,肌炎或子宫及前列腺癌肿,腰骶脊髓及其神经根的肿瘤等均能引起本病。前者多属痹证范围,后者多继发其他疾病中。

【症状】 腰和下肢疼痛多限于一侧,痛先从臀部开始,并向大腿的外侧、后面,小腿的外侧、后面,外踝,足背等的一部或全部放射,痛为间歇性或持续性,在走路、运动、咳嗽及用力大便时则痛剧,夜间比白天厉害。直腿抬高试验阳性,沿坐骨神经走向有多处压痛。

【疗法】

配穴方一 环跳、肾俞、八髎。配穴:按疼痛放射部位分经取穴,如沿足太阳膀胱经取白环俞、承扶、殷门、委中、承山等;沿足少阳胆经取风市、阳陵泉、丘墟、临泣等;阿是穴(按压痛点取 1 或 2 个)。

治法:用挑痧法。每次根据病情选取 2～5 个穴位(挑刺点)。正确选定穴位后,常规消毒用 1%普鲁卡因局部麻醉,再用大号缝衣针或三棱针(须经消毒),横穿过穴下皮肤,提取并摆动数下,用手术刀割断肌纤维或可将肌纤维拉断。反复挑拉,将皮下白色纤维挑尽为度。纤维残留露出表皮者,用剪刀剪断。如遇挑处出血较多,即应停止挑割,用消毒纱布压迫止血,血止后再挑。挑后用碘酒消毒,并用纱布覆盖固定。将所选穴位逐穴挑完为 1 次。每 7 天挑治 1 次。

主治:坐骨神经痛。

附记:用此法治疗 102 例,均取得满意效果。挑治当天伤口禁用水洗,注意休息,并忌食酸辣及发物。

配穴方二 脊柱两侧和患侧的臀部,按坐骨神经走向取下肢(股外侧、内侧,膝弯,小腿的外侧、后侧,外踝和足背区),重点刺激腰骶尾及其两侧的压痛点。

治法:用刮痧法。先将脊柱两侧(自胸椎$_1$至骶尾)轻刮3行,至泛红为止,再重点刮腰骶尾及其两侧,重刮(由轻到重)5行和压痛点,至出现痧痕为止,然后在臀部、下肢部(按走向)作局部刨刮刺激。每日1次。

主治:坐骨神经痛。

附记:多年使用,坚持调治,均有较好的疗效,若配合药物外治,则效果更佳。

配穴方三 分2组:一为腰俞、大肠俞、环跳、殷门、委中、承山;二为阳陵泉、悬钟、昆仑。寒湿留着配腰阳关、次髎;瘀血阻滞配膈俞、血海、三阴交。

治法:用刮痧法。先刮第1组穴,再刮第2组穴,均至出现痧痕为止。每日1次。然后刮配穴。寒湿留着者手法力度宜中等,操作范围较广泛;对瘀血阻滞者的手法力度宜中等,操作范围较广泛。

主治:坐骨神经痛。

附记:临床屡用均可取得较好的临床疗效,如配合部分手法则疗效更佳。同时应避免损伤性动作,避风寒,以免症状加重或复发。

·肋间神经痛·

肋间神经痛,属中医"胁痛"范围,两胁为肝胆经所布,故经云:"肝病者,两胁下痛。"

【病因】 多因情志失调,肝气郁结或瘀血停着,或复受风寒之邪搏扰所致。

【症状】 胁痛。一个或数个肋间部位沿肋间神经分布区发生经常性疼痛,并有发作性加剧。多在单侧或双肋剧痛,痛连小腹或胁下结块,刺痛不移或伴足寒转筋。

【疗法】

配穴方一 脊柱两侧和胸椎$_{1\sim12}$及其两侧、前后肋间区、胸骨柄区和足少阳胆经胁肋部循行段及肘弯区。

治法:用刮痧法。先将脊柱两侧自上到下轻刮3行,至泛红为止,重点在胸椎$_{1\sim12}$及其两侧重刮(由轻到重)5行,至出现痧痕为止,然后刮胸骨柄区(由上向下刮,左右各1行),前后肋间区(疼痛肋间部,由内向外呈弧形刮2或3行),肘弯区,最后或加刮胆经胁肋部循行段。手法力度视证情而定,5次为1个疗程。

主治:肋间神经痛。

附记:临床屡用,都有较好的疗效。多1次见效,久治效著。若配合药物外治,则效果更佳。

配穴方二 分2组:一为期门、支沟、阳陵泉、足三里、太冲;二为肝俞、肾俞、期门、行间、足三里、三阴交。

治法:用刮痧法。第1组先刮胁部的期门,再刮前臂支沟,然后刮下肢部的阳陵泉、足三里,最后刮足部太冲穴。用泻法,刮至出现痧斑为度。每日1次。

第2组先刮胁部期门,再刮背部的肝俞、肾俞,然后刮下肢部的三阴交、足三里,最后重刮足部行间穴。用补法(行间用泻法),刮至微现痧痕为度。每日或隔日1次。

主治:胁痛(第1组适用实证,第2组适用虚证)。

附记:本证(胁痛)可见于现代医学的肝、胆、囊、胸膜等急慢性疾病和肋间神经痛等。屡用效佳。

·腰 痛·

腰痛系指腰部一侧或两侧疼痛而言。“腰为肾之府”,故腰痛一般与肾有关。

【病因】 多因风寒湿热等外邪侵袭客于腰部,痹阻经脉或肾虚精衰,不能濡养经筋,或负重扭伤,气滞瘀阻所致,或因职业所致，如过度弯腰负重、屈伸过频等，日久导致劳倦虚损，气血不和，瘀阻经脉而致腰肌劳损。

【症状】 腰部一侧或两侧疼痛，转动屈伸不利，活动受限，动则痛剧。致因不一，兼证亦异。临床所见，一般分为寒湿腰痛、湿热腰痛、肾虚腰痛、瘀血腰痛和腰肌劳损等多种。

【疗法】

配穴方一 脊柱两侧和腰椎两侧及膝弯区。

治法：用刮痧法先将脊柱两侧（自胸椎$_{8\sim12}$与腰椎$_{1\sim4}$及其两侧）轻刮3行，至泛红为止，再重点刮腰椎$_{1\sim4}$及其两侧，刨刮5行（手法力度视病情而定），至出现痧痕为止，然后刮膝弯区（诱导）。每日1次。

主治：腰痛。屡用效佳。

配穴方二 脊柱两侧的阿是穴（压痛点）。外邪客犯配胸椎$_{1\sim5}$及其两侧；肾虚所致配腰骶椎及其两侧、膝弯区。

治法：用刮痧法。先将脊柱两侧（自胸椎$_1$至骶椎$_4$）轻刮3行。重点刮治阿是穴和配位脊柱（胸椎$_{1\sim5}$或腰骶椎）及其两侧，刨刮5行（手法力度视证情而定，或泻或补），至出现痧痕为止，然后刮膝弯区（可适当延长）。若证属虚寒，刮后加温灸命门、肾俞、腰阳关。每日1次。

主治：各型腰痛。屡用屡验，效果甚佳。

配穴方三 腰骶椎夹脊穴（督脉旁开0.5寸）、阿是穴（压痛点）。上腰痛配肾俞、腰眼；下腰痛配白环俞、中膂俞；均配膝弯区。

治法：用刮痧法。先刮腰骶椎中线，再刮夹脊穴和阿是穴，至出现痧痕为止，然后刮配穴（肾俞、腰眼或中膂俞、白环俞，手法力度中等，虚寒证刮后加温灸），最后刮膝弯区（若痛剧、证重者，刮后再以三棱针点刺委中出血少许）。每日或隔日1次。

主治：腰肌劳损或肾虚腰痛。

附记：多年使用，确有良效。必要时，应配合药物治疗，可提高临床治疗效果。

·胃炎(呕吐)·

胃炎,属中医的“恶心、呕吐”范畴。中医认为,有声有物为“呕”,有物无声为“吐”,有声无物为“干呕”。在临床上,呕与吐常常同时出现,故统称“呕吐”。无论男女老幼皆可发生,是临床常见病、多发病。

【病因】　主要是胃失和降、胃气上逆所致。此多因胃腑被外邪所伤;或因饮食不洁,喜食生冷之物,损伤脾胃;或饮食不节,食滞伤胃;或脾胃虚弱,胃阳不足所致。或痰饮内阻,肝气犯胃等脏腑病邪干扰所引起。

【症状】　以恶心、呕吐为主症。病有急性和慢性之分,证有寒热虚实之辨。病情复杂,兼症颇多。如呕吐清水痰涎、口干渴、喜热饮、四肢厥冷为寒吐;呕吐酸苦或嗳气、喜冷饮、口渴、小便短赤为热吐。急性多突然呕吐;慢性多时吐时止,反复发作等。

【疗法】

配穴方一　天突、华盖、膻中、鸠尾。

治法:用挑痧法。先在上述穴位消毒,然后用三棱针(须消毒)在每个穴位上进行反复挑刺,以不出血或微出血为度,挑后再用消毒后的纱布盖上包扎好,以免发生感染。

主治:各型呕吐反复发作,或用止呕吐药物治疗无效者。屡用效佳。

配穴方二　脊柱两侧、颈前、颈侧区、上腹部、胸椎$_{8\sim12}$(急性配胸椎$_{1\sim5}$)及其两侧及膝眼下。如伴有肠炎配下腹部和脐侧区。

治法:用刮痧法。先在脊柱两侧(自颈椎$_{7}$至胸椎$_{12}$)轻刮3行,再重刺激(重刮或中度)刮胸椎相应区及其两侧刮5行,以出现痧痕为止,再用拧痧或刮颈前、颈侧区和上、下腹部,脐侧区,以出现痧痕为止,然后刮两膝眼下(诱导)。每日1次,至愈为度。

主治:急慢性胃炎(呕吐或伴腹痛)。

附记:多年使用,都收到较好的疗效。一般恶心欲吐即取颈前区用拧痧法，至出现痧痕后即止。

·胃脘痛·

胃脘痛，简称胃痛，现代医学称为急、慢性胃炎。男女皆可发生，尤以中老年人居多，是临床常见病、多发病。

【病因】 多因长期饮食不节，饥饱失常，或进食过急，咬嚼不细，或过食生冷，多吃辛辣损伤脾胃，或因精神刺激，情志不畅，气机逆乱，肝邪犯胃；或外邪内侵，劳累受寒，克犯脾胃等因所致。每遇劳累过度、饮食失节、精神刺激或气候变化而反复发作，迁延不愈或加剧。

【症状】 临床以胃脘部(上腹部)疼痛为主。在背部从膈俞至胃脘部之间腧穴出现压痛点。急性多发病急骤，疼痛较剧，且多持续疼痛不止，慢性多反复发作，时痛时止。本病的发生常与饮食、情绪、气候变化有关，多呈节律性。由于致因不同，临床表现较为复杂。根据中医辨证分型，一般分为脾胃虚寒、肝气犯胃、湿热郁蒸、胃阴不足、瘀血阻络等型。临床尤以肝气犯胃和脾胃虚寒型为多见。

【疗法】

配穴方一 脊柱两侧和胸椎$_{8\sim12}$及其两侧、上腹部及异常反应点或压痛点、肘弯区或膝弯区。

治法：用刮痧法。先在脊柱两侧轻刮3行，再重点刮胸椎$_{8\sim12}$及其两侧，重刮5～7行及上腹部和背部异常反应点或压痛点，至皮肤出现痧痕为止，然后刮肘弯或膝弯区。每日或隔日1次。

主治：慢性胃脘痛。

附记：手法力度视证情而定，依法施术，灵活掌握。

配穴方二 分7组：一为中脘至脐中、内关、梁丘、足三里、公孙；二为天枢、足三里、内关、里内庭、下脘至脐中、阴陵泉；三为足三里、中脘、太冲、期门、内关、膻中；四为上脘、梁丘、行间、内庭、合谷、三阴交；五为中脘、足三里、内关、膈俞、期门、公孙、三阴交；六为脾俞至胃俞、中脘、章门、内关、足三里、血海、三阴交;七为脾俞至胃俞、中脘、章门、内关、公孙、关元至气海。

治法:用刮痧法。

第1组先刮腹部中脘至脐中,重刮中脘,再刮前臂内关,然后刮下肢内侧公孙,最后从梁丘刮至足三里穴。用泻法,刮至出现痧斑为度。每日1次。

第2组先刮腹部下脘至脐中、天枢,再刮前臂内关,然后刮下肢部的阴陵泉、足三里,最后刮里内庭。用泻法,刮至出现痧斑为度。每日1次。

第3组先刮胸腹部膻中至中脘,再刮胁部期门,然后刮前臂内关,再刮下肢足三里,最后刮足背的太冲穴。用泻法,刮至出现痧斑为度。每日1次。

第4组先刮腹部上脘,再刮手背合谷,然后刮下肢内侧三阴交,再刮膝部梁丘,最后刮足背部行间、内庭穴。用泻法,刮至出现痧痕为度。每日1次。

第5组先刮背部膈俞,再刮腹部中脘、胁部期门,然后刮前臂内关,接着刮下肢内侧三阴交、公孙,最后刮下肢外侧足三里穴。用泻法,刮至出现痧斑为度。每日1次。

第6组先刮背部脾俞至胃俞,再刮腹部中脘、胁部章门,然后刮前臂内关,再刮下肢血海至三阴交,最后刮足三里穴。用补法,刮至微现痧痕为度。每日或隔日1次。

第7组先刮背部脾俞至胃俞,再刮腹部中脘、章门、关元至气海,然后刮前臂内关,最后刮足部公孙穴。用补法,刮至微现痧痕为度。每日或隔日1次。

主治:胃脘痛(第1组适用于寒邪客骨型,第2组适用于饮食停滞型,第3组适用于肝气犯胃型,第4组适用于胃热炽盛型,第5组适用于瘀阻胃络型,第6组适用于胃阴亏虚型,第7组适用于脾胃虚寒型)。可见于急、慢性胃炎,消化性溃疡,胃痉挛等。

附记:本病证分7型,可谓全面、准确、实用。分型施治,验之临床,用之多效。若配合药物疗之,可提高疗效。

·胃及十二指肠溃疡·

本病是胃肠道与胃液接触部分的慢性溃疡,其形成和发展可能与中枢神经系统紊乱和胃液中胃酸和胃蛋白酶的消化作用有关,故亦称消化性溃疡。属中医学的“胃脘痛”“胃心痛”“心口痛”范畴,是临床常见病、多发病。

【病因】 多因情志不舒、饮食失调、气滞血瘀、络脉受损所致,或由慢性胃炎(胃脘痛)转化而成。

【症状】 胃溃疡多在进食后30～60分钟出现上腹稍偏左疼痛,并持续1～2小时后方可缓解。十二指肠溃疡多在空腹饥饿时或饭后2～4小时则痛作,于上腹稍偏右,得食而缓解。凡溃疡病有节律性,疼痛自觉有压迫感、膨胀感,以至钝痛、灼痛或剧痛,一般呈现周期性发作。常伴见黑粪或吐血、恶心、呕吐、嗳气、吞酸。并在胃俞和膈俞、肝俞穴处出现压痛。

【疗法】

配穴方一 脊柱两侧和胸椎$_{8\sim12}$及其两侧、上腹部、膝眼下及异常反应点。

治法:用刮痧法。先在脊柱两侧(胸椎$_1$至腰椎$_5$)轻刮3行,再重点刮胸椎$_{8\sim12}$及其两侧,手法力度中等,至出现痧痕为止,然后刮异常反应点(取2或3个)及上腹部,最后刮膝眼下。每日1次,10次为1个疗程。

主治:胃溃疡或合并十二指肠球部溃疡。

附记:多年使用,坚持治疗,每获良效。

配穴方二 分3组:一为肝俞、脾俞、胃俞、胃仓;二为中脘、气海、关元;三为内关、梁丘、阳陵泉。

治法:用刮痧、点揉法。先刮第1组穴至出现痧痕为度,再点揉第2组穴,每穴3～5分钟,以有得气感为度,然后刮第3组穴,其中内关亦可用点揉法。每日1次。

主治:消化性溃疡。

附记:一般溃疡愈合需要6周左右时间,故应长期坚持治疗,其效始佳。治疗期间应注意饮食有节、生活规律,戒除烟酒。对已有出现出血、幽门梗阻、急性穿孔等并发症时,应配合中西医方法或转医院及时处理。

配穴方三　胸椎$_{5\sim9}$及其两侧、上腹部,胸背部压痛点及膝眼下。

治法:用刮痧法。先在胸椎$_{5\sim9}$及其两侧刮5行,手法力度中等,至出现痧痕为止,再刮胸背部压痛点及上腹部,然后刮膝眼下。每日1次,5次为1个疗程。

主治:消化性溃疡。

附记:验之临床,久治效佳。必要时配合自拟兜肚方外治,则效果尤佳。方用三棱、莪术、黄芪各15克,肉桂10克,艾叶45克,木香、草果、公丁香各10克,红花15克,高良姜、延胡索各12克,砂仁、枳壳各9克(将上药共研细末后用1米白布折成双层,内铺棉花,将药末铺在棉花中间,用线缝好以防药末漏出)。刮后兜住胃脘部,12～20小时取下。每隔1个月更换1次。用于消化性溃疡、慢性胃炎、胃下垂等引起的疼痛。配用本方对提高和巩固疗效都是有益的。

·胃黏膜脱垂症·

胃黏膜脱垂症,中医无此病名,根据临床表现,多属中医的"胃痛""呕吐""呕血""便血"范畴。本病常与十二指肠溃疡合并发生。

【病因】　多由脾胃虚弱,纳运失司,胃失和降,脾不统血,或脾肾阳虚,或因肝郁化胃,胃失和降,气机阻滞所致。

【症状】　上腹部疼痛,腹胀,呕吐,嗳气,泛酸,或呕血、便血,或畏寒肢冷、纳呆等。

【疗法】

配穴方一 四神聪、后顶、天柱、膻中、中脘、天枢、章门、肝俞、胆俞、脾俞、胃俞、三焦俞、足三里、内庭。

治法:用刮痧法。先用刮板边缘刮头部的四神聪、后顶、天柱,再刮胸腹部的膻中、中脘、天枢、章门,然后刮背腰部的肝俞、胆俞、脾俞、胃俞、三焦俞,最后刮下肢部的足三里、内庭穴。用补法或平补平泻法,刮至微现痧痕为度。每日或隔日 1 次。

主治:胃黏膜脱垂症。屡用有效,久治效佳。

配穴方二 脾俞、胃俞、胃仓、肝俞、胆俞、百会穴及其周围、中脘、足三里。

治法:用刮痧、叩刺法。先用梅花针轻度叩打百会穴及其周围 20～30 遍,再刮背部的脾俞、胃俞、胃仓、肝俞、胆俞,然后刮腹部的中脘,最后刮下肢的足三里穴。用平补平泻法或补法,刮至微现痧痕为度。每日或隔日 1 次。

主治:胃黏膜脱垂症。坚持治疗,均有一定效果。

·胃神经官能症·

胃神经官能症是神经官能症的一种类型,在临床上较为常见。

【病因】 多因胃功能紊乱加之精神长期受到恶性刺激,使高级神经失去正常的平衡所致。每遇精神刺激而诱发。

【症状】 上腹部不定位的疼痛,胃脘部有灼热感,嗳气,反酸,腹胀,恶心,呕吐,食欲减退,有时便秘、腹泻,甚至全身无力等。但检查多无阳性发现。

【疗法】

配穴方一 脊柱两侧,上腹部,脐侧区,膝眼下及脾俞、胃俞、足三里。呕吐配内关;腹泻或便秘配大肠俞;嗳气反酸配肝俞、期门。

治法:用刮痧法。先刮脊柱两侧,手法力度中等,刮 3 行,再刮脾俞、胃俞、足三里,转刮上腹部、脐侧区、膝眼下,然后刮配穴。至出现痧痕为止。每日1次。

主治:胃神经官能症。

附记:病情严重者用泻法。一般或症状缓解后,则用平泻法或补法,可改为隔日或3日1次。坚持治疗,每获良效。

配穴方二 百会、四神聪、风池、天柱、脾俞、胃俞、缺盆、屋翳、期门、章门、梁门、滑肉门、足三里。

治法:用刮痧法。先用刮板边缘刮头部的百会、四神聪、风池、天柱,再刮背部的脾俞、胃俞,然后刮胸腹部的缺盆、屋翳、期门、章门、梁门、滑肉门,最后刮下肢部的足三里穴。用平补平泻法或泻法,刮至出现痧痕为度。每日或隔日1次。

主治:胃肠神经官能症。屡用有效。

·胃 下 垂·

胃下垂是一种慢性疾病。一般以胃小弯弧线最低点下降至髂嵴连线以下或十二指肠球部向左偏移时,称为胃下垂。临床以瘦长体形者为多见。

【病因】 多因暴饮、暴食,损伤脾胃,或七情内伤、肝气郁结、横逆犯胃致脾胃受损,或脾虚失运,痰湿水饮,结聚于胃,积液潴留,脾胃愈虚,终致气虚下陷,升举无力,从而脾气升提之力日薄,下陷之势日增,因而导致内脏下陷,遂成本病。此皆因中气不陷之所致矣。

【症状】 胃下垂。胃部呈凹,下腹部突出,食后常觉胃脘压重而有饱胀感,伴嗳气、恶心、呕吐、肠鸣,自觉有胃下坠之感,慢性腹痛或伴便秘、腹泻、眩晕、乏力、心悸、失眠、多梦等。在劳动时腹内有如抽搐牵引作痛之感。

【疗法】

配穴方一 脊柱两侧,肩上区,颈侧区,胸椎$_{5\sim12}$及其两侧,上腹部,脐侧区,膝眼下以及神阙、中脘、胃俞。

治法:用刮痧法。先刮脊柱两侧(3行)、肩上区(1行);颈侧区各1行，再重点刮胸椎$_{5\sim12}$及其两侧，中等力度刮5行，以出现痧痕为止。然后刮上腹部、脐侧区、膝眼下，均用补法。刮后再在神阙穴上拔火罐5～10分钟，温灸中脘、胃俞。每日1次。

主治：胃下垂。

附记：应长期坚持治疗，其效始著。临证治疗常配合自拟益气升提散外敷下腹部和肚脐上，则效果尤佳。方用党参、黄芪、茯苓各15克，炒白术20克，柴胡6克，升麻、枳壳各9克，赤石脂10克。研末后装入一个长方形布袋中缝好，盖在下腹和肚脐上，外以布带托而固定之。每月换药1次。单用本方效果亦好。

配穴方二　分2组：一为脾俞、胃俞、足三里；二为百会、中脘、大椎、气海、关元。若中气下陷配脊椎两侧夹脊穴、左天枢、右梁门；脾胃虚寒配左梁门、右天枢。

治法：第1组穴用刮痧法，刮至出现痧痕为止。第2组穴用点揉法，每穴3～5分钟，以有得气感为度。每日1次。再随证加刮配穴，手法力度宜轻，而中气下陷型的操作范围较广泛；脾胃虚寒型，则操作范围较局限，刮后并以艾条灸之。

主治：胃下垂。

附记：临床屡用，效果较好，若配合药物疗法则疗效更佳。要求与禁忌同上。

·急性胃肠炎·

急性胃肠炎，中医称上吐下泻，简称吐泻。

【病因】　多因饮食不洁、过食生冷或误食腐败有毒、刺激性或不易于消化的食物所致，终于导致脾胃之阳俱伤，胃阳伤则脾阳伤，胃阳伤则吐，脾阳伤则泻，故而吐泻并作。

【症状】　初起胃脘闷胀，渐则腹中剧痛，继则呕吐馊腐食物及泻痢稀黄水，大便中夹有不消化食物残渣，并有目眶凹陷精神疲乏，为病甚急。

【疗法】

配穴方一　脊柱两侧，胸椎$_5$至腰椎$_5$及其两侧，上腹部，脐侧区，下腹部，膝眼下。

治法：用刮痧法。先在脊柱两侧（全取）轻刮3行，再重点刮胸椎$_5$至腰椎$_5$及其两侧重刮（由轻到重）5行，至出现痧痕为止（用泻法）。然后刮上腹部、脐侧区、下腹部（正中线为主）及膝眼下。每日1次，待症状消失后改每日或隔日施术1或2次。

主治：急性胃肠炎。多年使用，效果甚佳。

配穴方二　脾俞、大肠俞、中脘、天枢、合谷、内关、足三里。

治法：用刮痧法。先用泻法刮脾俞、大肠俞和足三里，至出现痧痕为止。再点揉中脘、天枢、合谷和内关，每穴3～5分钟，以有较强得气感为度，每日1次。

主治：吐泻。屡用效佳。

配穴方三　分3组：一为大肠俞、胃俞；二为合谷、内关；三为少商、商阳。

治法：第1组穴用刮痧法刮至出现痧痕为止；第2组穴用点揉法，每穴3～5分钟，以有较强得气感为度；第3组穴用点刺法，以三棱针点刺两侧少商、商阳穴，并出血各1或2滴。每日1次。

主治：急性胃肠炎。验之临床。确有良效。

·反　　胃·

反胃又称“胃反”或“翻胃”，是一种谷食不化，终至吐出或食入即吐的病症，为病甚急。

【病因】　多因饮食不节、饥饿无度，损及脾阳，或高年阳衰，命火不足致中焦脾胃阳虚所致。

【症状】　朝食暮吐，暮食朝吐，甚则食入即吐或伴食后脘腹胀满或形寒畏冷等。

【疗法】

配穴方一　胃俞、胃仓、膈俞、膈关、内关、足三里。

治法:用刮痧法。均取双侧依次刨刮至出现痧痕为度。若兼形寒畏冷加温灸脾俞、肾俞、足三里。每日1次。

主治:反胃。屡用效佳。

配穴方二 胃俞、肾俞、足三里。脾胃虚寒配脾俞、中魁;脾肾阳衰配气海、章门、水分;气阴两虚配中脘、梁门、天枢。

治法:用刮痧法,先刮主穴至出现痧痕为止,每日1次。再随证加刮配穴:脾胃虚寒,其中以针点刺中魁穴,手法力度中等,操作范围较广泛;脾肾阳衰的手法力度中等,操作范围较局限;气阴两虚的手法力度宜轻,操作范围较广泛。

主治:反胃。

附记:用之临床可取得一定的疗效,若配以药物治疗则疗效较佳。术前应明确诊断,以免延误病情。

配穴方三 脾俞、胃俞、意舍、胃仓、关元、府舍、中脘、内关、足三里。

治法:用刮痧法。先刮背部的脾俞、胃俞、意舍、胃仓,再刮腹部的关元、府舍、中脘,然后刮上肢前臂的内关及下肢部的足三里穴。用泻法或平补平泻法,刮至出现痧斑为度。每日或隔日1次。

主治:反胃。屡用有效。

·急、慢性肠炎·

急、慢性肠炎,属中医"泄泻"范畴。暴泻多属急性,久泻多属慢性。

【病因】 多因饮食不节或不洁或过食生冷之物,或脾胃虚弱,湿自内生,或外受湿邪,或寒邪直中所致。慢性多由急性失治迁延转化而成。本病一年四季均可发生,尤以夏秋季节发病为多。

【症状】 腹痛、肠鸣、泄泻。急性则起病较急,日泻数次或十数次,或伴有恶寒发热,或嗳腐吞酸,或腹胀、喜热饮。慢性则迁延难愈,时泄时止,或久泻不止,大便日2～6次,为清稀便,臭味不浓,精神疲惫等。

【疗法】

配穴方一　脊椎(从长强至大椎)、肾俞、小肠俞。呕吐者配脾俞。

治法:用撮痧、点揉法。嘱患者俯卧位,医者以右手拇、示二指捏提脊椎皮肤肌肉(隔一层衬衣),从长强至大椎来回10次,使局部皮肤潮红,然后以示、中指指腹面分别揉按肾俞、小肠俞各4～6分钟,有呕吐者加揉按脾俞2分钟。每日1次。手法宜轻柔而稍用力,然后配合温脐散敷脐。方用五倍子、肉桂、冰片等组成,研细末备用,每用15克以温开水调和均匀敷脐部,用胶布固定,并以热物熨之,每日1次。

主治:秋季腹泻,成人与小儿均可用之。

附记:治疗小儿秋季腹泻110例(均为6个月至4岁患儿),痊愈(大便转实质软,日行1～3次,粪镜检查无异常)64例,好转(大便次数减少,粪便变稠,日行4次以内,粪镜检或见脂肪球少许)46例,均于3日内治愈。用于成人泄泻,效果亦佳。

配穴方二　脊柱两侧,腰骶椎及其两侧,脐侧区,下腹部,膝眼下,慢性配腹股沟区。

治法:用刮痧法。先在脊柱两侧(从大椎至长强)轻刮3行,至泛红为止,再于腰骶椎及其两侧重刮5行(慢性用中等力度),至出现痧痕为止,然后刮脐侧区、下腹部(或加刮腹股沟区),最后刮膝眼下,每日1次。急性用泻法,慢性用平泻法或补法。

主治:急、慢性肠炎。

附记:多年使用,疗效尚属满意。若配合药物内外治疗则效果更佳。此法用于急性细菌性痢疾效果亦佳。

配穴方三　分4组:一为中脘至天枢、上巨虚、大肠俞;二为中脘、天枢、曲池、外关、肺俞;三为中脘、天枢、足三里、三阴交、脾俞、胃俞;四为大肠俞、足三里、肾俞、三阴交、百会、命门。

治法:用刮痧法。

第1组先刮背部大肠俞,再从腹部中脘刮至天枢,最后刮下肢上巨虚。用泻法,刮至出现痧斑为度。每日 1 次,至愈为止。

第 2 组先刮背部肺俞穴,再从腹部中脘刮至天枢,然后从前臂曲池刮外关。用泻法,刮至出现痧斑为度。每日 1 次。

第 3 组先刮背部脾俞至胃俞,再从腹部中脘刮至天枢,然后刮下肢内侧三阴交,最后刮下肢内侧足三里穴。用补法,刮至微现痧痕为度。每日或隔日 1 次。

第 4 组先刮头部百会,然后刮背部肾俞至大肠俞和命门,再刮下肢内侧三阴交,最后刮下肢外侧足三里穴。用补法,刮至出现痧痕为度。每日或隔日 1 次。

主治:泄泻(第 1 组适用于伤食型,第 2 组适用于外感型,第 3 组适用于脾胃虚弱型,第 4 组适用于肾阳虚衰型)。

附记:屡用效佳。或取:肾俞、脾俞、大肠俞、次髎、下脘、关元、气海、足三里。用补法或平补平泻法或补法,刮至微现痧痕为度。隔日 1 次。用治慢性腹泻。效佳。

·慢性结肠炎·

慢性结肠炎,属中医“泄泻”范畴,又因泻在黎明之时,故又称“五更泻”。大多反复发作,病程多在半年以上。

【病因】 多因感受外邪、饮食不节、脾胃虚弱、肾阳虚衰、情志失调,或久病气虚损伤脾胃及肠而致清浊不分,升降失司所致。但大多是由急性肠炎迁延而成。

【症状】 常在黎明之时腹部胀痛,肠鸣,泻下如注,完谷不化,泻后则安,或黏液血便或便秘等症。

【疗法】

配穴方一 脊柱(从长强至大椎旁)。

治法:用撮痧法。医者用双掌从尾椎部交替轻轻拍打行至大椎旁,往返 5 分钟。待椎旁皮肤出现红润后即用双手拇指,从尾椎部(长强穴)开始把皮肌提捏起来(双手示指要横抵在脊椎骨处),捏到腰椎时,要适当加大力量向左右交替拨动,然后转缓渐渐捏到大椎旁，如此往返 20 分钟左右，待腰椎出现灼热和舒适感后即可。每日 1 次，中病即止。

主治：五更泻。屡用屡验，效果甚佳。

配穴方二 脊柱两侧，胸椎$_{10\sim12}$至腰骶椎及其两侧，上腹部，脐侧区，膝眼下。

治法：用刮痧法。先在脊柱两侧(自大椎至长强穴)轻刮 3 行，至皮肤潮红为止，再于胸椎$_{10\sim12}$至腰骶椎及其两侧刮 5 行(力度适中)，至皮肤出现痧痕为止。然后刮上腹部、脐侧区及膝眼下。每日 1 次，5 次为 1 个疗程。

主治：慢性结肠炎。临床屡用，效果颇佳。

配穴方三 脾俞、肾俞、大肠俞、中脘、天枢、足三里。

治法：用刮痧法配以点揉法。先刮脾俞、肾俞、大肠俞，至出现痧痕为止，再点揉或刮中脘、天枢，然后刮足三里。每日 1 次。

主治：慢性结肠炎(五更泻)。

附记：屡用效佳。同时要注意饮食卫生，不吃腐败变质食物，吃水果要洗净，忌食肥甘厚味，饮食宜清淡，腹部宜保暖，免感凉寒。

·过敏性肠炎·

过敏性肠炎，属中医"泄泻"范畴，是一种慢性肠道病，且多反复发作，病程较长。

【病因】 多因精神因素及某些刺激物(如药物、食物等)和化学、物理刺激过敏所致。

【症状】 腹痛(多为下腹部)，腹泻，有时便秘、恶心等。

【疗法】

配穴方一 脊柱两侧，腰骶椎及其两侧，脐侧区，下腹部，膝眼下。

治法：用刮痧法。自上到下先在脊柱两侧(从大椎至长强穴)轻刮 3 行，再重点刮腰骶椎及其两侧，手法力度适中，共刮 5 行，至皮肤出现痧痕为止,然后刮脐侧、下腹部及膝眼下。每日1次。

主治:过敏性肠炎。验之临床,均有较好的疗效。

配穴方二 分2组:一为脾俞、肝俞、大肠俞;二为长强、天枢、气海。

治法:用刮痧、点揉法。第1组穴轻刮至出现痧痕为止;第2组穴用点揉法,每穴3～5分钟,其中长强穴用重压加揉法。每日1次,5次为1个疗程。

主治:过敏性肠炎。多年使用,效果甚佳。

·阑 尾 炎·

阑尾炎属中医“肠痈”范畴,是临床上最常见的急腹症(内痈),以青壮年发病居多。临床一般分急性和慢性阑尾炎2种。

【病因】 多因湿、寒、热邪挟瘀,积于肠道所致。若由湿热挟瘀所致则发病迅速,多为急性。寒湿瘀血互结,郁久化热而起则发病缓慢,多为慢性。

【症状】 初起时中上腹或脐周围呈阵发性疼痛,数小时后转移到右下腹(天枢穴)附近(阑尾所在部位),呈持续性隐痛或阵发性绞痛,伴轻微寒热、恶心、呕吐等肠胃症状。继则腹痛增剧,高热持续不退等多为化脓期;若见下腹有明显肿块,甚则腹部膨胀,转则闻水声等,则为脓成期。

【疗法】

配穴方一 大肠俞、上巨虚(右侧)、阑尾穴、阳交。寒热配大椎;高热配十宣;恶心呕吐配中庭、内关;疼痛剧烈配公孙、内庭。

治法:用刮痧法。均用泻法,先刮主穴至出现痧痕为止,再随证加刮配穴,其中十宣穴以三棱针点刺放血各1或2滴。每日1次。

主治:急性阑尾炎。多年使用,治验甚多,疗效尚属满意。

配穴方二 大肠俞、阑尾穴、天枢、关元、阿是穴(急性取压痛点,慢性取肿块处)。

治法:用刮痧法。手法力度(急性宜重、慢性中等)随证而定。依次在上述穴位皮区刮至出现痧痕为止。每日1次。

主治:急、慢性阑尾炎。

附记:应以药物治疗为主,辅以本疗法,内外并治,多可取得满意疗效。但成脓后应转手术治疗为宜。

配穴方三　脊柱两侧、大肠俞、关元俞、次髎、大横、天枢、合谷、足三里、阑尾、三阴交、阴陵泉。

治法:用刮痧法。先在脊柱两侧(自大椎至长强)轻刮5行,再重点刮大肠俞、关元俞、次髎,至皮肤出现痧痕为止,然后刮治大横、天枢、合谷、足三里、阑尾、三阴交、阴陵泉。每日1次,5次为1个疗程。

主治:慢性阑尾炎。屡用效佳。

·膈肌痉挛·

膈肌痉挛,中医称“呃逆”,俗称“打呃”,是以气逆上冲,喉间呃逆连声,声短而频,令人不能自主的一种病症。本病大多单独出现,亦可继发其他疾病中,则为病势转重之预兆。

【病因】　主要是胃气上逆所致,与脾、胃、肾、肝关系密切。多因受寒凉刺激而干扰胃气,或因饮食过急,或饮食不节,过食生冷,损伤胃气,或情志抑郁,肝气犯胃,或脾胃虚弱,中气虚损所致。亦可因肾气不纳,致使气逆上冲动膈,而作呃逆连声,其病较重。

【症状】　呃逆连声。证有轻重之分,若偶然发作,大多轻微。若反复发作,迁延不止者,其症多重。若继发其他疾病中,其证尤重,治当详察。

【疗法】

配穴方一　脊柱两侧,颈前区,颈侧区,剑突,胸椎$_{7\sim12}$及其两侧与异常反应点(部位)和膝眼下。

治法:用刮痧法。先在脊柱两侧(从大椎至腰骶椎),轻刮3行,至出现泛红为止,再将胸椎$_{7\sim12}$及其两侧重(中)刮5行,至出现痧痕为度，然后刮颈前区（用拧痧法）、颈侧区、剑突及膝眼下。每日1或2次。

主治：膈肌痉挛，不断打呃，并影响饮食、睡眠等。多年使用，均收到较好的疗效。

配穴方二 膈俞、肝俞、膻中、中脘、呃逆穴。并随证配穴：胃气上逆配足三里、内关、巨厥；肝气乘胃配足三里、内关、阳陵泉和太冲；肠腑结滞配足三里、内关、内庭、天枢；肾不纳气配足三里、内关、气海。

治法：用刮痧法。先刮主穴至出现痧痕为止，每日1次。并随证加刮配穴：胃气上逆、肝气乘胃、肠腑结滞3型，手法力度中等，操作范围较广泛，其中天突穴用点揉法，太冲穴以针点刺；肾不纳气的手法力度较轻，操作范围较局限。

主治：呃逆。

附记：屡用效佳。同时注意饮食适量，不过食生冷，切忌抑郁、紧张，保持精神愉快。若突然出现呃逆不止，属土败胃绝，必须密切注意。

·胃 扩 张·

胃扩张，古谓“胃胀”。

【病因】 多因暴饮暴食，损伤脾胃，致使胃功能不足，胃壁弛缓，失去收缩性能力所致，或由慢性胃炎或腹膜炎愈后之转变，或幽门部之狭窄，或胃生溃疡，或邻近脏器之压迫等因所引起。

【症状】 胃部胀重，食欲不振，或易于饥饿，空腹时发生胃痛、吞酸、嘈杂、嗳气，或有呕吐、便秘、小便量少。胃部之触诊，胃之下缘降至脐下，在仰卧时可看出心窝部稍低陷，而脐之上部膨隆胀大，若振动之则发生振水音，肌肉日瘦，营养益少，成为顽固难愈之病。

【疗法】

配穴方一 脊柱两侧，胸椎$_{5\sim12}$及其两侧与异常反应部位，上腹部，脐侧区，下腹部，膝眼下。

治法：用刮痧法。先在脊柱两侧（自大椎至胸$_{12}$）轻刮3行，再重点刮胸椎$_{5\sim12}$及其两侧5行及异常反应点，刮至出现痧痕为止，然后刮上腹部、脐侧区、下腹部及膝眼下。每日1次，5次为1个疗程。

主治：胃扩张。

附记：坚持治疗，均有较好的疗效。必要时加温灸神阙或配合药物治疗，则效果更佳。

配穴方二　分2组：一为上腹部（5行）、足三里、阳陵泉；二为胸$_{7\sim12}$及其两侧（7行）、上巨虚、阴陵泉。

治法：用刮痧法。每取1组，交替使用。手法力度中等，操作范围较广，用平补平泻法至皮肤出现痧痕为止。每日1次，5次为1个疗程。

主治：胃扩张。一般1或2个疗程即可见效或痊愈。

·胃酸过多症·

胃酸过多症，属中医“胃痛”范畴。

【病因】　多因急食快食和咀嚼不充分，或因牙齿不良，未经细嚼而吞下，损伤脾胃，或脾胃虚弱，肝气犯胃而致，或因神经衰弱，过食淀粉与香味食物，刺激分布于胃腺之分泌神经而发。亦有因惊惧、精神刺激而致者。

【症状】　初起胃部有压重不快、吞酸、嘈杂、嗳气，再进一步发生胃痛。胃痛每在食后2小时发生，向背部两肩胛放射，但食欲反佳，多伴便秘。如病情再进展，发生胃溃疡者居多。

【疗法】

配穴方一　脊柱两侧，胸椎$_{5\sim10}$及其两侧，上腹部，肩胛区及膝眼下。

治法：用刮痧法。先在脊柱两侧（从大椎至命门穴）轻刮3行，以潮红为止，再重点刮胸椎$_{5\sim10}$及其两侧5行及肩胛部，手法力度中等,刮至皮肤出现痧痕为止,然后刮上腹部及膝眼下。每日1次。

主治:胃酸过多症。

附记:临床屡用,每获良效。若配合制酸散外敷或内服,效果尤佳。方用乌贼骨30克,瓦楞子、延胡索、广木香各10克,共研细末后备用。外用:每取本散20～30克以生姜汁调和成糊状,刮后外敷于中脘和神阙穴上,外以纱布覆盖,胶布固定,每日换药1次。内服为每次6克,日服2或3次。

配穴方二 分2组:一为天柱、膈俞、中脘、梁丘;二为大杼、脾俞、肝俞、天枢、三阴交。

治法:用刮痧法。每取1组,交替使用。用中等或较重手法刮至出现痧痕为止。每日1次。

主治:胃酸过多症。

附记:屡用效佳。同时应细嚼慢咽,忌快食暴饮及冷食,情志怡悦,腹背保温。

·胃肌衰弱·

胃肌衰弱,古谓"胃弱",是胃功能减退的一种病症。

【病因】 多因腹壁弛缓、腹压减少及营养不良影响胃肌衰弱所致。

【症状】 胃部膨满并有压重之感,食后尤甚,必须放松衣带,饮食之后常发嗳气,进液体后胃有振水音,进而易致营养不良、神经衰弱等症。

【疗法】

配穴方一 脊柱两侧,胸椎$_{5\sim8}$及其两侧,上腹部,足三里及膝眼下。

治法:用刮痧法。先在脊柱两侧(从大椎至命门穴),轻刮3行,以泛红为止,再重点刮胸椎$_{5\sim8}$及其两侧至出现痧痕为止,然后刮上腹部、足三里及膝眼下,用补法。每日1次。

主治：胃肌衰弱。验之临床，确有良效。

配穴方二　胸椎$_{7\sim12}$及其两侧，上腹部及足三里、阴陵泉。

治法：用刮痧加灸法。用补法先轻刮胸椎7行，上腹部5行及足三里、阴陵泉。再用艾条悬灸。每日1次，5次为1个疗程。

主治：胃肌衰弱。

附记：坚持治疗，每获良效。同时注意饮食选择，忌食不易消化和水分多之食物，常常按摩背部两侧与胃部，常可收到事半功倍之效。

·痢　　疾·

痢疾，又名“滞下”“肠澼”。现代医学命名与宋代《济生方》谓“痢疾”基本一致。本病多发生于夏秋季节，是由痢疾杆菌引起的肠道传染病。

【病因】　痢疾虽有赤痢、白痢、赤白痢之分，皆是湿热、寒湿为患，或兼暑湿热毒。多因饮食不节或不洁，伤及脾胃，湿热熏蒸，气血瘀滞，化为脓血。虽有虚寒，然必素体虚弱，痢下过久，寒泄太过，由湿热转为虚寒，且痢疾初起断无虚寒者。

【症状】　下痢频行不畅，里急后重，便下赤白黏液。又以赤多为赤痢，白多为白痢，赤白相兼为赤白痢。证属湿热为多。下痢稀白黏液，且有腥臭气味，四肢厥冷，虽有里急后重而不甚明显，脉象细弱，此属虚寒。古人虽有赤痢属热，白痢属寒之论，然白而稠黏亦属湿热。根据临床表现又有湿热痢、疫毒痢、噤口痢和休息痢之分，治当详察。

【疗法】

配穴方一　分3组：一为手掌区、足三里、三阴交、膝眼下；二为神门、合谷、中脘、天枢、涌泉；三为十宣、委中、尺泽。

治法：第1组穴用刮痧法中的泻法，刮至出现痧痕为度；第2组穴用点揉法，根据患者体质决定，一般以患者有得气感为度，每穴3～5分钟；第3组穴用放痧法，十宣用捏紧放血法，委中、尺泽用放血法。均用三棱针点刺放血各1～5滴。若四肢厥冷,上用平补平泻法,再加灸关元穴,多1次即效。

主治:中毒性痢疾。多年使用,屡用良效。

配穴方二 脊柱两侧,腰骶椎及其两侧,上腹部,脐侧区,膝眼下,膝弯区。

治法:用刮痧法。先在脊柱两侧(从大椎至长强穴),轻刮3行,至泛红为度,再将腰骶椎及其两侧重刮5行,至出现痧痕为止,然后刮上腹部(以正中线为重点)、脐侧区及膝眼下、膝弯区。每日1次。

主治:痢疾。

附记:一般赤痢用泻法;赤白痢和白痢用平补平泻法,且白痢刮后在神阙穴上拔火罐;虚寒痢用补法加温灸关元、肾俞、脾俞。临床屡用,均收到较好的疗效。

配穴方三 中脘、天枢、神阙、气海、足三里、大肠俞。

治法:用点揉、刮痧法。先在前4穴上轻轻点揉各3～5分钟至有得气感为止,然后在神阙穴上隔姜灸3～5壮;最后刮大肠俞、足三里,用补法刮至皮肤鲜红色为止。每日1次,5次为1个疗程。

主治:虚寒痢、白痢。屡用屡验,久治效佳。

·腹　痛·

腹痛病变部位较广,这里指肚脐以下耻骨以上的整个部位发生疼痛者,概称之为腹痛。无论男女老幼皆可发病。本病既可单独出现,亦可继发其他疾病中。

【病因】 多因外感风、寒、暑、湿或贪食生冷,内伤饮食,或情志失常,气滞血瘀所致,或由其他疾病引起。

【症状】 腹痛病位有大腹、小腹、少腹之分,证有寒、热、虚、实之辨。治当详察。

【疗法】

配穴方一　脊柱两侧，腰骶椎及其两侧及压痛点，下腹部，脐侧区，腹股沟区，膝弯区。

治法：用刮痧法。先在脊柱两侧（自大椎至长强穴）轻刮 3 行至泛红为止，再刮治腰骶椎及其两侧 5 行及压痛点（腹背部），至出现痧痕为止，手法力度中等，操作范围较广泛，然后刮下腹部、脐侧区（绕脐痛多刮）、腹股沟区（少腹痛多刮）及膝弯区。每日 1 次。

主治：腹痛。

附记：屡用效佳。若寒性腹痛，刮后在神阙穴上拔火罐 10～15 分钟，或隔姜灸 3～5 壮则效果更佳。

配穴方二　大椎、大杼、膏肓俞、神堂。配穴：足三里、天枢、中脘、关元、内关、三阴交。

治法：用刮痧法。先刮主穴，用泻法刮至出现痧痕为止，再刮配穴（或仅取足三里、天枢、中脘、关元）亦用泻法。多 1 次即效。

主治：腹痛。屡用效佳，一般 1 或 2 次即愈。

配穴方三　神阙周围各旁开 1 寸对角点（共 4 点）。虚寒配关元；实寒配天枢；食积配中脘；气滞血瘀配期门、行间。

治法：用挑痧加拔火罐法。先在主穴各点挑刺，以微出血为度，然后拔火罐 5～10 分钟，再随证加刮配穴，至出现痧痕为止。

主治：腹痛。

附记：一般治疗 1 次，最多 3 次即可见效或痛止。必要时，配合敷脐方治疗，则效果更佳。

·腹　　胀·

腹胀，一般单独者甚少，多见于其他疾病（如急性肠炎、肝病、小儿疳积和术后等）之中，或与腹痛并见。

【病因】　原因较为复杂，多与宿疾或术后有关。多由湿热、食积、气滞所致，其证多实，但亦有久病虚胀。大概食后胀甚者多在肠胃，二便通调者，胀多在脏。

【症状】 腹胀时重时轻,或食后胀甚,或遇情志变化而加重,矢气稍舒,或与腹痛并见,腹胀一般多有兼证,但较腹胀为轻。

【疗法】

配穴方一 天枢、足三里、上巨虚(均取双侧)。

治法:用刮痧法中的补法,先刮天枢,再刮足三里、上巨虚至皮微红充血为止。每日1次,中病即止。

主治:腹部术后腹胀。

附记:屡用效佳。天枢穴施术要避开手术切口处,可向左或右移开0.5寸处即可。

配穴方二 脊柱两侧,胸椎$_{8\sim12}$至腰骶椎及其两侧,脐侧区,下腹部,膝眼下。

治法:用刮痧法。先在脊柱两侧(从大椎至骶椎$_{4}$)轻刮3行,至泛红为止,再重点刮胸椎$_{8\sim12}$与腰骶椎及其两侧,用平泻法共刮5行,至出现痧痕为止,然后刮脐侧区、下腹部、膝眼下。每日1次。

主治:腹胀或与腹痛并见。

附记:临床屡用,均收到较好的疗效。若配合敷脐方则效果更佳。

配穴方三 分2组:一为足三里、梁丘;二为上巨虚、三阴交。

治法:用刮痧法。任选1组交替使用。刮至出现痧痕为止。每日1次。

主治:腹胀。屡用效佳。

·慢性肝炎·

慢性肝炎(包括“迁延肝”和“慢活肝”两类),属中医学的“黄疸”“湿阻”“胁痛”“虚证”“癥积”等病范畴。本病在临床上较为常见,且病程缠绵,较难根治。

【病因】 多由急性肝炎失治转变而来。病由实致虚,虚实挟杂,终成肝郁脾虚、肝肾不足、脉络瘀阻等病理表现。

【症状】 肝区(或胁)作痛,头晕,乏力,面色少华,肝大,口苦胁胀或脘腹胀满,或食欲不振,纳谷不香,或形体消瘦,或便溏,睡眠不安,肝功能异常等。

【疗法】

配穴方一 脊柱两侧和胸椎$_{6\sim12}$及其两侧与异常反应区,上腹部,剑突,前后肋间区(肝区周围为重点),膝弯区。

治法:用刮痧法。先在脊柱两侧(以大椎至长强穴)轻刮3行,至皮肤泛红为止,再重点刮治胸椎$_{6\sim12}$及其两侧5行及异常反应区,至出现痧痕为止(手法力度中等,操作范围宜广),然后刮上腹部、剑突、前后肋间区及膝弯区。每日1次,10次为1个疗程。

主治:慢性肝炎。症见食欲减退,疲倦,消化不良,恶心,呕吐,右上腹部不适或疼痛,肝功异常并出现黄疸、肝大等。

附记:多年使用,若能坚持治疗,多收到较好的疗效,若配合敷脐或热熨方,则疗效颇佳。

配穴方二 大椎、至阳、肝俞、胆俞、脾俞、膻中、期门、中脘、阳陵泉、太冲。

治法:用刮痧法中的补法依次轻刮上述穴位皮区至有痧痕为止,其中太冲穴可用点揉法。每日1次。

主治:慢性肝炎。

附记:久治多效。患者可经常在至阳穴附近找到压痛点(其反应点部位以第6胸椎棘突处最为明显),并重点刮拭。

配穴方三 分2组:一为脾俞、肝俞、天池、日月、支沟、阴陵泉;二为胆俞、至阳、中脘、胸乡、足三里、商丘。

治法:用刮痧法。任选1组,交替使用。用补法依次轻刮上穴至出现痧痕为止。每日1次,10次为1个疗程。

主治:慢性肝炎。

附记:坚持治疗,其效始著。必要时,配合药物内外治疗,可缩短疗程,提高疗效。

·胆囊炎、胆石症·

胆囊炎和胆石症有急慢性之分。一般急性期多见胆囊炎,至慢性或慢性急性发作,往往二症并见。多属中医的“胁痛”“黄疸”“结胸”等病范畴。

【病因】 胆附于肝,互为表里,胆汁是借肝之余气,溢入于胆,积聚而成。肝失疏泄,脾失健运,可导致气滞血瘀,湿热内蕴,而致胆囊肿大发炎;又肝失疏泄,胆汁排泄不畅,日积月累,久受煎熬,聚结成石。结石阻滞则“不通则痛”。

【症状】 右上腹疼痛或绞痛,放射至右肩(胆石症绞痛尤剧)。多伴有恶心、呕吐、头昏无力或纳呆、口苦、黄疸等症。急性多伴有发热、恶寒、头痛等症。

【疗法】

配穴方一 脊柱两侧,肩上区,胸椎$_{8\sim12}$及其两侧(急性期配胸$_{1\sim5}$及其两侧),肩胛区,上腹部及异常反应区,膝弯区。

治法:用刮痧法。先在脊柱两侧(从大椎至命门)轻刮3行及肩上区,至泛红为止,再于胸椎$_{8\sim12}$及其两侧(或加刮配段)刮5行(手法力度:急性宜重,慢性中等),至出现痧痕为止,然后刮肩胛区和异常反应区、上腹部及膝弯区。每日1次,10次为1个疗程。

主治:胆囊炎、胆石症、胆绞痛。

附记:急性期(发作)用泻法,慢性期(缓解)用平泻法。临床屡用,均有良好的止痛效果。必要时,应配合其他疗法治疗。

配穴方二 发作期取天宗、胆俞及肩胛部期门、日月、梁门;缓解期取胆俞、日月及上腹部阳陵泉、胆囊穴、光明、丘墟及小腿外侧。

治法:用刮痧法。发作期用泻法;缓解期用平泻法。随证取穴,依次刮拭至出现痧痕为止。每日1次,中病即止。

主治:胆绞痛(胆囊炎、胆石症)。

附记:此法适用于慢性期治疗。对于急性病例(有感染)及剧烈的胆绞痛者,必须采取综合措施治疗。

配穴方三　分2组：一为肝俞、胆俞、膈俞、曲垣、章门、日月、梁门、太乙、足三里、胆囊穴；二为肝俞、胆俞、日月、期门、阳陵泉、胆囊穴、太冲。

治法：用刮痧法。

第1组先刮背部的膈俞、肝俞、胆俞、曲垣，再刮胸腹部的日月、梁门、太乙、章门，然后刮下肢部的足三里、胆囊穴。用平补平泻法，刮至微现痧痕为度。每日或隔日1次。

第2组先刮背部的肝俞、胆俞，再刮胸胁部日月、期门，然后刮下肢部阳陵泉、胆囊穴、太冲穴。用泻法或平补平泻法，刮至出现痧痕为度。每日或隔日1次。

主治：慢性胆囊炎（第1组主治）和胆道系统感染和胆石症（第2组主治）。多年使用，用之多效。

·眩　晕·

眩谓眼黑，晕者，头旋也，古称头旋眼花是也。

【病因】　多因肝风内动上冒，古谓："诸风掉眩，皆属肝木是也"，或湿痰壅遏，或气虚挟痰，或肾水不足，虚火上冲，或命门火衰，真阳上浮所致。由此观之，凡外感六淫，七情内伤，脏腑功能失调皆能致病。

【症状】　眩晕（眼花、星转、起则眩倒）或伴随兼症。致因不同，兼症亦异，治当详察。

【疗法】

配穴方一　脊柱两侧，头顶区，前额区，急性取颈椎$_6$至胸椎$_5$，慢性取胸椎$_8$至腰椎$_2$及其两侧，肩胛区，膝弯区，足底区。

治法：用刮痧法。先在脊柱两侧（从颈椎至腰椎$_2$）轻刮3行，至出现泛红为度，再重点刮颈椎$_6$至胸椎$_5$或胸椎$_8$至腰椎$_2$及其两侧，至出现痧痕为止，然后刮头顶区（用梳背刮）、前额区（用丝瓜络或棉线团刮）、肩胛区、膝弯区及足底区。实证用泻法或平泻法，虚证则用补法。每日1次，10次为1个疗程。

主治:眩晕。验之临床,久治效佳。

配穴方二　分2组:一为百会、强间、瘛脉、风池、天柱;二为太阳、侠溪、三阴交、大敦、涌泉。

治法:用刮痧、点揉法。第1组穴用刮痧法,至出现痧痕为止;第2组穴中的太阳穴用挤痧法,余穴均用点揉法,每穴3～5分钟。每日1次。

主治:眩晕。

附记:屡用有效。对于颅内占位性病变引起的眩晕,非本疗法所宜。应注意劳逸结合,节制房事,戒烟酒,避免头部突然转动。

配穴方三　分4组:一为百会、太阳、风池、肝俞、行间、侠溪;二为阴陵泉、丰隆、中脘、内关、头维、百会;三为百会、血海、膈俞、足三里、三阴交、气海;四为肝俞、肾俞、太溪、太冲、神门、照海。

治法:用刮痧、指压法。

第1组先按揉头顶百会穴,再按太阳穴,然后点按风池穴,接着刮背部肝俞穴,最后刮足背部行间至侠溪穴。用泻法,刮至出现痧斑为度。每日1次。

第2组先按揉头顶百会穴,再按揉头两侧头维穴,然后刮腹部中脘穴,再刮前臂内关穴,然后刮下肢内侧阴陵泉,最后刮下肢外侧丰隆穴。用泻法,刮至出现痧痕为度。每日1次。

第3组先按揉头顶百会穴,次刮背部膈俞,然后刮腹部气海穴,再刮下肢内侧血海至三阴交,最后刮下肢外侧足三里穴。用补法刮至微现痧痕为度。每日或隔日1次。

第4组先刮背部肝俞至肾俞,然后刮前臂神门,再刮下肢照海至太溪,最后足背部太冲穴。用补法,刮至微现痧痕为度。每日或隔日1次。

主治:眩晕(第1组主治风阳上扰型,第2组主治痰浊上蒙型,第3组主治气血亏虚型,第4组主治肝肾阴虚型)。

附记:临床分型施治,效果甚佳。

·高　血　压·

高血压是以动脉血压增高，尤其是以舒张压持续升高为主要临床表现的全身性慢性血管疾病，属中医的“眩晕”“头痛”等病范畴，是临床常见病、多发病。无论男女均可发病，尤以中老年人发病居多。

【病因】　多因忧思过度，精神紧张或受强烈的精神刺激而导致肝阴暗耗，肝阳偏亢，或嗜食肥甘厚味食物，或过度饮酒、吸烟，以致阴阳气血失去平衡，终形成肝阳偏亢，或素体阳盛，加之精神因素影响而致肝阳上亢，甚至出现痰火上扰，或老年肝肾两虚，水不涵木而引起阴虚阳亢的病理表现。临床所见尤以阴虚阳亢型为多见。

【症状】　血压升高呈波动状，与精神紧张和劳累过度有关。初期情绪易怒，面赤，头痛，头胀或眩晕等阳亢症状。如血压继续升高，常伴有四肢发病，头晕耳鸣和心烦失眠等阴虚阳亢症状，到后期还可出现五心烦热、心悸失眠、头晕、神疲懒言和腰膝酸软等阴虚或阴阳两虚之证。严重者还可引起动脉硬化或中风等并发症。

【疗法】

配穴方一　脊柱两侧和骶椎及其两侧，耳甲，外耳道及耳后之乳突部，颈部前后及头顶部，膝弯区。

治法：用刮痧加叩刺法。先在脊柱两侧（从颈椎$_1$至尾椎）自上到下轻刮3行，以出现泛红为止，再于骶椎及其两侧平刮（手法力度中等）5行，至出现痧痕为止。以撮痧法中之拧痧施于颈前刮拭后，以出现痧痕为止，再用梅花针叩刺（轻刺）耳甲、外耳道及耳后之乳突部、颈部前后及头顶部，最后刮膝弯区。每日1次。

主治：高血压。

附记：验之临床，确有良好的降压效果。待血压基本正常后用补法，隔日或3日1次，依上法调治1～2个月后，以巩固治疗效果。

配穴方二 风池、肩井、头后部及肩部、脊柱及背部两侧膀胱经、太阳、曲池及上肢背侧、足三里、三阴交、太冲。

治法:用刮痧、点揉法。先刮风池、肩井、头后部及肩部、脊椎及背部两侧膀胱经;再刮曲池及上肢背侧、足三里、三阴交,均用平泻法至出现痧痕为止,然后点揉太阳和太冲穴,每穴 3～5 分钟。每日 1 次。

主治:高血压。

附记:此法对本病有较好的疗效,亦可使症状获得不同程度的改善。但对于顽固性高血压病发展的高血压危象者,应中西药同时并用以控制血压。病情平稳期间也应坚持刮痧,以利于预防中风的发生。

配穴方三 脊柱两侧,肩上区,颈前后区和头顶区,肋间区,胸椎$_{1\sim5}$与骶椎及其两侧 7 行与异常反应区、膝弯区及小腿外侧区。

治法:用刮痧法。先于脊柱两侧(从颈椎$_{1}$至尾椎)3 行及肩上区轻刮 1 行,至出现泛红为止,再重点刮胸椎$_{1\sim5}$与骶椎及其两侧和异常反应区,至出现痧痕为止(用平泻法),然后刮颈后、颈前(可用拧、扯、夹痧法)、头顶区(可用梅花针轻叩刺)、肋间区、膝弯区及小腿外侧区。每日 1 次,5～10 次为 1 个疗程。

主治:高血压(各期)。

附记:多年使用,确有良效。连治 3～6 个月疗效较为巩固。若配合用吴茱萸 15～30 克,研末,以醋调匀成稠糊状,分敷于两足心(涌泉穴),外以纱布包扎固定,每日换药 1 次。本方适用于原发性高血压病。效果尤佳。待血压基本正常后,停用敷药,改为 3 日或 5 日刮治 1 次,以巩固疗效。

·低　血　压·

低血压,属中医“虚损”“眩晕”等病范畴。

【病因】 多因素体虚弱、气阴不足所致。

【症状】 低血压[成人肱动脉收缩压<12.0kPa(90mmHg),舒张压<8.0kPa(60mmHg)者为低血压]病有急性和慢性之分。急性低血压主要表现为晕厥和休克2种综合征;慢性低血压多伴有面色萎黄、消瘦、眩晕、耳鸣、心慌、乏力、气短、手足发凉、自汗、健忘等症状,严重者可出现恶心、呕吐、晕厥等,部分慢性低血压无自觉症状。

【疗法】

配穴方一 脊柱两侧,胸椎$_1$至腰椎$_2$及其两侧,头顶区和上、下腹正中线,膝弯区,小腿外侧区,足底区。

治法:用刮痧法(轻刮补法)。先刮脊柱两侧(自颈椎$_1$至骶椎$_4$)3行,至泛红为止,再重点刮胸椎$_1$至腰椎$_2$及其两侧7行,至出现痧痕为止,然后刮头顶区(可用梅花针轻叩刺)和上、下腹正中线,膝弯区,小腿外侧区,足底区。每日1次。

主治:低血压。坚持治疗,多有良效。

配穴方二 百会、厥阴俞、膈俞、脾俞、志室、肾俞、中脘、关元、郄门、风市、足三里、太冲、涌泉。

治法:用刮痧法并点揉法。先刮头部的百会,再刮背部的厥阴俞、膈俞、脾俞、志室、肾俞;然后点揉中脘、关元;最后刮下肢部的郄门、风市、足三里;点揉太冲、涌泉。均轻刮至微现痧痕为度,用补法。每日或隔日1次。

主治:低血压症。屡用有效。

·冠　心　病·

冠心病的全称为"冠状动脉粥样硬化性心脏病",又称"缺血性心脏病",属中医"胸痹"范畴。

【病因】 多因心阳不足,六淫寒邪乘心,以致寒凝血涩,拘急收引,或饮食不慎,膏粱厚味,变生痰湿,痰湿侵犯,占据清旷之区,或痰热灼络,火性上炎,或气血津液阴阳不足,以致虚而血行缓慢,或七情内伤,气机郁滞,均可导致气滞血瘀,血脉瘀阻,郁遏于胸所致。现代医学认为是由于胆固醇类脂质沉积在冠状动脉内膜壁下，内皮细胞、平滑肌细胞、结缔组织增生及血小板凝集形成粥样硬化斑块，引起管腔狭窄或闭塞，或者由冠状动脉内膜平滑肌强烈收缩引起冠状动脉痉挛，导致心肌缺血所致。

【症状】 胸痹（心绞痛）或心肌梗死、心律失常、心力衰竭等。正如《金匮要略》所说："胸痹不得卧，心痛彻背，背痛彻心"，"胸痹，胸中气塞，短气"，"阳微阴弦即胸痹而痛"。又因致因不同，故兼症亦异。

【疗法】

配穴方一 颈项两侧（颈侧区）至肩上区，胸椎$_{1\sim7}$及其两侧，前臂内侧正中线及压痛点。

治法：用刮痧法。先在颈项两侧至肩上区轻刮3行，再重点刮胸椎$_{1\sim7}$及其两侧，共刮7行，手法力度中等，至出现痧痕为度。然后刮前臂内侧正中线及压痛点。每日1次。

主治：冠心病、心绞痛。

附记：验之临床多效。忌过劳累，淡食节欲。痛发时，亦可含化硝酸甘油以助止痛之效。

配穴方二 厥阴俞、心俞、神堂、至阳、天突、膻中、巨阙、曲泽、内关及上肢前侧、足三里、三阴交、太溪。

治法：用刮痧法。先刮厥阴俞、心俞、神堂、至阳，点揉天突、膻中、巨阙，再刮曲泽、内关及上肢前侧、足三里、三阴交，然后点揉太溪，均刮至出现痧痕为止，每穴点揉3～5分钟，至有得气感为止。每日或隔日1次。

主治：冠心病、心绞痛。

附记：此法对缓解和减少心绞痛有一定疗效，但在心绞痛频繁及程度加重时，应及时采用中西药物综合治疗。本病患者常可在心俞穴、厥阴俞穴、至阳穴及其附近找到敏感点或压痛点，应在该处重点刮治。同时患者的饮食宜清淡，忌厚味及烟酒，避免劳累及情绪波动。

配穴方三　脊柱两侧，颈侧至肩上区，胸椎$_{1\sim7}$及其两侧7行及异常反应点和胸骨柄区（包括天突、膻中）前肋间区，肘弯区。

治法：用刮痧法。先在脊柱两侧（从颈椎$_{1}$至胸椎$_{12}$）轻刮3行，颈侧至肩上区各1～3行，再重点刮胸椎$_{1\sim7}$及其两侧，中刮7行及异常反应点（或压痛点），至出现痧痕为止，然后刮胸骨柄区、天突、膻中、前肋间区及肘弯区。每日1次。

主治：冠心病、心绞痛。

附记：多年使用，均有良好的缓解止痛效果。对冠心病缓解期亦有较好的疗效。但对心肌梗死（心力衰竭），应以中西医救治为主，此法仅作为辅助疗法之用。

·风湿性心脏病·

风湿性心脏病，简称“风心病”，中医无此病名。多属于“风痨”“怔忡”“喘证”“水肿”“心痛”等病范畴。根治颇难。

【病因】　多因风寒湿邪内侵，久而化热或风湿热邪直犯，内舍于心，乃致心脉痹阻，血脉失畅，或阳虚无以温照气化，阳虚不布，或水湿不化，内袭肺金，外溢肌肤四肢，或下走肠间而致病。

【症状】　心悸，怔忡，呼吸困难，咳嗽，气短，咯血，心绞痛，或四肢厥冷、面色㿠白，或胸闷脘腹痞胀，不能平卧，或水肿，或恶风发热，午后热甚，或颧面暗红，唇舌青紫。根据临床表现一般可分为风湿热和心脏瓣膜2种。

【疗法】

配穴方一　脊柱两侧，肩上区，胸骨柄区，剑突，胸锁骨上下区，颈后区（包括颈椎），胸椎$_{1\sim7}$及其两侧与异常反应区和前肋间区，水肿者配腰骶椎及其两侧7行和小腿外侧区，膝弯区。

治法：用刮痧法中的平泻法，风湿热用泻法。先在脊柱两侧（从大椎至长强穴）轻刮3行，肩上区轻刮1行，再重点刮胸椎$_{1\sim7}$及其两侧（共7行）与异常反应区，至出现痧痕为止，刮胸骨柄区、剑突、胸锁骨上下区、颈后区与颈椎、小腿外侧、膝弯区，然后加刮配穴。每日1次,10次为1个疗程。

主治:风湿性心脏病。

附记:多年使用,均收到一定的疗效。严重者应以药物治疗为主,再辅以本疗法,则效果更好。

配穴方二 心俞、肺俞、膻中、水分、中极、曲泽、通里、间使、神门、阳陵泉、飞扬、郄门、内关。

治法:用刮痧法。先刮背部的心俞、肺俞,再刮胸腹部的膻中、水分、中极,然后刮上肢部的曲泽、通里、间使、神门、郄门、内关,最后刮下肢部的阳陵泉、飞扬穴。依据患者的体质、病情选用补泻手法,刮至出现痧痕为度。每日或隔日1次。

主治:风湿性心脏病。

附记:临床验证有效。本病之治,应以药物治疗为主,本法为辅,配合应用,可提高临床治疗效果。

·肺源性心脏病·

肺源性心脏病,中医无此病名,本病多属中医的"咳喘""痰饮""心悸""水肿"等病范畴。治疗颇费时日。

【病因】 多因外邪犯肺或脏腑有病累及于肺,日久不愈,肺气渐虚,久则影响心脏,必导致心脉瘀阻,心气、心血不足而致。再则人为整体,五脏之气相干,又必累及于肝脾肾等脏,互为因果,为病尤危。

【症状】 咳喘,心悸,气短,发绀,纳差,腹胀,水肿,尿少等症状,甚则痰蒙心窍则昏迷或引起肝风内动等症。

【疗法】

配穴方一 脊柱两侧,胸椎$_{1\sim5}$与胸椎$_{11、12}$和腰椎$_{1、2}$及其两侧,胸骨柄区,锁骨上下区和上、下腹正中线及两侧,肘弯及内侧区,膝弯及小腿外侧区。

治法:用刮痧法。先在脊柱两侧(从颈椎$_1$至长强穴)轻刮3行,再重点在胸椎$_{1\sim5}$与胸椎$_{11、12}$和腰椎$_{1、2}$及其两侧,中等力度刮

5～7 行,至出现痧痕为止,然后刮胸骨柄区(加刮天突、膻中),锁骨上下区和上、下腹部,肘弯及内侧区,膝弯及小腿外侧区。手法力度视证情而定。每日 1 次。

主治:肺源性心脏病。

附记:久治效佳。若配合中西医药治疗,则效果更佳。

配穴方二 肺俞、厥阴俞、心俞、肾俞、膻中、巨阙、气海、关元、曲泽、内关及前臂内侧、足三里、三阴交。

治法:用刮痧、点揉法。依次按上述穴位皮区进行刮拭,至出现痧痕为止,其中气海、关元可用点揉法。手法力度视证情而定。每日 1 次。

主治:肺源性心脏病。

附记:屡用有效。应视病情配合中西医药综合治疗,可提高治疗效果。应注意预防感冒。

·心律失常·

心律失常,系中医的"心悸""惊悸""怔忡"等病。心脏收缩的频率或心脏节律的异常,患者自觉心悸、心慌,甚则不能自主的一种疾病,统称之为心律失常。心律失常可见于多种器质性病变或单纯性功能障碍。临床一般呈阵发性,随情志波动或劳累过度而发病。

【病因】 多因心气不足、心血亏虚或心脉被痰瘀痹阻,或受惊吓,或痰热内蕴,痰火上扰心神所致。

【症状】 心跳,心慌,心烦,甚至有紧张之感,或伴有气短、倦怠、眩晕、失眠、健忘、呼吸急促等。

【疗法】

配穴方一 脊柱两侧,胸椎$_{1\sim8}$ 及其两侧与异常发现的部位,胸骨柄区,剑突,前肋间及肘弯区。

治法:用刮痧法。先在脊柱两侧(从大椎至命门)轻刮 3 行至泛红为止,再重点刮胸椎$_{1\sim8}$ 及其两侧 5 行与异常反应的部位,至出现痧痕为止。然后刮胸骨柄区、剑突、前肋间区及肘弯区(诱导)。每日1次,5次为1个疗程。

主治:心动过速。

附记:临证时常配用加味八味安神丸内服。方药见《千家妙方·上》。内外并治,效果尤佳。

配穴方二 分5组:一为心俞、膻中至巨阙、间使、神门、胆俞、大椎;二为心俞、巨阙、膈俞、脾俞、足三里;三为肾俞、太溪、阴郄、神门、劳宫、膻中至巨阙;四为内关、膻中至巨阙、心俞、气海、膈俞、血海;五为关元、肾俞、内关、神门、阴陵泉。

治法:用刮痧法。

第1组先刮颈部大椎,再刮背部心俞、胆俞,然后刮前胸的膻中至巨阙,最后刮上臂的间使、神门穴。用补法,刮至微现痧痕为度。每日或隔日1次。

第2组先刮背部的心俞、膈俞、脾俞,再刮前胸巨阙,最后刮下肢足三里穴。用补法,刮至微现痧痕为度。每日或隔日1次。

第3组先刮背部肾俞,再刮前胸膻中至巨阙,然后刮前臂内侧阴郄、神门、劳宫,最后刮太溪穴。用平补平泻或肾俞、太溪、阴郄用补法,劳宫用泻法,刮至微现痧痕为度。每日或隔日1次。

第4组先刮背部心俞、膈俞,再刮前胸膻中至巨阙、腹部的气海穴,然后刮前臂内关穴,最后刮膝部血海穴。用平补平泻法,刮至微现痧痕为度。每日或隔日1次。

第5组先刮腰部肾俞,再刮腹部关元,然后刮上臂内关、神门穴,最后刮拭下肢阴陵泉穴。用平补平泻法,刮至微现痧痕为度。每日或隔日1次。

主治:心悸(第1组主治心虚胆怯型,第2组主治心脾两虚型,第3组主治阴虚火旺型,第4组主治心血瘀阻型,第5组主治水气凌心型)。分型施治,用之多效。

·病毒性心肌炎·

病毒性心肌炎属中医"心悸""怔忡""虚劳"等病范畴，可发生于男女老幼，尤以青少年居多，且女性多于男性。近年来发病率呈上升趋势。

【病因】　多因外感六淫病毒，侵犯心脏，耗伤气阴所致，或以气阴两虚之体，复感六淫病毒外邪而发病。

【症状】　发热，胸闷，胸痛，心悸，气急，头晕，乏力，甚则出现呼吸急促、低血压、心力衰竭、休克等危急症状。

【疗法】

配穴方一　心俞、膻中、曲池、手三里、内关、神门、外关、合谷。

治法：用刮痧法，先刮背部心俞穴，再刮胸部膻中穴，然后刮上肢部的曲池、手三里、内关、神门、外关、合谷。用泻法或平补平泻法，刮至出现痧痕为度。每日或隔日1次。

主治：病毒性心肌炎。屡用有效。

配穴方二　大椎、心俞、厥阴俞、肺俞、膻中、曲池、内关、神门。

治法：用刮痧法，先刮颈部大椎，再刮背部的心俞、厥阴俞、肺俞，然后刮胸部膻中穴，最后刮上肢部的曲池、内关、神门穴。用泻法或平补平泻法，刮至出现痧痕为度。每日或隔日1次。

主治：急性病毒性心肌炎。

附记：多年使用，效果甚佳。若配合药物治疗，可提高疗效。

·心　肌　病·

心肌病，是指病变在心肌并导致心脏不能正常收缩的一类心脏病。中医无此病名，多属"心动悸""怔忡""胸痹"等范畴。

【病因】　多因心虚气弱、心肾阳虚、气阴两虚而导致瘀血停心，或水湿内停，凌心射肺，泛溢肌肤所致。而且两者往往互为因果而致。

【症状】　心脏增大，可发生心力衰竭、心律失常及栓塞等现象。如气急、水肿、头晕、乏力、心前区痛、呼吸困难、心绞痛等。

【疗法】

配穴方一 心俞、肩髃、曲池、内关、神门、外关、合谷、少府、环跳、阳陵泉、足三里、解溪、太冲。

治法：用刮痧法。先刮背部心俞穴，再刮上肢部的肩髃、曲池、内关、神门、外关、合谷、少府，然后刮下肢部的环跳、阳陵泉、足三里、解溪、太冲穴。用泻法，刮至出现痧斑为度。每日 1 次。

主治：心肌病。屡用有效。

配穴方二 心俞、厥阴俞、天突至膻中、曲池、内关、神门、足三里、太冲。

治法：用刮痧法。先刮背部的心俞、厥阴俞，再由上向下从天突刮至膻中，然后刮上肢部的曲池、内关、神门，最后刮下肢部足三里、太冲穴。依据患者的体质、病情选用补泻手法，刮至出现痧斑为度。每日或隔日 1 次。

主治：心肌病（轻、中度）。

附记：多年使用，均收良效。病重者应以药物治疗为主，本疗法为辅。配合应用，可提高疗效。

·心脏神经官能症·

心脏神经官能症是一种以心血管、呼吸系统和神经系统症状为主要临床表现的综合征，多发生于 20—40 岁的中青年人，尤以女性为多。

【病因】 多因心阴不足、心血虚弱、心脉瘀阻所致。同时，与精神刺激因素有关。

【症状】 心悸、心动过速，偶有期前收缩、心前区疼痛、胸闷气短等症，有的患者还有呼吸困难、多汗、手足发凉、上腹胀、尿频、腹泻或便秘、失眠多梦、乏力、健忘、易激动、头昏、头痛、肌肉痛等症状。

【疗法】

配穴方一　印堂、百会、心俞、厥阴俞、肩井、中脘、气海、关元、内关。

治法：用刮痧法。先刮印堂、百会；再刮心俞、厥阴俞、肩井；然后刮中脘、气海、关元；最后刮内关。用轻、中度手法，用补法或平补平泻法。均刮至微现痧痕为度。每日或隔日1次。

主治：心脏神经官能症。

配穴方二　脊柱两侧、气管两侧、胸椎$_{3\sim8}$及其两侧、阳性物处和异常反应点、胸前区、胸骨柄区、膻中、心俞(双)、厥阴俞(双)、内关(双)、神门(双)。

治法：用刮痧法。先轻刮脊柱两侧3行，并重点刮胸椎$_{3\sim8}$及其两侧5行、阳性物处及异常反应点，然后刮胸前区、胸骨柄区，最后刮膻中及双侧心俞、厥阴俞、内关、神门。再用梅花针重点叩刺气管两侧10～15遍。均至出现痧痕为度，隔日或3日1次。

主治：心脏神经官能症。

附记：临床屡用，均有一定的疗效。若配合药物治疗，可提高疗效。

·贫　血·

贫血系指单位容积血液所含的血红蛋白或红细胞数低于正常。现代医学分为缺铁性贫血、失血性贫血、溶血性贫血和再生障碍性贫血等。中医统称血虚，属于“黄胖病”“虚劳”等病范畴。

【病因】　多因失血、饮食失调、素质不强、病后体虚或胃肠道功能紊乱所致。

【症状】　面色苍白，呼吸急促，心搏加快，困倦乏力，头晕，耳鸣，腹泻，闭经，性欲下降等。检查血液红细胞总数、血红蛋白量均减少。

【疗法】

配穴方一　脊柱两侧，胸椎$_{1\sim5}$与胸椎$_{11、12}$及其两侧和上、下腹部正中线及足三里、中脘、气海。

治法:用刮痧法。先在脊柱两侧(从大椎至命门穴)轻刮 3 行,至泛红为止,再在胸椎$_{1\sim5}$与胸椎$_{11\sim12}$及其两侧轻刮 5 行,至出现痧痕为止。然后刮上、下腹正中线及足三里,刮后或加温灸中脘、气海、足三里。每日 1 次,10 次为 1 个疗程。

主治:缺铁性贫血。

附记:屡用有效。若配合药物治疗,有利于提高疗效。同时,应坚持治疗与增加营养。

配穴方二 脾俞、心俞、肝俞、三焦俞、大肠俞、膏肓、气海、足三里。耳鸣者配听宫、翳风;头晕痛者配风池、太阳、头维;心悸、胸闷者配内关、神道;恶心呕吐者配上脘、中脘等。

治法:用刮痧法。主穴每取一侧,交替取用。轻刮至出现痧痕为止,再随兼证加刮配穴(亦可用点揉法)。每日 1 次,10 次为 1 个疗程。

主治:贫血。久治多效。

配穴方三 心俞、膏肓、脾俞、肾俞、膻中、气海、血海、足三里。

治法:用刮痧法。先刮背部的心俞、脾俞、肾俞、膏肓,再刮胸腹部的膻中、气海,然后刮下肢部的血海、足三里。用补法或平补平泻法,刮至出现微痧痕为度。每日或隔日 1 次。

主治:再生障碍性贫血。屡用有效,久用效佳。

·白细胞减少症·

白细胞减少症是指周围血白细胞计数持续低于 4×10^9/L。一般分为原因不明性和继发性 2 种。属中医“虚证”范畴。

【病因】 多因脾胃虚弱,气血生化乏源,元气不足所致。现代医学认为,可能与应用抗癌药或接触苯类及解热镇痛类及抗生素、抗结核药等有关,或因接触 X 线及其他放射性物质和感染性疾病及其他疾病等有关,也与遗传因素有一定联系。

【症状】 大多起病急骤并伴有畏寒、发热、周身不适、出汗、食欲欠佳，易患感冒、肺炎、泌尿系感染等疾病。

【疗法】

配穴方一　脊柱两侧，胸椎$_{1\sim5}$和胸椎$_{11、12}$与腰椎$_{1、2}$及其两侧和上、下腹正中线，小腿外侧区，膝弯区。

治法：用刮痧法中的补法轻刮。先在脊柱两侧（从颈椎$_{1}$至命门穴）刮3行，至泛红为止，再重点刮胸椎$_{1\sim5}$和胸椎$_{11\sim12}$及其两侧7行和腰椎$_{1、2}$及其两侧5行，至出现痧痕为止，然后刮上、下腹正中线，小腿外侧区及膝弯区（诱导）。每日1次。

主治：白细胞减少症。

附记：耐心缓图，坚持调治，确有一定的效果。若能配合药物治疗，增加营养，其效始著。

配穴方二　百劳、大椎、膈俞、脾俞、气海、关元、足三里。

治法：用刮痧和点揉法。先刮前4穴，再点揉气海、关元（每穴3～5分钟），然后刮足三里。均用补法，每日1次。

主治：白细胞减少症。

附记：同时应配合药物治疗，对继发性的应治疗原发病，对原因不明者，应补充维生素及其他营养成分，效果始佳。

配穴方三　脾俞、膈俞、肾俞、气海、关元、血海、阳陵泉、足三里、三阴交。

治法：用刮痧法。先刮背部的脾俞、膈俞、肾俞，再刮腹部的气海、关元，然后刮血海、阳陵泉、足三里、三阴交。用补法，有感染症状者则用泻法。刮至出现痧痕为度。每日或隔日1次。

主治：白细胞减少症。久治效佳。

·脑动脉硬化·

【病因】　多因高血压病之继发或因遗传及烟酒中毒所致。

【症状】　头痛，头重，眩晕，时常失眠，全身不适，精神倦怠，知觉异常，运动障碍，麻痹，血压增高，情绪急躁、易怒。

【疗法】

配穴方一 脊柱两侧和头部各区,颈侧区,肩上区及病变局部,颈椎$_{1\sim7}$与胸椎$_{1\sim5}$及其两侧与异常发现部位。

治法:用刮痧法。均用补法轻刮,先在脊柱两侧刮3行,再刮颈侧区至肩上区,重点刮颈椎$_{1\sim7}$及其两侧5行和胸椎$_{1\sim5}$及其两侧7行及异常发现部位,至出现痧痕为止,然后刮头部各区(头部用梳背刮,也可用梅花针轻叩刺,颜面各区用棉纱团刮或用点揉法)与病变部位。每日1次。

主治:脑动脉硬化。多年使用,耐心调治,确有良效。

配穴方二 百会、肩井、大椎、肩髃、合谷、阳辅、昆仑、行间。

治法:用刮痧法。在上述穴位皮区进行反复刮拭,轻刮数十下。每日1次,10次为1个疗程。

主治:脑动脉硬化。

附记:本组组方原系《中国针灸学》针灸配方,故亦可用毫针每日或隔日作轻刺。今改用刮痧法治之,验之临床,亦获良效。同时应配合服用杜仲、桑寄生各9克,每日煎服,对本病有帮助,应戒除烟酒和寡欲,多吃蔬菜,减少作业,不做剧烈运动,常作血压检查。

配穴方三 百会、四神聪、大椎、风池、心俞、脾俞、肾俞、膻中、气海、中脘、合谷、神门、足三里、阳陵泉、三阴交、太冲。

治法:用刮痧、叩刺法。先按揉或用梅花针叩刺头顶的百会、四神聪,再刮颈部的大椎、风池,然后刮背部的心俞、脾俞、肾俞,接着刮胸腹部的膻中、中脘、气海,最后刮上肢合谷、神门及下肢的足三里、阳陵泉、三阴交、太冲穴。用平补平泻法,刮至微现痧痕为度。每日或隔日1次。

主治:脑动脉硬化症。久治效佳。

·肾　　炎·

肾炎又称肾小球肾炎,属中医"水肿"范畴。一年四季均可发病,是临床常见病、多发病。一般来说,急性肾炎多属中医阳水,多见于儿童及青少年;慢性肾炎多属中医阴水,多见于中老年人。急性易治,慢性难疗。

【病因】 病变三脏肺、脾、肾,其本在肾。急性肾炎多由外邪犯肺,肺失宣降所起,日久不愈,三脏必虚,而致慢性肾炎,或先由三脏病变,功能失调而致水湿内停,复感风邪所致。

【症状】 起病较急,浮肿始自眼睑,次及头面及全身,多伴寒、热、咳喘或腰痛,尿检有红白细胞及清蛋白,或血压增高,或咽喉肿痛,多属急性肾炎。若全身浮肿,腹水膨满,肢冷畏寒,重在脾虚;水肿重在下部,腰膝酸软,动则气喘,重在肾虚;或周身肿胀,腹水明显,胸腹胀满,重在三焦壅滞等。根据家传经验:"凡水肿,重在上部,重在肺;重在下部,重在肾;周身浮肿,重在脾。凡肌肤肿胀处,以手指按之,迅即复起,多为阳水;迟缓而复者,多为阴水。阳水责之肺脾;阴水责之肾脾。总之三脏相干,惟各有侧重而已。"

【疗法】

配穴方一 脊柱两侧,胸椎$_{1\sim5}$及其两侧,上腹(建里至水分线),小腿内外侧区,膝弯区。

治法:用刮痧法。先在脊柱两侧(从大椎至命门)轻刮3行(多刮大椎穴),重点在胸椎$_{1\sim5}$及其两侧重刮5行,至出现痧痕为止,然后刮上腹、小腿内外侧区及膝弯区(诱导)。每日1次。

主治:急性肾炎(风水)。

附记:多年使用,效果甚佳。若配合土狗散吹鼻、牵牛散敷脐则效果尤佳。二方均详见《中药鼻脐疗法》。

配穴方二 脊柱两侧,胸椎$_{10\sim12}$与腰骶椎及其两侧和上、下腹正中线,小腿内外侧及膝弯区。

治法:用刮痧法。先在脊柱两侧(从大椎至长强穴)轻刮3行,再重点刮胸椎$_{10\sim12}$与腰骶椎及其两侧5行,至出现痧痕为止。然后刮上、下腹正中线,小腿内外侧区及膝弯区。急性(阳水)用中泻法,慢性(阴水)用补法。每日1次,10次为1个疗程。

主治:急、慢性肾炎。

附记：多年使用，坚持治疗均有较好的疗效，若配合中药外治（急性肾炎用地龙散或消胀膏敷脐，慢性肾炎用加味理中散或二白消胀散敷脐）则效果更佳。方药均详见《中药鼻脐疗法》。

配穴方三 分2组：一为肺俞、三焦俞、肾俞、水分、尺泽、列缺、合谷、阴陵泉、委中；二为肾俞、脾俞、命门、中脘、关元、上脘、气海、水道、足三里、三阴交、太溪。

治法：用刮痧法。

第1组先刮肺俞、三焦俞、肾俞，次刮腹部的水分穴，再刮上肢部的尺泽、列缺、合谷，然后刮下肢部的阴陵泉、委中穴。用泻法，刮至出现痧斑为度。每日1次。

第2组先刮脾俞、肾俞、命门，再刮腹部的上脘、中脘、气海、关元、水道，然后刮下肢部的足三里、三阴交、太溪穴。用平补平泻法，刮至微现痧痕为度。每日或隔日1次。

主治：肾小球肾炎（第1组主治急性期，第2组主治慢性期）。屡用效佳。

·肾盂肾炎·

肾盂肾炎属中医“淋证”中的“劳淋”和“腰痛”范畴。尤其慢性，根治颇难。

【病因】 多因素体虚弱，湿热蕴结下焦，病邪内伏，久则伤肾而致肾虚膀胱气化失司所致。

【症状】 尿急，尿频，尿痛，腹痛，腰痛，肾区压痛或伴恶寒发热、肢体轻度浮肿等症状。

【疗法】

配穴方一 肾俞、膀胱俞、中极、委阳、阴陵泉、三阴交、照海、太溪。

治法：用刮痧法。先刮背部的肾俞、膀胱俞，再刮腹部中极，然后刮下肢部的委阳、阴陵泉、三阴交、照海、太溪穴。急性用泻法，慢性用平补平泻法，刮至出现痧痕为度。每日或隔日1次。

主治：急、慢性肾盂肾炎。

配穴方二　膀胱俞、中极、肾俞、脾俞、胃俞、关元、足三里。

治法：用刮痧法。先从背部脾俞刮至膀胱俞，再刮腹部关元至中极，最后刮下肢足三里。用补泻兼施，中极穴用泻法，刮至出现痧痕为度。每日或隔日 1 次。

主治：劳淋（肾盂肾炎）。屡用效佳。

·泌尿系感染·

泌尿系感染系指肾盂肾炎、膀胱炎、尿道炎的总称。属中医“淋证”范畴。本病多见于女性，尤以初婚女性发病较多，男性亦有之，是临床常见病、多发病。

【病因】　《诸病源候论》云：“诸淋者，由肾虚而膀胱热故也……肾虚则小便数，膀胱热则水下涩，数而且涩则淋漓不断，故谓之淋。”多因湿热下注，蕴结下焦，使之膀胱功能失调所致。现代医学认为，多由大肠埃希菌、链球菌、葡萄球菌侵犯尿路，引起尿道、膀胱、输尿管、肾盂等发炎所致。

【症状】　尿频，尿急，尿痛，腰酸腰痛或伴有发热、周身不适、下腹坠胀等。

【疗法】

配穴方一　肾俞、次髎、膀胱俞、水道、中极、三阴交。

治法：用刮痧和点揉法。先刮双侧肾俞、次髎、膀胱俞，至出现痧痕为止，再点揉水道、中极各 3～5 分钟，到有得气感为止，然后刮三阴交。每日 1 次。

主治：泌尿系感染。

附记：此法对改善症状有较好疗效。对于慢性炎症可采用综合措施。宜适量多饮水，多休息，禁房事。保持外阴清洁是减少本病发生的基本措施。

配穴方二　脊柱两侧，腰骶椎及其两侧和下腹部，小腿内外侧区及膝弯区。

治法:用刮痧法。先在脊柱两侧(从大椎至长强)轻刮 3 行,再重点刮腰骶椎及其两侧 5 行,至出现痧痕为止,然后刮下腹部、小腿内外侧及膝弯区。急性用平泻法,慢性用补法。每日 1 次。

主治:泌尿系感染。屡用有效,久治效佳。

·泌尿系结石·

泌尿系结石系指肾结石、输尿管结石、膀胱结石、尿道结石的总称。多反复发作,缠绵难愈。

【病因】 多因湿热下注,蕴结下焦,久郁不解,凝结成石,阻塞其位,不通则痛。

【症状】 腰腹绞痛,甚则剧痛难忍,或隐痛不止和血尿,或伴有尿频、尿急、尿痛等泌尿系梗阻或感染等症状。

【疗法】

配穴方一 肾俞、志室、三焦俞、关元俞、三阴交、阳陵泉。剧痛难忍配阿是穴(压痛点);小便短涩配期门、中极。

治法:用刮痧法。先刮主穴至出现痧痕为止,再刮配穴,刮后在阿是穴加拔罐;中极加指压。每日 1 次,用平泻法或补法。

主治:肾绞痛。

附记:屡用效佳,止痛有效率达 100%。此仅为治标之法,若要根治应配合药物治疗为宜。

配穴方二 脊椎两侧,胸椎$_{9\sim12}$与腰骶椎及其两侧和异常反应的部位及下腹部,下肢小腿内外侧区及膝弯区。

治法:用刮痧法。先在脊柱两侧(从大椎至长强)轻刮 3 行,再重点刮胸椎$_{9\sim12}$与腰骶椎及其两侧 5 行及异常反应的部位,手法力度中等,至出现痧痕为止,然后刮下腹部、小腿内外侧区及膝弯区(诱导)。每日 1 次,10 次为 1 个疗程。

主治:泌尿系各种结石。

附记:多年使用,效果甚佳。若配合药物治疗,则临床效果更佳。

配穴方三　脾俞、三焦俞、肾俞、膀胱俞、次髎、志室、京门、气海、中极、阴陵泉、三阴交。

治法：用刮痧法。用中泻或补法依次在上述穴位的皮区刮至出现痧痕为止，每日 1 次。

主治：膀胱结石（砂淋、石淋）。

附记：临床屡用，止痛效果颇佳，但若要根治，仍须久治始著，若配合用金钱草 50 克，海金沙 15 克，鸡内金（研末兑入）、延胡索、郁金、滑石各 9 克，水煎内服，不间断，有助结石排出。忌食油腻和酒类。

·前列腺炎·

前列腺炎，属中医“白浊”范畴，是中老年男性常见病。临床所见有急、慢性之分。

【病因】　多因饮酒过度、会阴损伤或手淫和房事不节及下元虚惫，而致湿热之邪乘虚入肾，下注膀胱，与气血壅滞，结聚会阴所致。病有急慢，证有虚实。肾虚或脾虚为病之本，湿热为病之标。急性多湿热，慢性兼肾（脾）虚。

【症状】　急性见尿频、尿急、尿痛和终末血尿，伴有腰骶部、会阴区及大腿内侧不适等；慢性常见尿后滴尿，尿道口有分泌物渗出，伴有腰部酸痛，小腹及会阴区有坠胀不适感，以及性欲减退、遗精等。

【疗法】

配穴方一　脊柱两侧，腰骶尾椎及其两侧，下腹部，腹股沟区，臀部，股内侧区及膝弯区。

治法：用刮痧法。先在脊柱两侧（从大椎至长强），轻刮 3 行至泛红为止，再重点刮腰骶尾椎及其两侧 5 行，至出现痧痕为止，然后刮臀部、下腹部、腹股沟区、股内侧区及膝弯区。急性用泻法，慢性用补法或平泻法。每日 1 次，5 次为 1 个疗程。

主治：急、慢性前列腺炎。

附记：多年使用，多可收到较好的疗效。若配合其他疗法，则效果更佳。如急性配用龙胆 50 克，土茯苓、滑石各 30 克，皂角刺 10 克，共研细末，每取 20～30 克，以冬瓜汁或蜂蜜调匀做成饼状敷于神阙穴和关元穴，每日换药 1 次。慢性则用艾炷行隔姜温灸神阙穴和关元穴各 3～5 壮。临证也常配用自拟龙胆消炎汤内服。方药见《名老中医秘方验方精选》。

配穴方二 肾俞、膀胱俞、气海、中极、阴陵泉、三阴交、大敦。

治法：用刮痧、点揉法。先刮肾俞、膀胱俞；点揉气海、中极，再刮阴陵泉、三阴交、大敦。手法力度视证情而定。每日 1 次，5 次为 1 个疗程。

主治：前列腺炎。

附记：本病应以中西医结合治疗为主，以本疗法为辅，其效始著。同时，应防止尿路感染，勿饮酒及辛辣等刺激物，节制性生活。

配穴方三 分 2 组：一为肾俞、膀胱俞、中极、关元、阴陵泉、三阴交、太溪、太冲；二为关元、中极、水道、秩边、三阴交、太冲。

治法：用刮痧法。第 1 组先刮背部的肾俞、膀胱俞，再刮腹部的关元、中极，然后刮下肢部的阴陵泉、三阴交、太溪、太冲穴。用平补平泻法，刮至出现痧痕为度。每日或隔日 1 次。

第 2 组先刮腹部的关元、中极、水道，再刮腹部秩边穴，然后刮下腹部的三阴交、太冲穴。用泻法，刮至出现痧痕为度，每日或隔日 1 次。

主治：慢性前列腺炎（第 1 组）、白浊（第 2 组）。屡用有效。

·前列腺肥大·

前列腺肥大，又称前列腺增生。属中医“癃闭”范畴。本病多发于中老年男性，青年人亦有之。

【病因】 多因肺热气壅，不能通调水道，下输膀胱，或三焦火热，气逆不降，水道不通，或脾失健运，不能升清降浊，湿热下注膀胱，或肾阳不足，三焦气化失司而致开阖不利所致，与脾、肺、肾、三脏(三焦)功能失调有关。

【症状】 前列腺肥大症,见小便不通或不利。若伴见头晕脑涨,口渴,胸闷,气短,心烦,小腹胀满,舌红苔黄,脉弦数多为三焦火热;咽干烦渴,呼吸急促,苔黄,脉数者多属肺热气壅。

【疗法】

配穴方一 脊柱两侧,胸椎$_{1\sim5}$及其两侧,头顶区,前额区,胸骨柄区(含天突、膻中),下腹正中线,膝弯区。配穴:少商、商阳。

治法:用刮痧法。先在脊柱两侧(从大椎至长强)轻刮3行,再于胸椎$_{1\sim5}$及其两侧重刮(由轻到重用泻法)7行,至出现痧痕为止,然后刮头顶区(可用梳背刮或梅花针叩刺)、前额区(用棉纱团刮或用推压法)、胸骨柄区、下腹正中线及膝弯区,最后以三棱针点刺配穴(少商、商阳)放血各1或2滴。每日1次。

主治:前列腺肥大(肺热气壅型)。

附记:屡用效佳。必要时可加刮肘下内侧旁肺经循行段。

配穴方二 脊柱两侧,腰骶椎及其两侧和头顶区,胸骨柄区,下腹部,膝弯区,小腿内侧区。

治法:用刮痧法。先在脊柱两侧(从大椎至长强)轻刮3行(大椎穴多刮),再于腰骶椎及其两侧重刮5行,至出现痧痕为止,然后刮头顶区、胸骨柄区、下腹部、小腿内侧区及膝弯区。每日1次。

主治:前列腺肥大症(三焦火热型)。验之临床多效。

配穴方三 肾俞、膀胱俞、中极、气海、血海、阴陵泉、三阴交、足三里、太溪。

治法:用刮痧法。先刮背部的肾俞、膀胱俞,再刮气海、中极,然后刮下肢部的血海、阴陵泉、三阴交、足三里、太溪穴。用平补平泻法,刮至出现痧斑为度。每日或隔日1次。

主治:前列腺增生症。屡用有效,久治效佳。

·乳 糜 尿·

乳糜尿,属中医五淋中的"膏淋"范畴。临床所见尤以30－60

岁发病率最高。

【病因】 本病多因班氏丝虫病所引起,偶见于泌尿系结核或肿瘤。中医认为,多因过食肥甘,湿热下注,或脾虚气陷,肾虚不固,精微下注所致,与脾、肾二脏有关。在劳累或进食油腻食物时可诱发或加剧。

【症状】 小便如乳白色,白如豆浆,或米泔水样,或微血尿而无尿道疼痛。初起为湿热,久之可见本虚而成虚实兼挟之证。

【疗法】

配穴方一 膀胱俞、中极、肾俞、命门、阴陵泉、三阴交。

治法:用刮痧法。先刮背部肾俞至膀胱俞,再刮背部命门,然后刮腹部中极,最后刮下肢部阴陵泉至三阴交。初起用泻法,久之用平补平泻法,刮至出现痧痕为度。每日或隔日1次。

主治:膏淋。

配穴方二 肾俞、膀胱俞、脾俞、中极、三阴交。

治法:用刮痧法。先刮脾俞、肾俞至膀胱俞,再刮腹部中极穴。然后刮下肢部三阴交。用泻法或平补平泻法,刮至出现痧痕为度。每日或隔日1次。

主治:乳糜尿。

配穴方三 分2组:一为膀胱俞、中极、肝俞、期门、间使;二为膀胱俞、中极、关元、足三里、脾俞。

治法:用刮痧法。第1组先刮背部肝俞至膀胱俞,再刮胁部期门穴及腹部中极穴,然后刮前臂间使穴。用泻法,刮至出现痧痕为度。每日1次。

第2组先刮背部脾俞至膀胱俞,再刮腹部关元至中极,然后刮下肢部足三里穴。用补法,刮至微现痧痕为度。每日或隔日1次。

主治:气淋。用治膏淋亦效。

·阳　痿·

阳痿是指男性阴茎不能勃起或举而不坚以至影响性生活的一

种病症。现代医学认为,阳痿是性功能障碍的一种表现。

【病因】　多因肾虚、惊恐或纵欲过度导致精气虚损或少年手淫、思虑忧郁等因素所致。少数亦可因湿热下注,宗筋弛缓而致。

【症状】　阳器不举或举而不坚,常伴有头晕目眩、心悸、耳鸣、夜寐不安、纳谷不香、腰酸腿痛、面色不华、气短、乏力等症状。

【疗法】

配穴方一　脊柱两侧,腰骶椎及其两侧,下腹部、腹股沟区,膝弯区,小腿内侧区。

治法:用刮痧法中的补法。先在脊柱两侧(从大椎至长强)轻刮 3 行至泛红为止,再重点刮腰骶椎及其两侧,手法力度中等,刮至出现痧痕为止,然后刮下腹部、腹股沟区、小腿内侧区及膝弯区。刮后在肾俞、命门和气海、关元穴加温灸。每日 1 次。

主治:阳痿。多年使用,久治效佳。

配穴方二　分 2 组:一为肾俞、关元、气海、三阴交、阴陵泉;二为命门、腰阳关、中极、曲骨、足三里、阳陵泉。湿热下注配膀胱俞、丰隆;七情内伤配肝俞、心俞、期门、神门。

治法:用刮痧法。任选 1 组,交替使用。用补法轻刮至出现痧痕为止,然后随证加刮配穴,其中湿热下注型初用平泻法。若肾阳虚甚,刮后温灸肾俞、关元或命门、中极。每日 1 次,10 次为 1 个疗程。

主治:阳痿。

附记:多年使用,久治效佳。必要时,应配合药物外治,则治疗效果更佳。

配穴方三　命门、肾俞、次髎、关元、中极、阴陵泉、足三里、太溪。

治法:用刮痧法和点揉法。先刮背部的命门、肾俞、次髎;再点揉下腹部的关元、中极;然后刮下肢部的阴陵泉、足三里、太溪。刮后再温灸命门、肾俞、关元。轻刮,用补法。每日或隔日 1 次。

主治:阳痿。临床验证有效,久治效佳。

·早　　泄·

早泄，是指性交时间极短，即行射精或一触即泄或未进入即泄，即是阳痿之先兆，故有的书中一并论述。

【病因】 多因肾虚肝郁或肾气不固或惊恐伤肾，从而导致固摄无权，或郁久化火，扰动精室所致。

【症状】 临证分3型：肾虚肝郁型，表现为精神抑郁、腰酸腿软、一交即泄、头晕目眩；肾气不固型，表现为性欲减退、早泄滑精、小便清长、腰膝酸软；惊恐伤肾型，表现为胆怯心惊、性欲淡漠、恐惧不安、一交即泄。

【疗法】

配穴方一 分3组：一为内关、膻中、太溪、太冲、关元、三阴交；二为肾俞、命门、志室、关元、太溪、三阴交、中极、膀胱俞；三为百会、四神聪、神门、太溪、关元、三阴交、心俞、胆俞。

治法：用刮痧法。

第1组先刮胸腹部膻中、关元，再刮前臂内关，然后刮下肢内侧三阴交，最后从太溪刮至太冲穴。用补泻兼施法，刮至出现痧痕为度。每日或隔日1次。

第2组先刮背部肾俞至膀胱俞、命门及志室，再刮下腹部关元至中极，然后刮下肢内侧三阴交，最后刮太溪穴。用补法，刮至微现痧痕为度，每日或隔日1次。

第3组先按揉头部百会、四神聪，再刮背部心俞至胆俞，然后刮下腹部关元穴，最后刮前臂神门穴及下肢内侧三阴交穴。用补法，刮至微现痧痕为度。每日或隔日1次。

主治：早泄（第1组主治肾虚肝郁型，第2组主治肾气不固型，第3组主治惊恐伤肾型）。屡用效佳。

配穴方二 脊柱两侧，腰骶椎及其两侧和颈后区（入发际1～1.5寸），下腹部，腹股沟区及小腿内外侧区及膝弯区。

治法：用刮痧法。先在脊柱两侧（从颈后区至长强穴）轻刮3

行至泛红为止，再重点刮腰骶椎及其两侧5行，至出现痧痕为止，然后刮下腹部、腹股沟区、小腿内外侧区及膝弯区，手法力度随证情而定。每日1次。5次为1个疗程。

主治：早泄。

附记：临床屡用，多有较好的治疗效果。若配合药物和心理治疗，则治疗效果更佳。

配穴方三　分2组：一为心俞、肾俞、志室、三阴交；二为关元、大赫、神门。并随证配穴：肾气不固配关元、命门、太溪；阴虚火旺配内关、神门；心脾两虚配中极、命门、脾俞、足三里、神门；肝经湿热配中极、足三里、三阴交、膀胱俞、丰隆。

治法：用刮痧、点揉法。先刮第1组穴至出现痧痕为止，再点揉第2组穴，每穴3～5分钟，至有得气感为止。每日1次。再随症加刮配穴，肾气不固、心脾两虚2型的手法力度均较轻，操作范围较局限；阴虚火旺型的手法力度中等，操作范围较局限；肝经湿热型的手法力度较重，操作范围较局限。

主治：早泄。

附记：此法对于本病有一定的治疗效果，若配合药物及针灸疗法，则效果更佳。

·强　中·

强中又名阳强，是指无性欲及性刺激情况下阴茎异常勃起，甚至持续较久，举而不衰的一种男性病症。多发生于16—50岁性活动最多的年龄。

【病因】　多因阴虚火旺、肝郁化火或败精阻络所致。

【症状】　阴茎异常勃起常持续数小时，甚则数日乃至逾月不衰。部分患者可见阴茎或睾丸肿胀、疼痛，严重者不能排尿或排尿困难等。

【疗法】

配穴方一　脊柱两侧，胸椎$_{9、10}$与腰骶椎及其两侧和下腹部正中线(任脉),肘弯区,膝弯区。配穴:膏肓、三阴交、太冲、行间、公孙、太白、少冲。

治法:用刮痧、放痧法。先在脊柱两侧轻刮3行,再重点刮胸椎$_{9、10}$与腰骶椎及其两侧5行,用平泻法(手法力度中等),刮至出现痧痕为止,然后轻刮下腹部正中线和肘弯区及膝弯区。最后对配穴膏肓、三阴交施以轻刮以滋阴,用三棱针点刺太冲、行间、公孙、少冲、太白放血少许以泻火。每日1次,5次为1个疗程。

主治:强中。

附记:临床屡用,均可收到较好的疗效。手法力度应随证情而定,灵活应用,以免矫枉过正。

配穴方二 肝俞、肾俞、次髎、三阴交。并随证配穴:肝经实热配曲泉、行间、内关;肾阴亏虚配中极、然谷、太溪、神门。

治法:用刮痧法。先刮主穴至出现痧痕为止。每日1次。然后随证加刮配穴,手法力度中等,肝经实热型操作范围较广泛,肾阴亏虚型操作范围较局限。

主治:阳强。

附记:用之临床当可取得较好的疗效。但应当注意力度、范围,以免矫枉过正出现新病。

配穴方三 大椎、大杼、膏肓俞、神堂。配穴:章门、手三里、合谷、曲泉、三阴交、中封、大敦、足三里、肾俞、关元。

治法:用刮痧法。先用泻法刮主穴至出现痧痕为止,然后加刮配穴。每日1次,继用补法刮配穴。

主治:强中。

附记:屡用效佳。一般10次左右即愈。

·遗　精·

遗精是指不因性交而精液自行外溢的一种男性疾病。古谓:有梦而遗精者,名为“梦遗”;无梦而遗精者,甚则醒时精液流出者,名为“滑精”。但均是精液外泄,故统称为“遗精”。

【病因】　多因房劳过度或手淫频繁，损伤肾气致精关不固或君相火旺，湿热下注，扰动精室所致。

【症状】　遗精次数过频(每周 2 次以上)，或梦时而遗，或醒时流精，多伴有精神萎靡、腰酸腿软、心慌气喘等症状。

【疗法】

配穴方一　脊柱两侧，腰骶椎及其两侧，下腹部，腹股沟区。

治法：用刮痧法。先在脊柱两侧(从大椎至长强穴)，轻刮 3 行至泛红为止，再重点在腰骶椎及其两侧刮 5 行，至出现痧痕为止，然后刮下腹部、腹股沟区后，并在肾俞、关元予以温灸。每日 1 次，5 次为 1 个疗程。

主治：遗精。

附记：多年使用，久治效佳。同时，应戒手淫，节房事，禁食刺激性食物，睡前用温水洗脚。

配穴方二　心俞、命门、肾俞、志室、次髎、关元、足三里、三阴交、太溪。

治法：用刮痧、点揉法。用补法依次在上述穴位皮区进行刮治，至出现痧痕为止。其中，关元穴亦可点揉 3～5 分钟。每日 1 次。

主治：遗精。

附记：屡用多效。应注意精神调养，清心寡欲，恬淡虚无，惜精养身，避免劳累，加强锻炼，节制性生活，有利于巩固治疗效果。

配穴方三　分 4 组：一为关元、太溪、神门、三阴交；二为膀胱俞、次髎、肾俞、中极、阴陵泉、三阴交；三为心俞、肾俞、关元、足三里、三阴交；四为关元、三阴交、中极、照海、肾俞、命门。

治法：用刮痧法。第 1 组先刮腹部关元穴，再刮前臂神门穴，然后刮下肢内侧三阴交，最后刮太溪穴。用补泻兼施法，刮至出现痧痕为度。每日或隔日 1 次。

第 2 组先刮背部肾俞至次髎，再刮腹部中极穴，然后刮下肢部阴陵泉至三阴交。用泻法，刮至出现痧痕为度。每日 1 次。

第3组先刮背部心俞至肾俞,再刮腹部关元,然后刮下肢内侧三阴交,最后刮足三里穴。用补法,刮至微现痧痕为度。隔日1次。

第4组先刮背部肾俞、命门,再刮腹部关元至中极,然后刮下肢三阴交至照海。用补法,刮至微现痧痕为度。隔日1次。

主治:遗精(第1组主治心肾不交型,第2组主治湿热下注型,第3组主治心脾两虚型,第4组主治肾虚不固型)。多年使用,用之效佳。

·男性不育症·

男性不育症是指处于生育年龄的夫妇有正常的性生活,而且未经避孕,但两年以上尚未受孕者,其原因属于男性者,谓之男性不育症。临床所见,以性功能障碍和精液异常所致的男性不育症最多见。

【病因】 其因有三:一是先天性生殖器官发育不良;二是后天器官病变者(如外伤所致等);三是性功能障碍和精液异常等。这里仅指后者,多因禀赋不足或精气虚冷,或精少不育,或不射精等因所致。

【症状】 男性不育症。

【疗法】

配穴方一 骶丛神经刺激点(双侧)为主点(两髂嵴最高点连线与脊椎交点同尾骨尖连线的中点旁开4横指处,相当于梨状肌下孔)。配穴:①不射精加第1腰横旁点;②阳痿、早泄选加第7颈椎旁点、枕孔点或百会。

治法:用挑痧法。常规消毒后,用2%普鲁卡因在针挑点皮内注射,以形成皮丘为度,用不锈钢锐利圆锥形的头针或巾钳刺入皮丘部位的皮肤及皮下纤维组织,交替牵拉30~50次。5~7天1次,一般3~5次。

主治:男性不育症。

附记:《百病中医民间疗法》中云:"治疗的35例中,单纯精子计数减少5例,精子活动率低者8例,不射精10例,阳痿5例,早泄2例,无精子5例。结果:治愈20例。"

配穴方二 命门、脾俞、三阴交。并随证配穴:肾阳虚惫配肾俞、关元;肾阴虚损配肾俞、气海、大赫、足三里、精宫、太溪;气血双亏配关元、气海、膈俞、足三里;肝郁血瘀配太冲、曲骨、阴廉、行间;湿热下注配太白、丰隆、支沟、阴廉、行间。

治法:用刮痧法。先刮主穴至出现痧痕为止,每日1次。然后随证加刮配穴。肾阳虚惫、肝郁血瘀、湿热下注3型的手法力度均中等,操作范围较局限;肾阴虚损、气血两亏2型的手法力度均较轻,操作范围较局限。

主治:男性不育症。

附记:此法对部分病例可取得一定疗效,然需坚持长期稳定的治疗,并配合适当药物疗法则疗效较佳。对性功能障碍的患者及体质虚弱及精子量少者,可起到辅助治疗作用。

配穴方三 分3组:一为肝俞、肾俞、关元、曲骨、血海、阴陵泉、行间;二为肾俞、次髎、中极、曲骨、阴廉、足三里、阴陵泉、太溪;三为脾俞、肾俞、中极、气海、足三里、三阴交、太溪。

治法:用刮痧法。第1组先刮背部肝俞、肾俞,再刮腹部关元、曲骨,然后刮下肢部的血海、阴陵泉、行间。用泻法或平补平泻法,刮至出现痧痕为度。每日或隔日1次。

第2组先刮背部肾俞、次髎,再刮腹部的中极、曲骨,然后刮下肢部的阴廉、足三里、阴陵泉、太溪穴。用补法或平补平泻法,刮至出现痧痕为度。隔日1次。

第3组先刮背部脾俞、肾俞,再刮腹部的气海、中极,然后刮下肢部的足三里、三阴交、太溪穴。用平补平泻法,刮至出现痧痕为度。每日或隔日1次。

主治:男子不育症(第1组主治不射精症,第2组主治精子异常症,第3组主治血精症)。屡用有效,久治效佳。

·甲状腺功能亢进症·

甲状腺功能亢进症，简称“甲亢”，属中医“气瘿”范畴，是一种由多种原因引起的甲状腺激素分泌过多所致的常见内分泌疾病。尤以中年女性发病率较高。

【病因】 多因肝郁脾虚、肝郁气滞、脾虚聚湿生痰和痰气交结，蕴结于颈项及上客于目所致。肝郁化火，耗气伤阴，或下灼肾阴，或横逆犯脾而致。

【症状】 甲状腺(颈项)肿大，目突，常伴有易饥多食、消瘦、怕热、心悸、急躁、易怒、咽干、口燥。久则还可引起多种并发症。

【疗法】

配穴方一 脊柱两侧，肩上区，颈侧区，颈前区，眼区，肘弯区，手掌区，颈椎$_{4\sim7}$及其两侧，以及患者主诉症状的某些部位。

治法：用刮痧法。先在脊柱两侧轻刮3行，至泛红为度，颈侧区至肩上区1～3行，再重点在颈椎$_{4\sim7}$及其两侧刮3行。用拧痧法施于颈前区，均至出现痧痕为止，然后用梅花针叩刺或点揉法施于眼区，刮肘弯区、手掌区以及患者主诉症状的某些部位。每日1次，手法力度中等。

主治：甲状腺功能亢进症。

附记：验之临床，坚持治疗都可收到较好的疗效。若配合药物外治，则疗效更佳。

配穴方二 分3组：一为风池、风门、肾俞及膀胱经(命门至肾俞)；二为人迎、天突、内关、神门、手三里、太冲；三为阴陵泉、三阴交。

治法：用刮痧法配以夹痧、点揉法。先刮第1组穴至出现痧痕为止，再在第2组穴以夹痧法施于人迎，其余各穴用点揉法，每穴3～5分钟，至有得气感为止，然后刮第3组穴。每日1次。

主治：甲状腺功能亢进症。

附记：屡用有效。应保持情绪乐观，心情舒畅。对于心率

100/分钟以上者，应全日休息，给予足够的维生素及高蛋白等营养丰富的饮食。若见甲亢危象[心动过速(140～160/分钟以上)、心律失常，伴高热、烦躁、恶心、呕吐]应立即转送医院抢救。

配穴方三　颈椎$_{1\sim7}$及其两侧3行，胸椎$_{1}$至腰椎及其两侧5行，颈前区，颈侧区，肘弯区，肘下内侧区，手掌区，小腿内外侧区以及异常反应部位。

治法：用刮痧法。先在颈椎$_{1\sim7}$、胸椎$_{1}$、腰椎上述节段刮至出现痧痕为止，颈前区用拧、夹痧法至出现痧痕为止，再刮颈侧区、肘弯区、肘下内侧区、手掌区，然后刮小腿内外侧区以及异常反应部位。每日1次。

主治：甲状腺功能亢进症。

附记：临证治疗，常配合中药治疗1个月左右，可收到良好的治疗效果。治愈显效率在85%以上。

·甲状腺功能减退症·

甲状腺功能减退症，又称黏液性水肿。患者多以30岁以上女性较多。

【病因】　多因肝脾两虚，肝虚气郁，脾虚失运，痰气交结，功能降低所致。

【症状】　初起食欲不振，月经不调，嗜卧，健忘，渐则皮肤水肿而肥厚，尤以颜面肌肉肥厚为甚。眼睑肿胀、颊部下垂、口唇隆起、容貌丑恶为本病之特征。项肌、手足背肌干燥肥厚，易疲劳，反应迟钝。

【疗法】

配穴方一　脊柱两侧，肩上区，颈侧区，颈前区，颜面各区，颈椎$_{4\sim7}$至胸椎$_{1\sim12}$，腰椎$_{1、2}$及其两侧，上、下腹部，手足背区以及患者主诉症状的某些部位。

治法：用刮痧法。均用补法轻刮。先在脊柱两侧3行和肩上区1行，刮至泛红为止，刮颈侧，夹颈前，刮颜面各区(用棉纱团刮),重点刮颈椎、胸椎、腰椎及其两侧5行,刮至出现痧痕为止。然后刮上、下腹部,手足背区以及患者主诉症状的某些部位。每日1次,10次为1个疗程。

主治:甲状腺功能减退症。

附记:久治缓图,其效始著。若配合药物治疗,则疗效更佳。

配穴方二 分2组:一为风池、膏肓、三阴交、足三里、中脘、关元;二为翳风、脾俞、肝俞、阳陵泉、神门、中极。

治法:用刮痧法。每选1组,交替使用。在所选上述穴位皮区,以补法轻刮至出现痧痕为止。每日1次。

主治:甲状腺功能减退症。

附记:但须久治,方能取效。若加刮病变部位(或阿是穴),可提高治疗效果。

·甲状腺肿大·

甲状腺肿大又称单纯性甲状腺肿,中医称"瘿病",是一种地方病。

【病因】 多因饮食、饮水中含碘不足所致。常因缺碘食盐或水土不服而诱发。

【症状】 甲状腺肿胀使颈部肥大而柔软、心悸及眼球突出,上肢震颤,渐及全身,时常出汗,精神异常。

【疗法】

配穴方一 脊柱两侧,颈前,颈侧区,颈椎$_{1\sim7}$及其两侧,胸骨柄区(天突、膻中),肘弯区,手背区以及患者主诉症状的某些部位。

治法:用刮痧法。先在脊柱两侧轻刮3行,夹颈前,刮颈侧,再重点刮颈椎两侧3行,至出现痧痕为止,然后刮胸骨柄区、肘弯区、手背区以及患者主诉症状的某些部位。每日1次,10次为1个疗程。

主治:甲状腺肿大(俗名粗脖子)。

附记:多食海带、佐料用含碘食盐。

配穴方二　分2组:一为风池、大椎、大杼、天突、水突、命门、中渚;二为天柱、身柱、风门、廉泉、人迎、阳关、带脉。

治法:用刮痧、撮痧法。每取1组,交替使用。在所选上述穴位皮区,用中等手法力度刮至出现痧痕为止,其中天突、水突、廉泉、人迎用撮痧法中之拧痧、夹痧法施术。每日1次。

主治:甲状腺肿大。

附记:本组方既可用梅花针叩刺,亦可用刮痧治疗,均有疗效。本病早期治疗效果好,可望获愈。晚期以转手术治疗为宜。

·糖　尿　病·

糖尿病属中医"消渴病"范畴,是一种常见的内分泌新陈代谢病。

【病因】　多因饮食不节、情志失调、房欲过度或过食香甜之物等因所致,从而火热炽盛,消耗肺胃阴津,或阴虚火旺,上蒸肺胃,逐致肾虚,与肺燥、胃热之病皆可发为消渴。

【症状】　临床特点主要是出现"三多一少",即多尿、多饮、多食、疲乏、消瘦等症。再根据本病"三多"症状的主次,分为上、中、下三消。本病初起,"三多一少"症状有的并不明显,但化验可见血糖、尿糖升高。严重时发生酮症酸中毒。

【疗法】

配穴方一　脊柱两侧(从大椎至长强)和腰骶椎及其两侧、肺俞、中脘、下腹部、腹股沟区、膝弯区以及异常发现部位、患者主诉症状的某些部位。

治法:用刮痧法。先在脊柱两侧轻刮3行至出现泛红为止,再重点刮肺俞和腰骶椎及其两侧5行,手法力度中等,刮至出现痧痕为止,点揉中脘,刮下腹部、腹股沟区和异常发现部位、患者主诉症状的某些部位及膝弯区。每日1次,10次为1个疗程。

主治:糖尿病。

附记:本病为顽固难治之症,须坚持治疗,其效始著。若配合自拟糖尿克散或降糖散敷脐，则效果更佳。两方均见《中药鼻脐疗法》。

配穴方二 胸椎$_1$至腰椎$_2$及其两侧，腹中线（中脘至关元），手背区，小腿内、外侧区。

治法：用刮痧法。先刮胸椎$_1$至腰椎$_2$及其两侧5行（或仅刮两侧膀胱经第1线段），刮至出现痧痕为止，再刮腹中线，然后刮手背区、小腿内外侧区，手法力度视证情而定。每日1次，10次为1个疗程。

主治：消渴病。

附记：验之临床，坚持治疗，其效始著。若配合药物内外治疗，则疗效更佳。同时，应多食蔬菜，忌食糖。如发生酮症酸中毒及昏迷时，则非本疗法所宜，应立即转送医院急救处理。

配穴方三 肺俞、胰俞、脾俞、命门、三焦俞、肾俞、阳池、中脘、关元、足三里、三阴交、水泉。

治法：用刮痧法并点揉法。先刮背部的肺俞、胰俞、脾俞、命门、三焦俞、肾俞；再点揉中脘、关元；然后刮上肢部阳池、下肢部足三里、三阴交、水泉。轻刮，用补法。每日1次。

主治：糖尿病。屡用有效。

·肥胖症·

肥胖症，目前有增加趋势。多因营养不平衡和内分泌失调所造成的一种内分泌新陈代谢性疾病。

【病因】 多因暴饮暴食或挑食和生活无规律性，或睡前进餐，食后就睡，或过食油腻食物和甜食，或精神过度紧张，干扰较大，或用药不当等因所致，从而影响人体的自身调节能力，引起内分泌及新陈代谢失调，导致脂肪积蓄过多过快，逐渐形成所致。亦与长期不运动有关。

【症状】 肥胖症。根据肥胖度，一般分轻、中、重度3型。即超过标准体重20%～30%为轻度；超过30%～50%为中度；超过

50%为重度。在10%以内为正常,10%～20%为偏重。或伴有兼证。肥胖症还可诱发多种病症。

【疗法】

配穴方一 脊柱两侧,胸椎$_3$至腰椎$_5$及其两侧,臀部,上、下腹部,前后肋间区,四肢部与异常发现部位。

治法:用刮痧法。以补法轻刮疗之,先在脊柱两侧轻刮3行,再重点刮胸椎$_3$至腰椎$_5$及其两侧5行与异常发现部位,至出现痧痕为止,然后刮臀部、上腹部、下腹部、前后肋间区及四肢部等。每日1次,10次为1个疗程。

主治:肥胖症。

附记:临床屡用,确有一定的疗效。但须久治缓图,其效始著。待体重基本恢复正常后,改为3日1次,调治数月,以资巩固疗效。若能配合药物治疗,则效果尤佳。同时,应多食清淡,少食油腻厚味,忌食晚餐,坚持锻炼,常可收到事半功倍之效。

配穴方二 分3组:一为脾俞、胃俞、肾俞;二为中脘、关元、列缺;三为丰隆、梁丘、三阴交。

治法:用刮痧、点揉法。先刮第1组穴,再刮第3组穴,均刮至出现痧痕为止,然后点揉第2组穴,每穴3～5分钟,至有得气感为止。每日1次,10次为1个疗程。

主治:单纯性肥胖症。

附记:用之临床,能收到较好的疗效。若能适当节制饮食(切勿过度),参加一定量的体育活动,则收效会更为理想。

配穴方三 膻中、中脘上下部位、脐周、天枢、关元、肾俞、三阴交、丰隆、足三里。

治法:用刮痧法。先刮背部肾俞,然后刮胸部膻中,再刮腹部中脘上下、脐周、天枢、关元,刮下肢内侧三阴交,最后刮下肢外侧足三里至丰隆穴。用补泻兼施法,刮至出现痧痕为度。隔日1次。

主治:肥胖。屡用有效,久治效佳。

·胸 膜 炎·

胸膜炎，属中医的"胸胁痛""悬饮""咳嗽""发热"等病范畴。中医无此病名。

【病因】 多因热毒蕴结于胸，阻碍气机，脉络瘀滞所致，或外邪犯肺，或温热壅阻中焦，或饮停于胸而起。

【症状】 胸痛甚则痛如针刺样，咳嗽或深呼吸时则疼痛加重，有发热、气促、畏寒等。

【疗法】

配穴方一 肩井、肺俞、脾俞、膻中、期门、尺泽、郄门、支沟、阳陵泉、外丘、足三里。

治法：用刮痧法。依次在上述穴位皮区进行刮拭，至出现痧痕为止。每日1次。

主治：结核性胸膜炎。

附记：临床屡用，对缓解症状有一定的疗效。同时应配合其他疗法，以增强疗效。

配穴方二 脊柱两侧，肩上区，胸椎$_{1\sim5}$及其两侧，胸骨柄区(含天突、膻中)，前后肋间区，肘弯区，肘外侧区，小腿前外侧区。

治法：用刮痧法。先在脊柱两侧(从大椎至悬枢)轻刮3行(大椎穴多刮)和肩上区1～3行，再重点刮胸椎$_{1\sim5}$及其两侧，中刮5～7行，用泻法，刮至出现痧痕为止。然后刮胸骨柄区(天突、膻中用拧痧法)、前后肋间区(重点取痛区)、肘弯区、肘外侧区及小腿外侧区。或加刮异常反应点。每日1次。

主治：胸膜炎。

附记：多年使用，都收到较好的疗效。若配合药物治疗，则疗效更佳。

·嗜 睡·

嗜睡，又称"多寐"，是指不分昼夜，昏昏欲睡，呼之能醒，醒后多睡,甚至连睡数日不醒的疾病。现代医学多称之为自主神经功能紊乱症。

【病因】 多因劳倦过度,气阴两虚或思虑过度,心脾两虚,或感受湿邪,气留于阴所致。古谓:"阳虚盛则瞑目。"故尤阳虚阴盛为多。

【症状】 神疲欲卧,闭目即睡,朦胧迷糊等。

【疗法】

配穴方一 脊柱两侧(从大椎至命门),头顶区,前额区,下腹正中线,肘弯区,命门,关元。

治法:用刮痧法。先在脊柱及两侧轻刮5行至泛红为止,再刮头顶区(用梳背刮)、前额区(用棉纱团刮),然后刮下腹正中线及肘弯区,刮后并温灸命门、关元穴。每日1次,5次为1个疗程。

主治:嗜睡。

附记:验之临床,一般1或2个疗程后即可恢复正常,效果甚佳。切勿过劳。

配穴方二 百会、神庭。并随证配穴:髓海不足配太溪、关元;心脾阳虚配心俞、脾俞、足三里;湿浊困脾配脾俞、阴陵泉、关元。

治法:用刮痧法。先刮主穴至出现痧痕为止,每日1次。然后随证加刮配穴,髓海不足、心脾阳虚、湿浊困脾3型,均手法力度宜轻(后者可稍重),操作范围宜广泛。

主治:多寐。

附记:屡用皆效。笔者依上法加刮足三里,验之皆效。

配穴方三 太阳、睛明、百会、人中、中脘、天枢、大横、梁门、足三里、上巨虚、丰隆。

治法:用刮痧法。先点按揉头面部的百会、太阳、睛明、人中,再刮腹部的中脘、梁门、天枢、大横,然后刮下肢部的足三里、上巨虚、丰隆穴。用平补平泻法,刮至出现痧痕为度。隔日1次。

主治:多寐。屡用效佳。

·癃　闭·

癃闭是指排尿困难，甚则闭塞不通。多属危候，古谓："大便七日，小便一日，过则危。"

【病因】　多因肾虚而气不化，膀胱不利所致，与肺、脾、肾三脏功能失调有关。如上焦肺热气壅、中焦湿热不解、下焦肾阳不足，均可导致膀胱气化无度而致病。

【症状】　小便短涩仅点滴而下，小腹胀坠不舒，或小便突然闭塞不通，小腹胀急欲死，多属危候。

【疗法】

配穴方一　脊柱两侧，下腹正中线(任脉)，膝弯区。

治法：用刮痧法。先在脊柱两侧(从大椎至长强)轻刮3行，并重点刮胸椎$_{1\sim3}$或胸椎$_{11、12}$，或腰骶椎及其两侧，共刮5行，手法力度视证情而定，至出现痧痕为止。然后刮下腹正中线及膝弯区，刮后指压"利尿穴"(神阙至曲骨的中点即是)并逐渐加大力度，压到一定程度即可排出，继续按压至尿完全排出为止。每日1次，中病即止。

主治：癃闭。

附记：多年使用，屡用屡验，效果甚佳。同时应配合对症汤剂内服，以增强疗效。

配穴方二　分2组：一为肾俞、膀胱俞、次髎、三阴交；二为水道、中极。并随证配穴：癃闭急证配内关、水道、中极、归来；脾肾阳虚配内关、命门、归来、关元；肺热壅盛配三焦俞、大椎、尺泽、中极、归来；膀胱湿热配中极、归来、阴陵泉、复溜。

治法：用刮痧、点揉法。先刮第1组穴至出现痧痕为止，再点揉第2组穴，每穴3～5分钟。每日1次。然后随证加刮配穴，癃闭急证、肺热壅盛2型的均手法力度中等，操作范围较广泛，前者刮后以针点刺中极穴；脾肾阳虚的手法力度较轻，操作范围较广泛；膀胱湿热的手法力度较重，操作范围较广泛。

主治:癃闭。

附记:此法对尿潴留有一定的治疗效果,尤其对神经性、功能性及腰麻后的尿潴留有效,治愈率较高。但对严重中枢神经疾病、严重外伤、脊髓横断损伤、膀胱及尿道损伤者所致尿潴留,则非本疗法所宜,应及时送往医院诊治。

配穴方三　三焦俞、肾俞、膀胱俞、中极、三阴交。

治法:用刮痧法。用泻法先刮前3穴,再刮中极、三阴交(后2穴用力适中)至出现痧痕为止,刮后在中极穴拔罐10～15分钟(留罐法)。每日1次,改用补法刮治上述穴位,以巩固疗效。

主治:癃闭(尿潴留)。

附记:多年使用,效果甚佳。必要时,若配合药物外治、敷脐,则治疗效果更佳。

·自汗、盗汗·

自汗、盗汗是指全身或局部(如手足、面颊等)出汗过多。醒则汗出为自汗,睡则汗出为盗汗。

【病因】　多因阴阳失调,腠理不固所致。亦可因情绪波动(如恐惧、惊吓等)或体虚等因所致。古谓:自汗阳虚,气虚为多,盗汗属阴虚,阴虚火旺为多。

【症状】　自汗、盗汗。白昼时时汗出,动辄益甚者为自汗;寐中汗出,醒则自止为盗汗。或遇精神经紧张时汗出尤著。病多缠绵难愈。

【疗法】

配穴方一　脊柱两侧,胸椎$_{1\sim5}$及其两侧和上、下腹正中线(任脉),手掌区。

治法:用刮痧法。用补法先在脊柱两侧(从大椎至长强穴)轻刮3行,至泛红为止,再于胸椎$_{1\sim5}$及其两侧轻刮7行,至出现痧痕为止,然后刮上、下腹正中线及手掌区。每日1次。

主治:自汗。

附记：屡用屡效，久治效佳。若配合五郁散敷乳头，则效果尤佳。方药详见《百病中医膏散疗法》。

配穴方二 大椎、膈俞、心俞、膏肓、复溜、阴郄。

治法：用刮痧法。先用泻法刮治大椎穴至出现痧痕为止，然后用补法刮治后5穴。每日1次。

主治：盗汗。

附记：一般1次见效，最多15次即愈。若配合外治方敷脐，则效果更佳。

配穴方三 肺俞、脾俞、肾俞、气海、太渊、鱼际、间使、足三里。

治法：用刮痧法。先刮背部的肺俞、脾俞、肾俞，再刮腹部的气海穴，然后刮上肢部的间使、太渊、鱼际，最后刮下肢部足三里。用补法，刮至微现痧痕为度。隔日1次。

主治：自发性多汗症。屡用多效。

·便　秘·

便秘，又称功能性便秘或习惯性便秘。是临床常见病症。

【病因】 多因排便动力缺乏或津液枯燥所致。如年老体弱，气血双亏，津液不足；或肾阳虚惫；或忧愁思虑，情志失畅，日久伤脾，脾运功能低下，或过食辛辣厚味，胃肠积热；或食入太少，水分缺乏，食物缺少纤维素；或多次妊娠，过度肥胖和怀孕等造成腹肌衰弱，分娩后肛提肌衰弱；或缺乏定时排便习惯，形成排便反射等因素，而致发本病；或由宿疾继发所致。

【症状】 大便秘结不通，时发时止或排便艰涩不畅或干燥坚硬，状如羊屎。

【疗法】

配穴方一 脊柱两侧，骶椎及其两侧，尾椎端，脐侧区，下腹部，膝弯区。

治法：用刮痧法。先在脊柱两侧（从大椎至长强穴）轻刮3行，至出现泛红为止，再重点刮骶、尾椎及其两侧刮治5行，手法力度中等，刮至出现痧痕为止，刮后点揉长强穴数下，然后轻刮脐侧区、下腹部、膝弯区，刮后再用手掌面贴腹，右上左下，绕着脐眼按摩数十次。每日1次。

主治：便秘。临床屡用，多治效佳。

配穴方二　三焦俞、气海俞、大肠俞、小肠俞、次髎、天枢、大横、腹结、中极、足三里。

治法：用刮痧加灸法。上述穴位，每次选用4或5个穴位即可，交替使用，亦可全用。均用补法在上述穴位皮区刮至出现痧痕为止，刮后并用艾条各悬灸3～5分钟。每日1次。

主治：大便虚秘（肠弛缓症）。屡用有效，久治效佳。

配穴方三　脊柱两侧，下腹部，脐眼直下之中线和天枢（双）直下之侧线，下肢（胫骨）外侧区，膝弯区。

治法：用刮痧法。先在脊柱两侧轻刮3行，并重点刮腰骶椎及其两侧5行，刮至出现痧痕为止，然后刮下腹部3线，下肢外侧及膝弯区。每日1次。

主治：顽固性便秘（肠狭窄症）。久治（一般1个月以上）效佳。

·肠　梗　阻·

肠梗阻是指任何原因引起的肠道通过障碍的一种急性病症。在临床上并不少见。

【病因】　一般分器质性和功能性2类。前者多因蛔虫、食团、肠套叠等因所致，后者多因肠麻痹或肠痉挛等因所致。

【症状】　腹部绞痛，呕吐（呕吐物常含有胆汁和粪便），无大便，肛门不排气，听诊或可闻及尖锐的肠鸣音。

【疗法】

配穴方一　脊柱两侧，腰骶椎及其两侧，脐侧区，上、下腹（中脘至中极）正中线，小腿外侧区，膝弯区。

治法：用刮痧法。先在脊柱两侧轻刮3行，再重点刮治腰骶椎及其两侧，用泻法重刮5行，至出现痧痕为止，然后刮脐侧区、上下腹正中线、小腿外侧区、膝弯区。手法力度中等。每日1次。

主治：肠梗阻。

附记：临证常配合药物治疗（病因疗法），两法并治，较单一疗法为优，疗效尚属满意。具体方药可详见《名医百家集验高效良方》。可供随证选用。

配穴方二 大椎、大杼、膏肓、神堂。配穴：足三里、天枢、中脘、关元、内关。

治法：用刮痧法。先用泻法刮主穴至出现痧痕为止，然后刮配穴。每日1次，仍继用补法刮配穴（或去内关加中极、气海、大肠俞、三焦俞、承山、上巨虚）。

主治：肠梗阻。多1次见效，10次左右即愈。

配穴方三 脾俞、胃俞、三焦俞、大肠俞、中脘、天枢、气海、内关、足三里、解溪。

治法：用刮痧法。先刮背部的脾俞、胃俞、三焦俞、大肠俞，再刮腹部中脘、气海、天枢，然后刮上肢前臂内关，最后刮下肢部足三里、解溪穴。用泻法，刮至出现痧痕为度。每日1次。

主治：肠梗阻。屡用效佳。

·膀胱麻痹·

膀胱麻痹古称“癃闭”“遗溺”。

【病因】 多因体质虚弱，房劳过度，损伤肾气，膀胱气化失司所致，或因脑、脊髓、膀胱、盆腔疾病，或产后、手术后等所引起。

【症状】 见症视麻痹部位而异，如膀胱压缩肌麻痹则排尿困难、膀胱充盈、小腹胀满；括约肌麻痹则尿淋漓而出；若两部均发生麻痹则小便长流，或随因伴有不同兼证。

【疗法】

配穴方一 脊柱两侧，腰骶椎及其两侧与异常反应的部位，下腹部，腹股沟区，膝弯区。

治法：用刮痧法。先在脊柱两侧轻刮3行，再重点刮腰骶椎及其两侧和异常反应的部位5行,用中等力度,刮至出现痧痕为止,然后刮下腹部、腹股沟区及膝弯区。刮后随证加用配法,即癃闭指压中极至尿排尽为止;遗溺温灸关元、神阙、命门。每日1次,5次为1个疗程。

主治:膀胱麻痹。屡用效佳,一般1或2个疗程即可见效或痊愈。

配穴方二　脊柱两侧(从大椎至长强穴)及阳关、关元、中极、曲骨。

治法:用刮痧法。先在脊柱两侧(重点刮腰骶部)轻刮3行,至出现泛红或痧痕为止,再刮上述4穴部位。刮后以艾条(药艾条佳)灸治之。每日1次,5次为1个疗程。必要时应配合药物治疗。

主治:膀胱麻痹。屡用效佳。

·腓肠肌痉挛·

腓肠肌痉挛,古谓"腿肚转筋"。

【病因】　多因登山、步行、游泳和站立时间过久而导致腓肠肌过度疲劳所致,或由其他疾病继发而致。

【症状】　腓肠肌作强直性之痉挛而疼痛,伴稍转动则痛剧,肌肉拘急强硬而隆起,由疲劳过度而致者,每在午夜发作。

【疗法】

配穴方一　膝弯区,小腿后侧区及昆仑穴。

治法:用刮痧法。用中等力度手法由膝弯区至小腿后侧区中线,刮至出现痧痕为止,严重者加刮中线旁开线两行。然后点揉昆仑3～5分钟,拍打按压隆起处。

主治:腓肠肌痉挛。多1次即愈。

配穴方二　委中、承筋、承山、阳陵泉、外丘、申脉(只点揉不刮)。

治法:用刮痧法。在上述穴位皮区刮至出现痧痕为止。然后点揉申脉 3～5 分钟，即效。

主治：腓肠肌痉挛。

附记：多1次即愈。注意生活起居有常及下肢保暖，免受寒凉。夜间发作者，应取侧卧位，游泳时发作者应先揉按小腿肚数遍。

·肢体麻木症·

肢体麻木是指肢体某一局部，尤其是四肢末梢出现麻木之症。在临床上较为常见。

【病因】 多因受压迫致气血痹阻；或四肢悬吊、抬高致气血失和，血行不畅，以致血不荣肤，或体质虚弱，气血不足，肌肤失荣所致，或因劳累过度，活动过频而引起。

【症状】 肢体局部尤其四肢末梢麻木、酸胀或僵硬等症。

【疗法】

配穴方一 病变局部及其周围皮区。

治法：用刮痧法。用泻法刮至上述皮区出现痧痕为止。每日或隔日1次，中病即止。

主治：肢体麻木症。多1次，最多2次即愈。

配穴方二 大椎、大杼、膏肓俞、神堂。配穴：曲池、外关、合谷、八邪、足三里、绝骨、三阴交、八风、风池。

治法：用刮痧法中的泻法先刮主穴及配穴（其中八风、八邪、绝骨初次可不用）至出现痧痕为止。每日1次，继用补法刮配穴。

主治：肢体麻木症。

附记：屡用效佳。首次刮后，可接饮取凉开水500毫升以助汗解，尤其受寒着凉诱发者尤宜。“八风”位于足背面五趾的趾缝间（左右共8穴）；“八邪”位于手背面，五指的指缝尽头后凹陷中（左右共8穴）。

·癫　痫·

癫痫是一种常见的神经病症，表现为突发性的短暂脑功能异常，并可反复发作。临床上以青少年与小儿为多见。

【病因】　多因痰气交结，蒙蔽神明，或因外伤，气血瘀阻所致；或胎儿在母腹中受惊，或从小受风寒暑湿，饥饱失宜，逆于胎气而得之，或因惊吓及精神刺激，伤及肝肾所致。病在心脏，关乎脾肾，与遗传有关。

【症状】　发作性突然神志昏迷，眩晕颠倒，不省人事，意识丧失，尿失禁或两目上视，口吐涎沫，或四肢抽搐，背脊强直，病发时壅遏气促，致喉间作响而发出似猪、羊、牛、马、鸡等不同的叫声。移动时，顷刻苏醒，醒后起居饮食如常，或伴有失眠多梦、心烦等症。

【疗法】

配穴方一　分3组：一为长强、鸠尾、阳陵泉、筋缩、丰隆、行间；二为长强、鸠尾、阳陵泉、筋缩、太冲、丰隆、风池；三为百会、肾俞、肝俞、神门、心俞。

治法：用刮痧法。

第1组先刮背部筋缩穴，然后刮前胸鸠尾，再点按长强穴，接着刮下肢阳陵泉至丰隆，最后重刮行间穴，用泻法，刮至出现痧斑为度。每日1次。

第2组先刮后头部风池，再刮背部筋缩穴，然后刮前胸鸠尾，点按长强，刮下肢阳陵泉至丰隆，最后刮太冲穴。用泻法，刮至出现痧斑为度。每日1次。

第3组先点按头顶百会穴，再刮背部心俞至肾俞，然后刮前臂神门穴。用补法，刮至微现痧痕为度。隔日1次。

主治：痫症（第1组主治风痰闭阻型，第2组主治痰火内盛型，第3组主治心肾亏虚型）。随证选方，用之多效。

配穴方二　长强、鸠尾、阳陵泉、筋缩、心俞、丰隆、太冲、神门、百会、四神聪。

治法:用刮痧、点按法。先点按头顶部百会、四神聪,刮背部心俞、筋缩,点按长强穴,再刮前胸鸠尾,然后刮上肢神门穴,最后刮下肢阳陵泉至丰隆及太冲穴。依据患者的体质、病情选用补泻手法。发作时一般以泻法为主,刮至出现痧痕为度。每日或隔日1次。

主治:癫痫。多年使用,多收良效。

·老年性痴呆症·

老年性痴呆,是指老年期(男性65岁以上,女性55岁以上)发生的慢性进行性智能缺损,并有脑组织特征病理改变的一种精神疾病。起病于中年或老年前期者,称为阿尔茨海默病,或称为老年前期精神病。

【病因】 本病与老年肾阳不足、脾失温煦、湿从湿生有关。又瘀血既可留着一处,亦可使血脉循行,一旦蒙蔽神明,则脑力、心思为之扰乱,遂致老年性痴呆。本病可能与遗传因素有关。

【症状】 初起主动性不足、活动减少、孤僻、自私、任性、固执、不喜欢变换环境,对周围环境兴趣减少,待人缺乏热情;继则对人冷漠、情绪不稳,易激惹,因小事而暴怒,有时吵闹,无故哭笑,不注意卫生,甚至不能料理自己的生活,不知饥饱,低级意向增强,当众裸体,性欲亢进,出门少知回家,常收集纸屑、布条等废物加以珍藏等。

【疗法】

配穴方一 ①脊柱两侧,阳性物处和阳性反应点;②百会、哑门、肝俞(双)、肾俞(双);③四神聪、大椎、风池(双)、心俞(双)、足三里(双)、太溪(双)。

治法:用刮痧法。①组部位每次必取;②组与③组穴每取1组,交替使用。重点刮①组部位,行重刺激,用泻法刮至出现痧痕为度。其他穴位行轻中度刺激,用平补平泻法,至微现痧痕为度,每日或数日1次。

主治:老年性痴呆症。

附记:屡用有效,久治效佳。应控制饮食,忌食油腻肥甘食物,戒烟酒,勤锻炼,保持大便通畅。

配穴方二 哑门、大椎、肾俞、鸠尾、手三里、劳宫、足三里、三阴交、涌泉、太冲。

治法:用刮痧法。先刮哑门、大椎;再刮肾俞、鸠尾;然后刮手三里、劳宫;最后刮足三里、三阴交、涌泉、太冲。补泻视证情而定。均刮至出现痧痕为度。隔日或3日1次。

主治:老年性痴呆症。屡用有效。

配穴方三 头颈部、后项部、大椎、肾俞、胸腹部、手三里、劳宫、足三里、三阴交、涌泉、太冲。

治法:用刮痧法。先刮背部,再刮头颈部、后项部和足三里、三阴交、涌泉、太冲。重点刮背部(大椎、肾俞),至出现痧痕为止。然后刮胸腹部和手三里、劳宫穴。每日1次,10次为1个疗程。

主治:老年性痴呆。屡用有效。

·郁 证·

郁证不是一病之专名,可见于多种疾病之中,尤以妇女发病居多。

【病因】 多因情志不舒,肝气郁滞所致,或忧郁伤神、心脾两虚、阴虚火旺等兼之而起。

【症状】 抑郁善忧,情绪不宁或易怒善哭,精神不振,胸闷胁胀,善太息,不思饮食,失眠多梦等。

【疗法】

配穴方一 分2组:一为风池、心俞、肝俞、胆俞、阳陵泉、太冲、期门、支沟;二为心俞、脾俞、内关、神门、章门。

治法:用刮痧法。

第1组先刮后头部风池,再刮背部心俞至胆俞,然后刮胁部期门,刮前臂支沟,刮下肢阳陵泉,并重刮太冲穴。用泻法,刮至出现痧痕为度。每日1次。

第2组先刮背部心俞至脾俞，再刮胁部章门，然后刮前臂神门至内关穴。用补法，刮至微现痧痕为度。隔日1次。

主治：郁病（第1组主治实证，第2组主治虚证）。

附记：若辅以心理疏导，用之多效。

配穴方二 心俞、脾俞、肝俞、胆俞、期门、神门、内关、太冲。

治法：用刮痧法。先刮背部的心俞至脾俞，再刮胁部期门，然后刮前臂神门、内关，最后重刮太冲穴。依据患者的体质、病情选用补泻法，刮至出现痧痕为度。每日或隔日1次。

主治：郁证。

附记：不可操之过急，若能徐徐调治，多可收到较好的疗效。但配合心理疗法也很重要。

·震　颤·

震颤是指以头部和四肢颤抖摇动为主要特点的一种病症。

【病因】 多因精血亏损，虚风内动，或风火挟痰，互阻络道所致。

【症状】 肢体（四肢）、唇、头摇动颤抖等。

【疗法】

配穴方一 大椎、肺俞、膏肓俞、神堂。配穴：风池、天柱、完骨、手三里、腕骨、大陵、委中、承山、足三里。

治法：用刮痧法。先用泻法刮主穴至出现痧痕为止，然后刮配穴。每日1次，继用补法刮配穴至愈。

主治：手足震颤或伴半身麻木、神疲抑郁、头昏胸闷、失眠多梦、食欲不佳、大便秘结等症。屡用效佳。

配穴方二 百会、风池、足三里。并随证配穴：肝风内动配风府、内关、廉泉和太冲、金津、玉液；痰热动风配合谷、丰隆、阴陵泉和太冲；肾阴不足配合谷、阴陵泉、三阴交、复溜、申脉；气血两虚配膈俞、血海、百会、三阴交。

治法：用刮痧法。先刮主穴至出现痧痕为止，每日1次。然后随证加刮配穴，肝风内动、痰热动风2型的手法力度中等，操作范围较广泛。其中:太冲、金津、玉液3穴均以针点刺(不刮)。肾阴不足、气血两虚2型的手法力度均宜轻,操作范围较广泛。

主治:震颤。

附记:用之有效,但需配合部分药物治疗,并要坚持长期治疗,方可取得效果。同时应注意调理情志,避免忧思恼怒,劳逸结合,起居有节,饮食清淡,勿食辛辣伤阴之品。

·尿　失　禁·

尿失禁是指尿液不能自主地控制,从膀胱经尿道自行外溢的一种疾病,在临床上并不少见,尤以老年人及病后体弱者为多,以白天为多见。

【病因】　多因肾虚固摄失权所致。

【症状】　小便失禁或频数滴沥。根据临床表现,一般可分为压力性尿失禁、急迫性尿失禁、反射性尿失禁和充盈性尿失禁等多种。或分为真性尿失禁、假性尿失禁和应力性尿失禁3种。

【疗法】

配穴方一　肾俞、膀胱俞、中极、关元、委阳、阴陵泉、三阴交、商丘、太溪。

治法:用刮痧法和点穴法。先刮肾俞、膀胱俞穴5行,再刮委阳、阴陵泉、三阴交穴,均刮至出现轻微痧痕为度;再点揉中极、关元穴各5分钟或刮5行;再揉按商丘、太溪穴各5分钟。手法宜轻,用补法。必要时,点揉后用艾条温和点灸中极、关元穴各50～100下。每日或隔日操作1次。

主治:尿失禁。屡用效佳。

配穴方二　脊柱两侧(从大椎至长强)腰骶椎,下腹部及委阳、三阴交、足三里、阴陵泉。

治法:用刮痧法和拔罐法。先在脊柱两侧从大椎至长强轻刮3行,重点刮腰骶椎5行,次刮下腹部3～5行,刮后再用艾条灸中极、关元穴各3分钟;再刮下肢部委阳、阴陵泉、三阴交和足三里穴。均刮至出现痧痕为止。力度中等,每日1次。

主治:尿失禁。多年应用,颇具效验。

配穴方三 肾俞、膀胱俞、中极、关元、委阳、阴陵泉、三阴交、商丘、太溪。

治法:用刮痧法。先刮背部肾俞、膀胱俞;再点按中极、关元;然后刮委阳、阴陵泉、三阴交、商丘、太溪。操作力度中等,用平补平泻法或补法,刮至微出现痧痕为度。每日或隔日1次。

主治:尿失禁。屡用效佳,多1～3次见效。

·尿 道 炎·

尿道炎是泌尿系感染的一种。男女皆可罹患,在临床上较为常见。

【病因】 多因湿热下注所致。现代医学认为是由大肠埃希菌、葡萄球菌、粪链球菌等感染所致。

【症状】 尿频、尿痛、尿急或有血尿。尿道分泌物初为黏液性,逐渐变为脓性,数量渐渐增加,但女性分泌物较少。此为急性。而慢性尿道炎症状不明显,有的无症状,或仅在晨起后见少量浆液性分泌物黏着尿道外口。

【疗法】

配穴方一 脾俞、肾俞、膀胱俞、中极、关元、足三里、阴陵泉、三阴交。

治法:用刮痧法。先刮背部的脾俞、肾俞、膀胱俞;再刮关元、中极穴;然后刮足三里、阴陵泉、三阴交。均取双侧,从左到右刮拭,均刮至出现痧痕为度。手法均匀,力度稍重,用泻法。每日1次。

主治:尿道炎。屡用效佳。

配穴方二 脊柱两侧(肝俞到膀胱俞)、下腹部、膝弯区、足三里、三阴交。

治法:用刮痧法。先刮脊柱两侧(从大椎到长强)5行,重点刮两侧肝俞至膀胱俞;再刮下腹部5行,然后刮膝弯区及足三里、三阴交，均刮至出现痧痕为度。急性手法宜重，用泻法；慢性手法宜轻，用补法。每日或隔日1次。

主治：尿道炎。

附记：多年应用效果甚佳。若配用车前草30克煎水代茶饮用，可提高疗效。

·高脂血症·

血浆中脂质类浓度超过正常高限时称高脂血症，又称高脂蛋白血症，多属中医的“痰证”“湿阻”“肥胖”等病范畴。根据临床表现，一般分为原发性高脂血症和继发性高脂血症。本病在临床上较为多见。

【病因】　多因肝阴暗耗，肝阳偏亢，化风内动，干扰胃窍，横逆犯脾克胃，脾胃失调；或脾胃损伤，化源不足，则五脏之精少而肾无所藏，致使肾水不足、肝失滋养所致；或肝、脾、肾诸脏虚损，导致痰浊、瘀血停滞所致。

【症状】　头痛、眩晕、目干、腰膝酸软、心烦胸闷、血脂超过正常值。

【疗法】

配穴方一　肺俞、心俞、督俞、厥阴俞、郄门、间使、内关、通里、曲池、合谷、足三里、三阴交、太冲、公孙。

治法：用刮痧法。先刮背部肺俞、心俞、督俞、厥阴俞；再刮郄门、间使、内关、通里、曲池；指压合谷；然后刮足三里、三阴交、太冲、公孙。均取双侧或单侧，刮至出现痧痕为度。手法中等，用泻法。每日1次。

主治：高脂血症。

附记：屡用有效。若配合药物内治，则效果更好。

配穴方二　脊柱两侧（从大椎至长强）、胸椎$_{3\sim12}$、手部内侧区（肘关节至腕关节）、小腿内侧区、足背内侧区及足三里、膝弯区。

治法：用刮痧法。先刮脊柱两侧5行，重点刮胸椎$_{3\sim12}$，再刮手部内侧区，然后刮小腿内侧区、足背内侧区及足三里、膝弯区。均刮至出现痧痕为度。手法适中，用泻法。每日或隔日1次。

主治：高脂血症。

附记：多年应用，确有较好的疗效。治疗高脂血症，应以药物内治为主，辅以本疗法，可以缩短疗程，提高疗效。若为继发性高脂血症，应结合治疗原发病。治疗期间忌食辛辣、油腻之物，戒烟酒、节房事。

配穴方三 曲池、足三里、丰隆、三阴交、阴陵泉。配穴：神阙、关元。

治法：用刮痧法、艾灸法。先刮曲池，再刮足三里、丰隆、三阴交、阴陵泉。均取双侧，先左后右，逐穴刮治。刮至出现痧痕为度。然后用艾条温和灸神阙、关元穴各3～5分钟。每日或间日1次。

主治：高脂血症（脾虚痰湿型）。屡用效佳。

·痛风性关节炎·

痛风性关节炎是痛风的主要临床表现。痛风是一种嘌呤代谢紊乱导致的疾病，发病大多为40岁以上的中、老年人。常有家族遗传史，且常与肥胖、糖尿病、原发性高血压等病症伴发。

【病因】 多因风、寒、湿、热等外邪侵袭人体，痹阻经络、壅滞气血所致。

【症状】 关节突然疼痛、肿胀、发红、发热，多发生于足跗及第一跖趾关节。也可见于足跟、踝关节、指关节、趾关节等。1周到数周后症状逐渐消退。

【疗法】

配穴方一 脊柱两侧、四肢及病变的局部足背区、踝关节区，重点刺激腰骶椎及其两侧、阿是穴（患部）。

治法：用刮痧及梅花针法。先刮脊柱两侧（从大椎至长强）5行，并重点刮腰骶椎及其两侧5行，再用梅花针重叩四肢及病变的局部足背区、踝关节区及阿是穴（患部）处。均刮至出现痧痕为度。

每日或隔日 1 次。

主治：痛风。临床屡用，确有较好的止痛效果。

配穴方二　肝俞、脾俞、三焦俞、肾俞、肩髃、肩贞、曲池、手三里、阳池、外关、合谷、膝眼、阳陵泉、中封、昆仑、解溪、丘墟。

治法：用刮痧及梅花针法。先刮双侧肝俞、脾俞、三焦俞、肾俞；再刮曲池、手三里、阳池及阳陵泉，均刮至出现痧痕为度；然后用梅花针叩刺外关、合谷及膝眼、中封、昆仑、解溪、丘墟等穴各 5～10 遍。每日 1 次。

主治：痛风。屡用效佳。

·重症肌无力·

重症肌无力是因神经肌肉接头间传递功能障碍而影响肌肉收缩的一种慢性疾病。属中医"痿证"范畴。临床主要表现在手足或其他部位的肌肉萎缩（下肢尤多）和眼外肌无力。本病在临床上并不少见，严重者可危及生命。

【病因】　多因禀赋不足，脾胃素亏；或因病致虚，脾胃受纳运化功能失常，则气血生化之源不足；脾气虚衰，脾阳不振，中气下陷，以致气血不能灌溉四旁，肌肉失养所致；或素体阴虚，劳累太过，房事失节，致使津亏液耗，精血不足，筋脉肌肉失养；或阴血不足，脉络阻滞，肌肉失养所致。

【症状】　眼外肌无力，尤其上睑提肌下垂，发音低沉，咀嚼肌及面部表情肌无力，肢体痿弱，肌肉萎缩。根据临床表现，一般可分为眼肌型、全身型、延髓型、躯干型 4 种类型。

【疗法】

配穴方一　攒竹、太阳、颊车、人中、禾髎、风府、大椎、风池、肺俞、肝俞、脾俞、肾俞、膻中、曲池、手三里、外关、足三里。

治法：用刮痧及梅花针法。先用梅花针叩刺攒竹、太阳、颊车、人中、禾髎、风府、风池、膻中各 5 遍；再刮大椎及两侧肺俞、肝俞、脾俞、肾俞及曲池、手三里、足三里，均刮至出现痧痕为度。点按外关。每日1次。

主治：重症肌无力。屡用有效。

配穴方二 脊柱两侧（从大椎至长强穴）、胸椎$_{3\sim12}$、腰椎$_2$、眼区、颈后区、颊区及曲池、手三里、足三里。

治法：用刮痧及梅花针法。先刮脊柱两侧5行，重点刮胸椎$_{3\sim12}$、腰椎$_2$，刮至出现痧痕为度。再用梅花针叩刺眼区、颈后区、颊区各5～10遍；再刮曲池、手三里及足三里穴。每日或隔日1次。

主治：重症肌无力。

附记：屡用有效。若配合药物治疗，可提高疗效。

·晕车、晕船、晕机·

晕车、晕船、晕机是指有些人在乘坐车、船、飞机时所出现的一种病症。

【病因】 多因其不规则的颠簸运动使身体震荡或受气味刺激所致。

【症状】 眩晕、恶心、呕吐常伴头痛、烦闷、面色苍白、出冷汗等症状。

【疗法】

配穴方一 脊柱两侧，颈侧区，印堂。

治法：用夹痧法。医者手指弯曲。用示、中2指第1指关节蘸水挟弹患者的印堂穴及颈部两侧和背部脊柱两侧旁的皮肤，直至皮下出现紫红色斑点为止。

主治：晕车、晕船。1次即效。

配穴方二 百会、印堂、天柱、液门、厉兑及颈部两侧。

治法：用刮痧、点揉法。先刮百会、印堂，再点揉或刮天柱、液门、厉兑，然后夹颈部两侧。必效。

主治：晕车、晕船、晕飞机。屡用皆验。

二、儿科疾病

·小儿高热·

清代叶天士云:"襁褓小儿,体属稚阳,所患热病最多。"盖小儿为"稚阴稚阳之体,一旦罹患,而虚而实,病变最速。"又小儿阳常有余,阴常不足,感邪之后,最易热化,无论外感、内伤,发热居多。

【病因】 小儿脏腑娇嫩,不耐寒热。又小儿智力未开,往往寒热不知御,炎热不知避,饥饿无度。因此,无论内因或外感,多互结为患,邪从热化,每致发热。

【症状】 小儿发热或壮热不退。

【疗法】

配穴方一 脊柱两侧,胸椎$_{1\sim6}$及其两侧,肘弯区及膝弯区。

治法:用刮痧法。婴幼儿用间接刮。先在脊柱两侧轻刮3行,至泛红为止(大椎穴多刮),并重点刮胸椎$_{1\sim6}$及其两侧轻刮5行,至出现痧痕为止,然后刮肘弯区及膝弯区。每日1次。

主治:小儿发热。

附记:临床治疗小儿各类发热都有较显著的疗效。若小儿壮热不退,刮后可在大椎、曲池、委中穴用三棱针点刺放血各1或2滴。必效。

配穴方二 脊柱两侧,胸椎$_{1\sim5}$及其两侧,枕后区,前额区(含印堂、太阳),胸骨柄区,肘弯区,肘外侧区。配穴:少商、复溜、十宣穴。

治法:用刮痧法先在脊柱两侧(从大椎至悬枢)轻刮3行至出现泛红为止,并重点刮胸椎$_{1\sim5}$及其两侧轻刮5行(加大椎穴),至出现痧痕为止,然后刮枕后区、前额区、胸骨柄区、肘弯区及肘外侧区。壮热不退加配穴刮复溜,以针点刺少商、十宣穴各出血少许。每日1次。

主治：小儿高热。多年使用，治验甚多，通常1～3次即可见效或痊愈(热退)。

配穴方三 风池、大椎、肺俞、曲池。壮热配少商或十宣；咽痛配二间、少商；鼻塞配迎香；头痛配太阳、合谷；惊厥配百会、印堂；呕泄配中脘、天枢、气海、上巨虚。

治法：用刮痧法。先轻刮主穴至出现痧痕为止，再随证加刮配穴，其中少商、十宣穴以针点刺出血各1或2滴(不刮)。每日1次。

主治：小儿高热。屡用屡验，多一次即效。

·小儿惊风·

小儿惊风又称急惊风，是儿科临床常见的急症、重病之一，好发于16岁以下之儿童，尤以婴幼儿为多见。经云："诸风掉眩，皆属于肝。"所以惊风之病，多与儿童之"肝常有余，脾常不足"的生理特点有关。

【病因】 多因外感六淫之邪，内伤饮食或猝受惊吓等因所致；或由急性热病转化而成，均系"热极生风"所致，多属热证、实证、阳证。

【症状】 急惊急暴，变化多端。临床见证不一。

【疗法】

配穴方一 大椎、大杼、膏肓俞、神堂。配穴：曲泽、颊车、后溪、申脉、风池、风府、阳陵泉、太冲、列缺、涌泉、十宣、人中。

治法：用刮痧法。用泻法刮主穴至出现痧痕为止，然后刮配穴。每日1次，继用补法刮配穴。

主治：急惊风。

附记：屡用效佳，多一次即愈。又法：取上主穴加涌泉，用泻法刮至出现痧痕为止。1次即诸症解除，不药而愈，继以葡萄糖水喂服，继用补法刮上述配穴，以巩固疗法。

配穴方二 大椎、人中、曲池、合谷、少商、阳陵泉、足三里、太冲。

治法:用综合法,即夹大椎,掐人中,刮曲池、合谷,放少商,刮阳陵泉、足三里、太冲。必要时在紧急情况下,可用"指针法"点按上述穴位,亦效。

主治:小儿惊风。

附记:必要时须与退热药、镇静药等药物配合应用。缓解后再辨证求因,采取相应治疗措施。

配穴方三 胸椎$_{1\sim5}$及其两侧,肘弯区,外膝眼下,足底区(以涌泉为重点)。配穴:十宣穴。

治法:用刮痧法。用泻法轻刮多次,婴幼儿用间接刮。先刮胸椎$_{1\sim5}$及其两侧轻刮7行(中线含大椎穴)至出现痧痕为止,再轻刮肘弯区、外膝眼下及足底区,均至出现痧痕为止,然后用三棱针或钢针点刺配穴,各出血1～3滴。必效。

主治:急惊风,兼治小儿高热。

附记:屡用效佳,多1次即愈。必要时(或为巩固疗效),可配合自拟熄风膏(婴幼儿可用地龙膏)外敷。两方均见《刺血疗法治百病》。

·小儿支气管炎·

小儿支气管炎属中医"咳嗽"范畴,是小儿常见病、多发病。大多继发于上呼吸道感染或传染病。

【病因】 多因外感风寒,风热犯肺,肺失宣降所致,亦可因肝火、脾虚、痰湿累肺所致。无论何因皆与肺有关,外因所致者多属外感咳嗽,属急性;内因多属内伤咳嗽,属慢性,尤以外感咳嗽为多。

【症状】 初起多为干咳,随着病程进展逐渐有痰,年龄稍大的患儿痰可咳出,一般不发热;婴幼儿多有发热,痰随即咽下,且呼吸短促伴有呕吐。兼表证者多为外感咳嗽;无表证者,多为内伤咳嗽。痰多清稀色白为寒;痰多稠黏色黄为热。

【疗法】

配穴方一 脊柱两侧，肩上区，胸椎$_{1\sim5}$及其两侧，胸骨柄区(含天突、膻中)，肘弯区，肘下前侧区，小腿前外侧区。

治法：用刮痧法。先在脊柱两侧(从大椎至悬枢)轻刮3行和肩上区1行，至出现泛红为止，并于胸椎$_{1\sim5}$及其两侧轻刮5行，至出现痧痕为止，再刮胸骨柄区(挤夹天突、膻中)，刮肘弯区、肘下前侧区及小腿前外侧区。每日1次，中病即止。

主治：小儿支气管炎。

附记：手法力度应视小儿年龄、病情而定。婴幼儿应用间接刮(下同)。多年使用，都收到良好的治疗效果。必要时，若配合药物外治或内治，则疗效尤佳。应加强调养，避受风寒。

配穴方二 肩中、肺俞、身柱、曲池、手三里、孔最、太渊、丰隆、膻中。

治法：用刮痧法。在上述穴位皮区依次刮治至出现痧痕为止，其中膻中穴用点揉法。每日1次。

主治：小儿支气管炎。

附记：屡用皆效。同时，应视病情及时配合中西药物治疗。

配穴方三 脊柱两侧，夹脊(胸椎$_{1\sim5}$)，颈侧区，肺经(中府、天府、尺泽)附近压痛点，手指(五指)末梢部。

治法：用刮痧法。先在脊柱两侧轻刮3行，再重刮夹脊(胸椎$_{1\sim5}$)5行，至出现痧痕为止，然后刮颈侧区1～3行，以及肺经附近压痛点和五指末梢部(掌面)。3日1次，中病即止。

主治：小儿咳嗽。屡用效佳。

·小儿肺炎·

小儿肺炎多包括在中医的"咳嗽""肺闭""肺热喘咳""肺风痰喘""马脾风""风温""冬温"等病症中。最常见的是支气管肺炎，又称小叶性肺炎。一年四季均可发生，尤以冬春寒凉季节及气候骤变时为多。

【病因】 多因寒热失调，风邪夹寒、夹热，内蕴痰浊，犯肺阻络所致，或由上呼吸道感染转化而致。

【症状】 发热，咳嗽，呼吸急促，鼻翼扇动，或伴兼证。根据临床表现一般分为支气管肺炎、腺病毒肺炎、金黄色葡萄球菌肺炎和支原体肺炎等。

【疗法】

配穴方一 颈后部（风池至大椎），胸椎$_{1\sim5}$及其两侧，胸部及背部听到啰音较明显的区域和肘弯区。

治法：用刮痧法。先在颈后部轻刮3行（重点刮风池与大椎），重点刮胸椎$_{1\sim5}$及其两侧5行及胸部背部啰音明显部位，轻刮至出现痧痕为止，然后刮肘弯区。每日1次。

主治：各型肺炎。

附记：多年使用，效果甚佳。若配合药物治疗，则治疗效果更好。手法力度视病情而定。

配穴方二 大椎、定喘、肺俞、风门、中府。高热配曲池、少商；胸痛配内关、压痛点；腹胀配足三里、上脘。

治法：用刮痧法。先刮主穴至出现痧痕为止，再随证加刮配穴，其中少商以针点刺出血1或2滴。每日1次。

主治：小儿肺炎。

附记：屡用多效。必要时，应配合药物治疗，可增强疗效。

·小儿麻疹·

麻疹是由麻疹病毒经呼吸道传播的一种急性传染病。本病一年四季均可发生，尤以冬春季节发病居多。多发于学龄前儿童，成年人亦有之。

【病因】 多因内蕴热毒，外感时邪疫毒所致，或由传染而致。

【症状】 初起状若感冒，发热3～4天后遍身出现红色疹点，稍有隆起，扪之碍手，状如麻粒，口颊黏膜出现麻疹黏膜斑。一般分疹前期、出疹期、收疹期。顺证只要护理得当，可不药而愈。逆证可并发变症，其症为重，甚至危及生命。

【疗法】

配穴方一 脊柱两侧，胸椎$_{1\sim5}$及其两侧与异常发现的部位，颈部和肘弯区。

治法：用刮痧法。先在脊柱两侧轻刮3行至出现泛红为止，并重点刮胸椎$_{1\sim5}$及其两侧5行与异常发现的部位，轻刮至出现痧痕为止，然后刮颈部及肘弯区（诱导）。每日1次。

主治：麻疹（疹前期与出疹期）。

附记：应隔衣刮，避免感寒着凉，手法宜轻，频率不可过猛、过快。验之临床，确有减轻麻疹症状之良效。

配穴方二 前胸，后背两部及风府、肩俞两穴。

治法：用刮痧加点刺法。在上述部位和穴位上轻刮至出现痧痕为止，刮后在瘀斑瘀点上以针点刺至黑紫血流出即可。

主治：麻疹出而不透，或七八日不见者。多一次疹即可透。

配穴方三 分2组：一为大椎、肺俞、曲池；二为十宣。

治法：用刮痧、放痧法。第1组穴用刮痧法轻刮至出现痧痕为止；第2组穴以针点刺各出血1或2滴。

主治：麻疹高热。屡用卓效。

·百 日 咳·

百日咳，中医多称之为“顿咳”“天哮”“疫咳”“痉咳”“鸬鹚咳”“鸡咳”等名。本病由于病程较长，可持续2～3个月或以上，故称“百日咳”。本病一年四季均可发生，尤以冬春两季为多。本病传染性较强，各年龄小儿皆可罹患，但以5岁以下幼儿最多。

【病因】 多因内蕴伏痰，外感时疫之邪，初袭肺卫而致肺气郁闭，肺气受伤，与伏痰搏击，阻遏气道，肺失肃降而气上逆，遂发本病，或由传染而致。现代医学认为多由百日咳杆菌感染所引起。

【症状】 根据临床表现，一般分初期、中期和后期。初期形似感冒咳嗽；中期咳嗽继而加重，出现阵发性痉咳性咳嗽，咳后有特殊的鸡鸣样回声，尔后倾出痰涎泡沫而止，多伴有颜面和眼睑水肿，甚则有鼻出血和咯血现象；至后期痉咳逐渐缓解而恢复健康。本病在痉咳期（中期）病情重，也可出现严重的并发症（为肺炎喘嗽、惊厥窒息等），切不可忽视。

【疗法】

配穴方一　分2组：一为风门、身柱、肺俞；二为列缺、尺泽、内关、合谷。并随证配穴：外邪束肺配大椎、合谷；痰热阻肺配大椎、丰隆、尺泽。

治法：用刮痧点揉法。先将第1组穴轻刮至出现痧痕为止，再取第2组穴刮列缺，点揉尺泽、内关、合谷至出现痧痕为止。每日1次。然后加刮配穴，手法力度均较轻，操作范围较广泛。

主治：百日咳。

附记：用之临床，多可取得较好的治疗效果。但如患者并发昏迷、惊风者，须及时转送医院治疗，以免延误病情。应注意休息、睡眠，避免烟尘、辛辣等气味刺激，以免症状加重或复发。

配穴方二　颈椎$_7$与胸椎$_{1\sim5}$及其两侧，胸骨柄区，肘弯区。配穴：少商（双）、商阳（双）。

治法：用刮痧法。先在颈椎$_7$与胸椎$_{1\sim5}$及其两侧轻刮5行，至出现痧痕为止，再刮胸骨柄区及肘弯区，然后以针点刺配穴，各放血如粟粒状即可。隔日1次，中病即止。

主治：百日咳（初、中期）。

附记：多年使用，治验甚多，疗效尚属满意。必要时，在痉咳期配合自拟痉咳散外敷神阙、膻中和天突穴。方药可见《刺血疗法治百病》。

·小儿哮喘·

小儿哮喘又称支气管哮喘，是小儿常见多发病。一年四季均可发病，尤以寒冬季节及气候骤变时发病居多。

【病因】　多因身体素虚或因肺有伏痰，如遇精神刺激、抑郁，或环境骤变、吸入粉尘及饮食等因素，皆可触动肺内伏痰而诱发。

【症状】 多突然发作，呼吸急促，胸闷气粗，喉间有哮鸣声，喘息不得平卧，多呈阵发性发作，或伴有烦躁、神萎、面色苍白、青紫、出汗，甚则神志不清等症状，此为发作期。缓解期则状如常人。

【疗法】

配穴方一 四缝穴。

治法：用挑痧法。在患儿双手内侧第 2 指关节横纹正中（拇指除外），行常规消毒后，用 6 或 7 号注射针头，或三棱针或大号不锈钢针（缝衣针），直刺横纹正中，深度以刺到指骨为佳（约 1 毫米），迅速拔出后即有白色或黄色黏稠液体溢出，并用手挤压（挤出血亦无妨）。时隔 3 日或 1 周再挑治 1 次。

主治：小儿哮喘。

附记：临床屡用，每获佳效。共治疗 120 例，经治 1 或 2 次获愈者 70 例，3 或 4 次获愈者 38 例，无效 12 例（均未挑出黏液），治愈率达 90%。挑治后当天不可下冷水，并保持清洁，以免发生感染。

配穴方二 膻中。

治法：用挑痧法。在行常规消毒后，以大号不锈钢缝衣针刺入，先挑开表皮和真皮即可拉出纤维来（拉断或剪断），至挑尽纤维为止。

主治：哮喘。临床屡用，大都有效。

配穴方三 胸椎$_{1\sim5}$ 及其两侧，颈侧区，肺经（中府、天府、尺泽）附近压痛点，手指（五指）末梢部。

治法：用刮痧法。先在胸椎$_{1\sim5}$ 及其两侧轻刮 5 行，至出现痧痕为止，再刮颈侧区 1～3 行，以及肺经压痛点和五指末梢部（掌面）。3 日 1 次，中病即止。

主治：小儿哮喘。一般 1 或 2 次见效，久治（10 次左右）效佳。用于成人哮喘，效果亦佳，但手法力度较重。

·小儿腹泻·

小儿腹泻，属中医“泄泻”范畴，现代医学称急性肠炎。本病一年四季均可发生，尤以夏秋季节发病率最高，是小儿常见病、多发病，尤以婴幼儿居多。

【病因】　多因外着寒凉（风寒、暑湿为多）或内伤饮食所致。

【症状】　大便次数增多（每日3次以上），粪便稀薄，或水样便，或夹有不消化食物。常伴有腹痛、腹胀。病有久暂，证有寒热虚实之别，治当详察。

【疗法】

配穴方一　脊椎（从长强至大椎）及脾俞、小肠俞。

治法：用捏痧配中药法。让患儿俯卧在床上，医者用右手示指、拇指，轻轻提捏脊椎皮肤、肌肉，从长强穴至大椎穴，来回10次，使皮肤潮红。然后用示、中两指的指腹，分别揉按脾俞、小肠俞各10分钟。每日1次，均在空腹时间进行。同时口服中药（药用白扁豆10克，山药30克，黄连3～6克，熟地黄4克，泽泻9克），每日1剂，水煎服。至大便检查脓细胞消失即停药。

主治：小儿真菌性肠炎。

附记：经治疗18例，均获痊愈（大便镜检连续2～3天正常为痊愈），其中15例治疗3～4天，3例治疗4～7天。

配穴方二　脊椎（自长强至大椎穴）及腹泻穴。配穴：三阴交、足三里、四缝、神阙、百会、尾窍骨、兑端穴。

治法：用针灸捏脊法。在长强穴与尾骨平行，刺1～1.5寸，捻转10～20秒钟出针（虚寒者留针30分钟）；腹泻穴采用90°直刺0.3寸，捻转10～15秒钟出针。配穴三阴交、足三里浅刺不留针；四缝穴浅刺出血即可；神阙拔罐仅限于3个月以内小儿；百会艾条悬灸10～30分钟；尾窍骨穴浅刺疾出或拔罐出血最好；兑端刺入0.2寸，留针10～20分钟。捏脊疗法：患儿取俯卧位，医者以两手拇、示指自长强至大椎穴，中间不脱手，连捏提3遍，第3遍时每捏

3次可猛提1次，最后在肾区用拇指掌侧按摩数次。每日1次。10～15次为1个疗程（可嘱患儿家长在家中进行）。

主治：小儿腹泻。

附记：二法并治共治疗1250例，结果：痊愈（泄泻停止，大便成形，诸证消除者）1025例；显效（大便次数接近正常，并已成形，诸症基本消失或有腹胀肠鸣者）125例；好转（便泻次减少，其他症状减轻者）88例；无效（仅大便次数减少）12例。痊愈率为82%。

配穴方三 华佗夹脊穴。

治法：用刮痧法。在患儿胸椎$_{10\sim12}$夹脊部位先搽适量的生姜汁或麝香风湿油，再以瓷汤匙刮拭，轻重以勿使皮肤破损为度，每侧一般刮200次左右，至皮肤呈潮红，若呈暗红色或紫色，疗效更佳。每日1次，连续治疗2或3次。

对于伴呕吐者，同时用维生素B_6注射液0.5～1毫升在一侧内关穴处注射，通常呕吐即止，约半小时后病儿可安然入睡。

主治：婴幼儿腹泻。

附记：治疗期间宜进食米汤。共治疗284例，治疗1次痊愈者211例，2次痊愈者62例，3次痊愈者8例，无效3例。治愈率为98.9%。

·小儿遗尿·

遗尿，俗称“尿床”，是指3岁以上小儿睡中小便自遗，醒后方觉的一种疾病。在临床上较为常见。

【病因】 多因先天不足，下焦虚寒，闭藏失职，或脾肺气虚，上虚不能制约，均可导致水道失去制约而致遗尿，或湿热蕴结膀胱，气化失司而致。

【症状】 睡中遗尿。轻者每夜或隔数夜1次，重者每夜尿床2或3次。有些严重患者可延至十余年，甚则成年仍有尿床。

【疗法】

配穴方一 脊椎（自长强至大椎，颈部风府）。

治法:用捏痧法。患儿裸露脊背俯卧于检查床上,医者先用手掌按摩背部,然后沿小儿脊椎自长强穴开始,用双手示指及拇指将皮肤捏提起,沿督脉上行,边推边捏提至颈部风府穴,反复 5 遍,每遍捏推 3 次时,将两手之间的皮肤向后提一下(起三提一),当推捏至风府穴时,再用两拇指在每个椎棘突处按摩 3 下,尤在肾俞、关元俞及膀胱俞处重点按揉。每日 1 次,3 次为 1 个疗程。

主治:小儿遗尿。

附记:治疗 486 例。结果:痊愈 286 例,有效 140 例,无效 60 例。

配穴方二 分 2 组:一为中极、关元、肾俞、膀胱俞、神门;二为气海、关元、太渊、足三里、三阴交。

治法:用刮痧法。第 1 组先刮背部肾俞至膀胱俞,再刮腹部关元至中极,然后刮前臂神门,最后刮下肢三阴交。用补法,刮至微现痧痕为度。隔日 1 次。

第 2 组先刮腹部气海至关元,再刮前臂太渊,然后刮下肢内侧三阴交,最后刮下肢外侧足三里。用补法,刮至微现痧痕为度。隔日 1 次。

主治:遗尿(第 1 组主治肾气不足型,第 2 组主治脾肺气虚型)。

附记:屡用效佳。又穴取肾俞、关元、中极、三阴交、尺泽、足三里。隔日 1 次。依顺序刮治,10 次即愈。

·小儿呕吐·

呕吐是小儿常见病症,尤以婴幼儿为多。

【病因】 多因外邪犯胃,内伤饮食,蛔虫侵扰,跌仆惊吓等因而致胃失和降,气逆于上所致。

【症状】 呕吐。致因不同,兼证亦异,治当详察。

【疗法】

配穴方一 分 2 组:一为身柱、脾俞、胃俞和足三里;二为中脘、天枢。并随证配穴:伤食呕吐配中脘、天枢、璇玑、腹结和四缝穴;胃热呕吐配中脘、内关、合谷、内庭;胃寒呕吐配中脘、内关、章门、关元;虚火呕吐配中脘、三阴交、太溪;惊吓呕吐配内关和太冲穴。

治法:用刮痧点揉法。先刮第1组穴,再点揉第2组穴,均至出现痧痕为止。每日1次。然后随证加刮配穴:伤食、胃热、惊吓3型均手法力度较轻,操作范围较广泛,其中四缝穴和太冲穴以针点刺(不刮);胃寒、虚火2型均手法力度较轻,操作范围较局限。

主治:小儿呕吐。

附记:用之临床,轻证单用此法,可取得较好的临床效果,重证者当配以适当的药物疗法,方可取得满意效果。

配穴方二 内关、足三里。

治法:用刮痧法。先轻刮内关至出现痧痕为止,若呕吐未止再加刮足三里或刮后再加按压,必效。

主治:小儿呕吐。

附记:验之临床,确有一定的疗效。若配合其他疗法,则治疗效果更佳。

·小儿厌食症·

小儿厌食,属中医“纳呆”“恶食”范畴,是指因消化功能障碍引起的一种慢性消化性疾病。一般多见于学龄前儿童。

【病因】 多因饮食不节,饥饱失调,损伤脾胃,过饱则积食停滞,过饥则营养不充;或脾胃素虚,脾气不振;或先天不足,脾失温煦,脾虚失运,湿困脾阳,湿郁气滞,升降失调所致。

【症状】 食欲减退或缺乏,不思饮食,或食之无味而见食不贪,甚则拒食;或饮食停滞,脘腹胀满;或伴面色少华,形体消瘦,或呕吐、泄泻。长期厌食可影响小儿营养状况及生长发育。

【疗法】

配穴方一 分2组:一为脾俞、胃俞、身柱、足三里;二为天枢、中脘。并随证配穴：脾失健运配章门、公孙；胃阴不足配内庭、太溪；脾胃气虚配章门、中脘、公孙。

治法：用刮痧、点揉法。先刮第 1 组穴至出现痧痕为止，再点揉第 2 组穴，每穴 3～5 分钟。每日 1 次。然后随证加刮配穴。手法力度均轻，操作范围较广泛。

主治：小儿厌食症。

附记：用之临床，多可取得较好疗效。若配合针灸、药物疗法，则效果更佳。同时应注意调养，少食肥甘厚味及生冷食品，限制零食，以免影响食欲。还应保持大便通畅，增食水果、蔬菜。

配穴方二　脊柱（大椎至长强）、合谷、四横纹、天枢、足三里及脐部。

治法：用撮痧法。医者先指压或轻按轻揉足三里、合谷、天枢穴，以得气感为佳。推患儿双手四横纹穴各一侧，以和胃增强食欲，若兼见虫积伤脾者，加抖脐、摩脐推拿手法。再以右手置于患儿背部，以示指、拇指提捏其脊柱皮肤肌肉，以皮肤潮红为度。操作范围由大椎至尾椎，范围广泛，但不失脊柱为中心轴，不必过分追求痧痕出现，手法力度宜适中，因小儿肌肤娇嫩。若脾胃功能虚损严重，可以撮痧法中抓、拧法作用于脾俞、胃俞、足三里、天枢，以出现痧痕为宜，但注意皮肤损伤，力度以出现潮红程度即可。每日或隔日 1 次。

主治：小儿厌食。

附记：此法对于预防和解除小儿厌食症效果明显。对神经性厌食亦效果较好。

·小儿疳积·

疳积，又名“疳症”。现代医学称营养不良，是小儿常见的一种慢性消化性疾病。各年龄皆可罹患，尤以 1—5 岁小儿为多见。

【病因】　多因禀赋较弱，喂养不当，或饮食不节，恣食肥甘，损伤脾胃所致，或由积滞、厌食，或病后失调，“疳皆脾胃病，亡津液所作也”。脾胃内伤，百病丛生，疳积的形成此乃关键。

【症状】 进行性消瘦，全身虚弱，面黄发枯，食欲欠佳，嗜食异物，甚则腹部胀大如箕，青筋暴露，生长发育缓慢等。

【疗法】

配穴方一 脊柱、中脘、天枢、足三里、肾俞、脾俞。

治法：用撮痧法。医者双手半握拳，用两示指抵于脊背之上，再以双手拇指伸向示指前方，合力夹住肌肉提起，尔后示指向前，拇指后退，做翻卷动作，双手同时向前移动，自大椎穴脊柱走行以出现痧痕为宜。指压或按揉中脘、足三里、天枢穴，以胀热感得气为宜。对脾肾阳虚者当以扯法、抓法撮痧，施术于脾俞、肾俞、足三里穴，操作范围局限，手法宜适中，注意不必为追求出现痧痕而致小儿娇嫩肌肤受损。每日 1 次。

主治：疳积。坚持长期治疗，效果甚佳。

配穴方二 脊柱两侧，胸椎$_{11、12}$ 至腰椎$_{1、2}$ 及其两侧，上、下腹正中线，脐侧区，膝眼下。

治法：用刮痧法。先在脊柱两侧（从大椎至长强穴）轻刮 3 行，至出现潮红为止，并于胸椎$_{11}$ 至腰椎$_{2}$ 及其两侧轻刮 5 行，至出现痧痕为止，再刮上、下腹正中线（任脉），脐侧区及膝眼下。每日或隔日 1 次。

主治：小儿疳积。耐心治疗，久治效佳。

配穴方三 脾俞、胃俞、中脘、天枢、章门、气海、足三里、鱼际、四缝。

治法：用刮痧、放痧（刺血）法。先刮背部脾俞至胃俞，再刮腹胁部中脘、章门、天枢、气海，然后放痧鱼际、四缝，最后刮下肢外侧足三里。用补泻兼施法，刮至出现痧痕为度。每日或隔日 1 次。

主治：小儿疳积。屡用有效。

·小儿积滞·

小儿积滞在现代医学中称之为慢性消化不良，是指小儿宿食不化,气滞不行,停聚中脘所致的一种慢性消化功能障碍的综合征。是小儿常见病、多发病。

【病因】　多因乳食不节,过食生冷,损伤脾胃,以致脾胃不和,消化功能障碍,脾虚失运,积滞中脘所致。

【症状】　不思乳食,食而不化,腹部胀满,大便腥臭或大便时秘时溏,久之必成疳积。

【疗法】

配穴方一　脊柱两侧,胸椎$_{5\sim12}$及其两侧,下腹部,脐侧区。配穴:中脘、足三里。

治法:用刮痧法。先在脊柱两侧(从大椎至长强穴)轻刮3行,至出现潮红为止,并于胸椎$_{5\sim12}$及其两侧轻刮5行,至出现痧痕为止,再刮脐侧区、下腹部。或加刮配穴。每日或隔日1次。

主治:单纯性消化不良。临床屡用,久治效佳。

配穴方二　胃仓、中脘、天枢。腹泻配建里、气海;完谷不化配足三里;吐乳食配内关。

治法:用刮痧法。用补法轻刮,先刮主穴至出现痧痕为止,再随证加刮配穴。每日或隔日1次。

主治:小儿积滞(消化不良)。多年使用,效果甚佳。

配穴方三　分3组:一为脾俞、胃俞;二为中脘、天枢;三为足三里、三阴交。

治法:用刮痧、点揉法。先刮第1组穴至出现痧痕为止,再点揉第2组穴,每穴3～5分钟,以有得气感为度,然后刮第3组穴。每日或隔日1次。

主治:消化不良。

附记:屡用多效。同时应注意饮食有节,不可过饱,忌食肥甘厚味及苦寒之品。

·小儿夜啼·

夜啼是婴幼儿常见病症。多见于6个月以内之婴幼儿。

【病因】 多因心热、脾寒、伤食、惊吓或心肾亏虚所致。

【症状】 小儿多在夜间啼哭不止，白天正常。或阵阵啼哭，或通宵达旦，哭后仍能入睡；或伴见面赤唇红；或阵发腹痛，或腹胀呕吐；或时惊恐，声音嘶哑等。一般持续时间少则数日，多则经月，过则自止。

【疗法】

配穴方一 脊柱两侧，胸椎$_{1\sim5}$及其两侧，头顶区，前额区，上、下腹正中线，膝弯区，小腿内、外侧区。

治法：用刮痧法。先在脊柱两侧轻刮3行，并重点在胸椎$_{1\sim5}$及其两侧轻刮7行，至出现痧痕为止，再刮头顶区（用梳头轻刮），前额区（用棉纱团揉刮），上、下腹正中线，膝弯区及小腿内、外侧区。睡前用间接（隔衣）刮法1次。

主治：小儿夜啼。

附记：有一定效果。必要时，可加按揉神门穴。心热、惊吓所致者可加中冲以针点刺放血1滴；脾寒用艾叶揉细烘热敷脐。可增强治疗效果。

配穴方二 脊背夹脊穴、三阴交、足三里、百会、天突。并随证配穴：脾脏虚寒配关元、内关、公孙、中脘；心经积热配神门、大陵、太溪和少泽穴；惊骇恐惧配神门、太溪、印堂。

治法：用刮痧等综合法。先刮脊背夹脊穴至出现痧痕为止，再刮三阴交、足三里穴至出现痧痕为止，然后点揉百会、天突穴，每穴3～5分钟。每日1次，最后随证加刮配穴，脾脏虚寒的手法力度较轻，操作范围较局限；心经积热、惊骇恐惧2型的操作范围较广泛，手法力度较轻，其中少泽穴以针点刺；印堂穴用挤痧法施术。

主治：小儿夜啼。

附记：屡用有效，若配合药物与精神调养，则效果较佳。注意寒暖，避免受凉与受惊。

·流行性腮腺炎·

流行性腮腺炎，中医称“痄腮”，俗名“猪头肥”。好发于冬春季节。5—9 岁小儿发病居多，且多传染。

【病因】 多因外感风湿兼挟时疫之邪，壅阻少阳经脉，蕴结腮部所致。

【症状】 发热、腮腺肿胀、疼痛。咀嚼时则痛剧。常见于一侧发病，1～2 天波及对侧，或两侧同时发病。

【疗法】

配穴方一 分 2 组：一为大椎、身柱；二为角孙、少商、关冲。

治法：用刮痧、放痧法。先刮第 1 组穴至出现痧痕为止，再以三棱针点刺第 2 组穴，各放血 1 或 2 滴。每日 1 次，中病即止。

主治：流行性腮腺炎。多年使用，治验甚多，多 1～3 次即愈。

配穴方二 风池、大椎、风府、外关、合谷。并随证配穴：温毒在表配颊车、翳风；热毒内蕴配耳和髎、关冲、丰隆。

治法：用刮痧法。先刮主穴至出现痧痕为止。每日 1 次。然后随证加刮配穴，手法力度较轻，操作范围较广泛。

主治：腮腺炎。

附记：用之临床，多效，若配合药物外敷，则效果更佳。同时应禁食肥腻、辛辣和刺激性食物。

配穴方三 大椎、曲池、翳风、颊车、角孙、列缺、合谷、外关。

治法：用刮痧、点揉、灸治法。先点揉面部翳风、颊车，再用灯心灸法灸角孙，然后刮颈部大椎穴，最后刮上肢曲池、外关、列缺、合谷穴。用泻法，刮至出现痧痕为度。每日 1 次，中病即止。

主治：痄腮。屡用效佳。

·小儿便秘·

小儿便秘是指小儿不能按时排便，大便质地干燥、坚硬或艰涩难于排出的一种病症。

【病因】 多因大肠传导功能失常所致。其因与内科中所述“便秘”基本一致。

【症状】 便秘。证有寒热虚实之辨,治当详察。

【疗法】

配穴方一 分2组:一为大肠俞、支沟、足三里;二为天枢、腹结(左)。

治法:用刮痧、点揉法。先刮第1组穴至出现痧痕为止,再点揉第2组穴。每穴3～5分钟。每日1次。

主治:小儿便秘。屡用多效。

配穴方二 脾俞、胃俞、大肠俞、天枢、支沟、足三里、上巨虚、三阴交。

治法:用刮痧法。先刮背部脾俞、胃俞、大肠俞,再刮腹部天枢,刮上肢支沟穴,然后刮下肢部足三里、上巨虚、三阴交。用补泻兼施法,刮至出现痧痕为度。每日或隔日1次。

主治:小儿便秘。屡用有效。

·小儿脱肛·

脱肛又称直肠脱垂。本病多见于小儿,但年老体弱者亦多发生。

【病因】 盖小儿脏腑娇嫩,气血未充,骶曲未长成,加之肾气不固,或脾虚中气下陷,或便秘努挣或久泻久痢,脾虚气陷所致。

【症状】 脱肛。迁延日久而成慢性,并反复发作,病情日重,甚则直肠可发生充血、水肿、溃疡,甚至坏死,不可不慎。

【疗法】

配穴方一 分3组:一为命门、大肠俞、次髎、长强、承山;二为会阴;三为气海、足三里。并随证配穴:中气不足配百会、二白;湿热内蕴配曲池、上巨虚、天枢、大肠俞。

治法:用刮痧、点揉法。先刮第1组穴至出现痧痕为止,再点揉第2组穴,然后刮第3组穴至出现痧痕为止。每日1次。并随证加刮配穴，手法力度均轻，操作范围较局限。

主治：脱肛。

附记：用之临床，多可取得一定的疗效，若配合药物疗法，则疗效更佳。

配穴方二　脊柱两侧，胸椎$_{11}$至腰骶椎及其两侧，脐侧区，下腹部，膝弯区。

治法：用刮痧法。先在脊柱两侧（从大椎至长强穴）轻刮 3 行，并重点在胸椎$_{11}$至腰骶椎及其两侧轻刮 5 行，至出现痧痕为止，再刮脐侧区、下腹部及膝弯区（诱导）。每日 1 次。刮后在“神阙穴”拔罐 10～15 分钟，或用提肛散敷脐（方药见《拔罐疗法治百病》）。

主治：脱肛。多年使用，效果甚佳。

配穴方三　百会、命门、大肠俞、次髎、长强、气海、承山、足三里。

治法：用刮痧法。依次在上述穴位皮区施行刮拭，手法力度宜轻，刮至出现痧痕为止，每日 1 次。其中气海穴亦可用点揉法。

主治：脱肛。

附记：临床屡用，久治效佳。同时应注意劳逸结合，避免过分用力和负重。可常做缩提肛门的动作，以增强提肛肌的功能，又应配合对原发病的治疗，合理饮食，保持大便通畅。

·小儿麻痹后遗症·

小儿麻痹后遗症是在小儿麻痹症急性期过后的后期症状，又称“婴儿瘫”。属中医“痿症”范畴，根治颇难。

【病因】　多因时行疫邪由口鼻侵入肺胃，流窜经络而发病。至后期多是本虚标实，脉络瘀阻的病理机转特点。现代医学认为，是由于脊髓灰质炎病毒侵犯小儿的神经系统所致。

【症状】　小儿麻痹后遗症多表现为肌肉松弛和萎缩及肢体痿软，且多伴有畸形。弛缓性瘫痪多发生在下肢，如足内翻、外翻及下垂等，多为一侧下肢或一侧上肢。

【疗法】

配穴方一 脊柱两侧,肩上区。上肢瘫痪重点取胸椎$_{1\sim5}$及其两侧、肩胛区、肩胛冈区、肩三角区及患肢各部;下肢偏瘫重点取腰骶椎及其两侧、臀部及患肢各部。

治法:用刮痧法。先在脊柱两侧(从颈椎$_1$至尾椎端)轻刮3行,肩上区1行至出现潮红为止,并随证重点刮胸椎$_{1\sim5}$或腰骶椎及其两侧,以中等手法,刮至出现痧痕为止,再刮肩胛区、肩胛冈区、肩三角区或臀部,以及患肢各部区。每日或隔日1次,10次为1个疗程。

主治:小儿麻痹后遗症。

附记:本病为顽固之疾,目前尚无特效疗法。应配合其他疗法综合治疗,坚持耐心治疗,持之以恒,可提高治疗效果或可望获愈。

配穴方二 脊柱两侧,肩上区。配穴:①风池、大椎、中枢、肾俞、天枢、足三里;②天柱、身柱、命门、三焦俞、气海、阳陵泉。

治法:用刮痧法。先在主穴(部位区)——脊柱两侧(从大椎至尾椎)刮3行,肩上区1行,均轻刮至出现潮红或痧痕为止,再加刮配穴(每次取1组,交替使用)。每日1次,10次为1个疗程。

主治:小儿麻痹后遗症。

附记:手法力度强弱可根据患儿的年龄、病情和体质状况等情况灵活选用。须耐心坚持治疗,其效始著。若配合应用外治方药则疗效更为显著。

配穴方三 分2组:一为颈夹脊、臑俞、肩髃、肩髎、曲池、手三里、合谷;二为腰夹脊、环跳、殷门、伏兔、足三里、三阴交。

治法:用刮痧法。

第1组先刮颈部夹脊穴、臑俞、肩髃、肩髎,然后刮前臂曲池至手三里,最后刮合谷穴。用平补平泻法,刮至出现痧痕为度。每日或隔日1次。

第2组先刮腰夹脊,然后刮臀部环跳,再刮大腿伏兔、殷门,刮下肢三阴交,最后刮足三里。用平补平泻法,刮至出现痧痕为度。

每日或隔日1次。

主治:小儿麻痹后遗症(第1组主治上肢瘫痪,第2组主治下肢瘫痪)。

附记:临床屡用,均有一定效果。若配合药物等综合治疗,可提高治疗效果。

三、妇产科疾病

·月经不调·

《医学心悟》云:"经者,常也,一月一行,循乎常道,以像月盈则亏也。经不行,则反常而灾至矣。方书以超前为热,退后为寒,其理近似,然不可尽拘也。"说明月经未按月而至者,谓之月经不调。是妇科常见病、多发病。

【病因】 致因虽多,但概括言之不外乎是血热、寒凝、气滞、瘀血以及气、血、阴虚等因所致。

【症状】 除月经周期反常外,月经之色、质、量等亦随之出现异常。

【疗法】

配穴方一 分2组:一为脾俞、膈俞、命门;二为足三里、三阴交。并随证配穴:肾气不足配肾俞、中极、气海、血海;阴血亏虚配心俞、血海、阴陵泉;瘀血内停配血海、曲池、合谷、气海和太冲;痰湿阻滞配中极、白环俞、阴陵泉和内庭、行间穴。

治法:用刮痧法。先刮第1组穴,再刮第2组穴,均至出现痧痕为止。每日1次。然后随证加刮配穴。肾气不足、阴血亏虚2型,手法力度均宜轻,操作范围较广泛,并均以艾条温灸所刮诸穴;瘀血内停、痰湿阻滞2型的手法力度均中等,操作范围较广泛。前者并以针点刺血海、太冲(不刮)、合谷穴,后者以针点刺内庭、行间(均不刮)。

主治:月经过少。

附记:用之临床,可获得较好的疗效,但对症状陈旧或急重者,尚需配合药物治疗可获满意效果。禁忌同上。

配穴方二 分2组:一为三阴交、血海、行间、地机、期门;二为脾俞、胃俞、足三里、气海、三阴交。

治法:用刮痧法。

第1组先刮胁部期门,再刮下肢内侧血海至三阴交,然后刮足背部行间。用泻法,刮至出现痧痕为度。每日1次。

第2组先刮背部脾俞至胃俞,然后刮腹部气海,再刮下肢内侧三阴交,最后刮下肢外侧足三里。用补法,刮至微现痧痕为度。隔日1次。

主治:月经先期(第1组主治血热内扰型,第2组主治气不摄血型)。屡用效佳。

配穴方三 分3组:一为肝俞、肾俞、关元、三阴交、气穴;二为关元、命门、膈俞、血海、三阴交;三为太冲、血海、地机、膻中。

治法:用刮痧法。

第1组先刮背部肝俞至肾俞,然后刮关元至气穴,再刮下肢内侧三阴交。用补法,刮至微现痧痕为度。隔日1次。

第2组先刮背部膈俞、命门,再刮腹部关元,然后刮下肢血海至三阴交。用泻法,刮至出现痧痕为度。每日1次。

第3组先刮胸部膻中,再刮下肢血海至地机,最后刮足背部太冲穴。用泻法,刮至出现痧痕为度。每日1次。

主治:月经后期(第1组主治血虚型,第2组主治血寒型,第3组主治气滞型)。屡用效佳。

·崩　漏·

崩漏,古谓“经乱之甚”。凡经血量多而阵下,大下为崩;量少而持续不止,或止而又来,淋漓不断的为漏。现代医学称为“无排卵性功能性子宫出血”。本病多发生于青春期及更年期的妇女。

【病因】 多因血热、血瘀,或肝肾虚热,或心脾气虚而致冲任失调所致;或因脾肾阳虚而起。

【症状】 出血量多,或时多时少,或日久淋漓不止,或夹紫暗血块。

【疗法】

配穴方一 脊柱两侧,腰骶椎及其两侧,下腹部,腹股沟区,膝弯区。配穴:中冲、大敦、隐白。

治法:用刮痧法。先在脊柱两侧(从大椎至长强穴)轻刮 3 行,至出现潮红为止,并重点刮腰骶椎及其两侧 5 行,至出现痧痕为止,再刮下腹部、腹股沟区及膝弯区,然后在配穴上以针点刺太冲、大敦,熏灸隐白至皮肤转红并感烘热为度。每日 1 次,中病即止。

主治:崩漏或月经过多。多年使用,多收良效。

配穴方二 分 3 组:一为三阴交、血海、隐白、曲池;二为三阴交、隐白、然谷、太溪、关元;三为肾俞、关元、三阴交、脾俞、足三里。

治法:用刮痧法。

第 1 组先刮前臂曲池,然后刮下肢血海至三阴交,最后重刮足部隐白穴。用泻法,刮至出现痧痕为度。每日 1 次。

第 2 组先刮腹部关元,再刮下肢内侧三阴交,然后刮太溪、隐白、然谷。用补法,刮至微现痧痕为度。隔日 1 次。

第 3 组先刮背部脾俞至肾俞,再刮腹部关元,然后刮下肢内侧三阴交,最后刮下肢外侧足三里。用补法,刮至微现痧痕为度。隔日 1 次。

主治:崩漏。分型施治,用之效佳。

·痛　　经·

痛经是指月经来潮及经期前后出现的下腹部疼痛而言。属月经病范畴,是妇科常见病症。

【病因】 多因气滞血瘀、寒湿凝滞、气血虚损等因所致。

【症状】 行经或前后少腹疼痛或伴腹部和乳房胀痛。大抵痛在经前，多属寒湿凝滞；痛在经期，多属气滞血瘀；痛在经后，多属气血虚损。

【疗法】

配穴方一 脊柱两侧，腰骶椎及其两侧，脐侧区，下腹部(或脐孔至耻骨联合处)，腹股沟区及膝弯区。

治法：用刮痧法。先在脊柱两侧(从大椎穴至尾椎部)轻刮3行，至出现潮红为止，并重点刮腰骶椎及其两侧5行，至出现痧痕为止。再刮脐侧区、下腹部、腹股沟区及膝弯区(诱导)。每日1次。

主治：痛经。

附记：手法力度视证情而定。一般而言，经前痛的力度中等(刮后加温灸关元、神阙和肾俞穴)；经期痛的力度较重；经后痛的力度较轻。多年使用，治验甚多，都收到了较好的治疗效果。连治3个月经周期，多获痊愈。

配穴方二 分2组：一为中极、次髎、地机。血瘀配血海、膈俞；气滞配期门、太冲。二为命门、肾俞、关元、足三里、三阴交。

治法：用刮痧法。

第1组血瘀型宜先刮背部膈俞至次髎，再刮腹部中极，然后刮下肢血海至地机；气滞型宜先刮背部次髎，再刮胁部期门，然后刮腹部中极，最后刮下肢地机、太冲。用泻法，刮至出现痧痕为度。每日1次。

第2组先刮背部肾俞、命门，再刮腹部关元，然后刮下肢内侧三阴交，最后刮下肢外侧足三里。用补法，刮至出现微痧为度。隔日1次。

主治：痛经(第1组主治实证，第2组主治虚证)。屡用效佳。

·闭　　经·

闭经，又称“经闭”。属月经病范畴。

【病因】 多因气滞血瘀或气血虚损(血枯)所致。

【症状】 闭经(月经超过3个月以上未至者)。

【疗法】

配穴方一 脊柱两侧,腰骶椎及其两侧,下腹部,腹股沟区,膝弯区。配穴:压痛点(多数患者在三阴交、膀胱俞、气海、地机等穴或附近出现压痛点)。

治法:用刮痧法。先在脊柱两侧(从大椎至尾椎)轻刮3行至出现潮红为止,并重点刮腰骶椎及其两侧5行,至出现痧痕为止,再刮下腹部、腹股沟区及膝弯区。并重点刮压痛点。每日1次,5次为1个疗程。

主治:闭经。

附记:手法力度:实证宜中等;虚证宜较重。坚持治疗多可收到较好的疗效。若配合药物疗法,则疗效更佳。

配穴方二 分3组:一为肝俞、脾俞、肾俞、次髎;二为血海、阴陵泉、地机、三阴交、足三里;三为关元、大赫。并随证配穴:气血虚弱配膈俞、气海、关元;气滞血瘀配膈俞和血海、太冲穴;痰湿阻滞配中极、丰隆和太冲、间使穴。

治法:用刮痧、点揉法。先刮第1组穴,再刮第2组穴,均至出现痧痕为止,然后点揉第3组穴,每穴3～5分钟。每日1次。并随证加刮配穴。气血虚弱型的手法力度宜轻,操作范围较广泛;气滞血瘀、痰湿阻滞2型的手法力度均中等,操作范围较广泛。前者血海、太冲以针点刺(不刮);后者的太冲、间使以针点刺(不刮)。

主治:闭经。

附记:用之临床,多可取得较好的疗效,若配合部分药物疗法,则疗效更佳。但于经血复通后仍需坚持治疗,以巩固疗效,防止复发。同时应注意情志调摄,保持精神愉快,并忌食寒凉酸冷之物,以免损伤脾胃或凝滞气血。

·带　　下·

带下是指妇女经常从阴道流出黏液如涕、如唾液样分泌物的一种妇科病症，是临床常见病、多发病。现代医学称之为阴道炎。

【病因】 多因脾虚生湿，湿郁化痰，湿热下注，或气血虚弱，外邪入内所致。

【症状】 带下有白、黄、青、赤、黑等五带。临床所见：尤以白带、黄带为多。或伴有种种兼证。

【疗法】

配穴方一 脊柱两侧，腰骶尾椎及其两侧，上、下腹部，脐侧区，腹股沟区，膝弯区。配穴：白带配隐白。

治法：用刮痧法。先在脊柱两侧(从大椎至尾椎)轻刮3行，以出现潮红为止，并重点刮腰骶尾椎及其两侧5行，至出现痧痕为止。再刮上腹部、脐侧区、下腹部、腹股沟区及膝弯区。若系白带加配穴，以艾条熏灸之。每日1次，10次为1个疗程。

主治：带下病，尤以白带为佳。

附记：手法力度随证而定。多年使用，对于各种带下病，多可收到显著疗效，尤以白带为佳。若配合外治方，则疗效更佳。同时，应保持外阴清洁，注意饮食调养，清心寡欲，减少房事，劳逸适度，加强室外活动。

配穴方二 分2组：一为气海俞、次髎、地机、三阴交；二为大巨、关元、中极。并随证配穴：湿热蕴结配带脉、阴陵泉；热毒内蕴配带脉、阴陵泉和隐白、行间。

治法：用刮痧、点揉法。先刮第1组穴至出现痧痕为止，再点揉第2组穴，每穴3～5分钟。每日1次。并随证加刮配穴，手法力度均中等，操作范围较广泛。热毒内蕴配穴中的隐白、行间以针点刺(不刮)。

主治：黄带。用之临床，可以得到满意效果。

配穴方三 分2组：一为气海俞、次髎、地机、三阴交；二为大巨、关元、中极。并随证配穴：心脾气虚配足三里、阴陵泉、公孙、内关、血海、脾俞；湿热下注配带脉、阴陵泉、丰隆、血海、行间。

治法：用刮痧、点揉法。先刮第1组穴至出现痧痕为止，再点揉第2组穴，每穴3～5分钟。每日1次。然后随证加刮配穴。心脾气虚的手法力度宜轻，操作范围较广泛；湿热下注的手法力度中等，操作范围较广泛，其中行间以针点刺（不刮）。

主治：赤带。

附记：单用此法有一定效果，若配合药物治疗或药物疗法，方可收到较好的临床效果。

·妊娠恶阻·

妊娠恶阻又称妊娠呕吐。

【病因】 多因三焦气机不畅，胃气上逆所致。若挟肝热或痰湿，其证尤重。

【症状】 一般在怀孕40余天后出现形寒、体倦、嗜酸、择食、恶心、呕吐，甚则入食即吐，不能饮食。日久多呈全身性虚弱状态。

【疗法】

配穴方一 分2组：一为脾俞、胃俞、足三里、太冲；二为中脘、内关。并随证配穴：中虚湿盛配阴陵泉、丰隆；肝郁气滞配膻中、内关和太冲；胃热积甚配内关、内庭、中脘。

治法：用刮痧、点揉法。先刮第1组穴至出现痧痕为止；再点揉第2组穴，每穴3～5分钟，每日1次。然后随证加刮配穴。手法力度均中等，操作范围较局限，而肝郁气滞配穴中的太冲，以针点刺之。

主治：妊娠恶阻。

附记：用之临床，多可取得较好的疗效。但如病情严重者，应住院治疗，以防止脱水或酸中毒。同时，患者不必紧张，这是妇女怀孕后的正常生理现象，应注意少食多餐，并预防外感，以免伤胎。

配穴方二 脊柱两侧，上腹部，脐侧区及异常反应的部位及膝眼下。

治法：用刮痧法。先在脊柱两侧（从大椎至悬枢）轻刮3行，并重点刮治异常反应的部位，再刮上腹部、脐侧区及膝眼下。每日1

次。中病即止。

主治：妊娠恶阻。

附记：屡用皆效。但手法力度不可过快、过猛、过重，其效始著。

配穴方三 分3组：一为中脘、内关、足三里、太冲、膻中；二为足三里、内关、中脘、公孙。三为足三里、中脘、阴陵泉、丰隆、内关。

治法：用刮痧法。

第1组先刮胸腹部膻中至中脘，再刮前臂内关，然后刮下肢外侧足三里，最后刮足背部太冲穴。用泻法，刮至出现痧痕为度。每日1次。

第2组先刮腹部中脘，再刮前臂内关，然后刮足部公孙，最后刮下肢外侧足三里。用补法，刮至微现痧痕为度。隔日1次。

第3组先刮腹部中脘，再刮前臂内关，然后刮下肢内侧阴陵泉，最后刮下肢外侧足三里至丰隆。用平补平泻法，刮至出现痧痕为度。每日或隔日1次。

主治：妊娠恶阻（第1组主治肝胃不和型，第2组主治脾胃虚弱型，第3组主治痰湿阻滞型）。屡用效佳。

·产后缺乳·

缺乳是指产妇哺乳期间乳汁分泌过少或全无的一种病症。在临床上并不少见。

【病因】 盖乳汁由血所化生，赖气以运行，因此乳汁多少与气血关系极为密切。若脾胃虚弱，气血生化乏源，或肝气郁结，气机不畅，经脉运行受阻等因所致。

【症状】 乳汁少或全无，或乳房胀满，乳汁不行伴心悸、气短或胸腹胀满等症。

【疗法】

配穴方一 脊柱两侧，胸椎$_{9、10}$或胸椎$_{11、12}$及其两侧及异常反应的部位，乳房周围区，胸骨柄区，肋间区。配穴：中脘、足三里。

治法：用刮痧法。先在脊柱两侧（从大椎至命门）轻刮3行，至出现潮红为止，并重点刮胸椎$_{9、10}$或胸椎$_{11、12}$及其两侧5行，以及异常反应的部位，至出现痧痕为止。再刮乳房周围区、胸骨柄区、肋间区，然后点揉配穴。每日1次。

主治：缺乳。

附记：一般连治7日，多收良效。手法力度应随证而定。若配合药物治疗和食疗则效果更佳。

配穴方二　分3组：一为肝俞、脾俞；二为天溪、膻中、乳根；三为气海、关元、曲骨。并随证配穴：气虚血弱配足三里和少泽穴；肝郁气滞配内关、太冲和少泽穴。

治法：用刮痧、点揉法。先刮第1组穴，再刮第2组穴至出现痧痕为止，然后点揉第3组穴，每穴3～5分钟。每日1次。再随证加刮配穴。手法力度较轻，操作范围较广泛。其中少泽穴均以针点刺之（不刮）。

主治：缺乳。

附记：用之临床，可取得相应的临床效果。若配合药物治疗，则效果更佳。同时，应增加营养，睡眠充足，调节情志，劳逸适度，定时哺乳。

配穴方三　分2组：一为少泽、内关、足三里、膻中、乳根、脾俞；二为少泽、内关、太冲、乳根、膻中、期门。

治法：用刮痧法。第1组先刮背部脾俞，再刮胸部膻中、乳根，然后刮前臂内关、少泽，最后刮下肢外侧足三里。用补法，刮至微现痧痕为度。隔日1次。

第2组先刮胸部膻中、乳根，再刮胁部期门，然后刮前臂内关及手部少泽，最后刮足背太冲穴。用泻法，刮至出现痧痕为度。每日1次。

主治：产后缺乳。屡用有效。

·产后腹痛·

产后腹痛多由产后子宫收缩引起，是产后常见病症。症有轻重，轻者一般3～4天后可自行消失，不药而愈，重者则痛剧或持续腹痛。

【病因】 多因产后气血虚弱，运行不畅，经脉失养所致，或因产后受寒，寒凝血瘀，或情志不舒、肝郁失疏、瘀血内停、恶露不尽所致。

【症状】 产后腹痛。

【疗法】

配穴方一 脊柱两侧，腰骶椎及其两侧，下腹部(正中线)及膝眼下。

治法：用刮痧法。先在脊柱两侧(从大椎至尾椎)轻刮3行，至出现潮红为止，并重点刮腰骶椎及其两侧5行及压痛点至出现痧痕为止，再刮下腹正中线及膝眼下。用补法或平泻法。每日1次，中病即止。

主治：产后腹痛。

附记：验之临床多效。若寒凝所致，刮后并在肚脐和关元穴施以温灸或拔罐，则效果更佳。

配穴方二 分2组：一为腰阳关、血海、足三里、三阴交；二为关元、中极。并随证配穴：血虚配脾俞、膈俞、气海、关元；血瘀配膈俞、关元、中枢、归来、地机和太冲；寒凝配次髎、中极、气海、关元。

治法：用刮痧、点揉法。先刮第1组穴至出现痧痕为止，再点第2组穴，每穴3～5分钟。每日1次。然后随证加刮配穴。血虚型的手法力度较轻，操作范围较广泛；血瘀型的手法力度中等，操作范围较广泛，其中太冲穴以针点刺之(不刮)；寒凝型的手法力度较轻，操作范围较广泛，刮后以艾条温灸所刮诸穴。

主治：产后腹痛。

附记：用之临床，可获得满意的疗效，若配合药物治疗，则效果更佳。同时，患者应多饮红糖水、益母草等，注意保暖、避风寒等。

·产后腰腿痛·

产后腰腿痛较腹痛为重。在临床上并不少见。

【病因】 多因分娩时失血过多而导致产后血虚，筋脉失养；或产后瘀阻，气血运行失畅；或复感风寒湿邪，肌肤郁闭，因而诸痛随作。产时损伤或产后劳损亦可引起。

【症状】 腰腿痛。

【疗法】

配穴方一 脊柱两侧，腰骶椎及其两侧与异常发现的部位，臀部，下肢内外侧。

治法：用刮痧法。先在脊柱两侧（从大椎至尾椎）轻刮3行，至出现潮红为止，并重点刮腰骶椎及其两侧5行及异常发现的部位，至出现痧痕为止，再刮臀部及下肢内外侧。一般用轻刮补法，若兼外邪的手法力度中等。每日1次，10次为1个疗程。

主治：产后腰腿痛。

附记：耐心久治，其效始著。若配合药物疗法，则效果更佳。

配穴方二 腰阳关、肾俞、腰眼、环跳、阳关、膝阳关、殷门、阿是穴（压痛点）。

治法：用刮痧法。依次在上述穴位皮区施以刨刮，至出现痧痕为止，刮后并在阿是穴拔罐。初起病程较短者用轻刮法，证重或病程长者用泻法。每日或隔日1次，10次为1个疗程。

主治：产后腰腿痛。

附记：临床屡用，多可收到较好的治疗效果，若配合药物治疗，则疗效更佳。

·产后发热·

产后发热是指产褥期出现发热持续不退或突然高热寒战的一类病症。

【病因】 多因产后气血两亏、卫气不固或邪毒内侵,瘀血内停所致。

【症状】 发热持续不退或突发高热寒战,且伴有其他症状。若产后1～2日出现轻微发热,属正常生理现象,不属病态。

【疗法】

配穴方一 脊椎两侧,胸椎$_{1\sim5}$与腰骶椎及其两侧,肘弯区,下腹部,膝弯区,股前、外侧区。配穴:足背区。

治法:用刮痧法。先在脊柱两侧(从大椎至尾椎)轻刮3行,至出现潮红为止,并重点刮胸椎$_{1\sim5}$与腰骶椎及其两侧5行,至出现痧痕为止,再刮肘弯区(可适当延长),下腹部(可取正中线),股前、外侧区,膝弯区及足背区。若壮热不退者,刮后可在大椎、曲池、委中穴以针点刺各放血1或2滴。每日1次。

主治:产后发热。

附记:手法力度应视证情而定。多年使用,多可收到较好的治疗效果。必要时,应配合药物治疗,以增强疗效。

配穴方二 分2组,一为大椎、风池、腰阳关;二为曲池、列缺、合谷、三阴交。并随证配穴:感染邪毒配关元、中极、维胞、阴陵泉;风寒外感配风门、血海;瘀血内停配中极、血海、膈俞、气海和行间穴;阴血不足配关元、肾俞、太溪穴。

治法:用刮痧法。先刮第1组穴,再刮第2组穴,均至出现痧痕为止。每日1次。然后随证加刮配穴。感染邪毒、风寒外感、瘀血内停3型的手法力度中等,操作范围较广泛,其中风寒外感在刮后加针点刺大椎穴;瘀血内停者,以针点刺行间穴(不刮);阴血不足型的手法力度较轻,操作范围较广泛。

主治:产后发热。

附记:应配合药物疗法,方可取得满意疗效。应慎避风寒,增加营养,增强抵抗能力。对于高热、神昏等危重症状,则非本疗法所宜。

·产后大便难·

《金匮要略》云:“新产妇有三病,一者病痉;二者病郁冒;三者大便难。”说明大便难在产后病中较为常见。

【病因】 多因分娩后气血暴虚,津液不足,肠道失濡,或元气不足,输送无力,或阴虚火盛,肠道失调所致。

【症状】 产后大便艰涩,数日不解,或排便干燥疼痛,难于解出者。

【疗法】

配穴方一 分2组:一为脾俞、胃俞;二为血海、丰隆。并随证配穴:血虚者配血海、膈俞、足三里;气虚者配气海、气穴、大肠俞;阴虚者配肺俞、水道、归来、三阴交。

治法:用刮痧法:先刮第1组穴,再刮第2组穴,均至出现痧痕为止。每日1次。然后随证加刮配穴。手法力度较轻,操作范围较广泛。

主治:产后大便难。

附记:用之临床,可以获得较好的疗效。必要时,可配合导法。同时应调摄饮食,多饮汤水,按摩下腹,促进胃肠蠕动。

配穴方二 脊柱两侧,腰骶椎及其两侧,脐侧区,下腹部,膝眼下。

治法:用刮痧法。先在脊柱两侧(从大椎至尾椎)轻刮3行,并重点在腰骶部及其两侧轻刮5行,至出现痧痕为止,再刮脐侧区及下腹部,然后刮膝眼下(诱导)。每日1次,并常按摩下腹部。

主治:产后大便难。临床屡用,多获佳效。

配穴方三 肺俞、大肠俞、中府、中脘、天枢、气海、血海、三阴交。

治法:用刮痧法。先刮背部肺俞、大肠俞,再刮胸腹部中府、中脘、天枢、气海,然后刮下肢部血海、三阴交。用补法,刮至出现痧痕为度。隔日1次。

主治：产后大便难。屡用多效。

·绝经期综合征·

绝经期综合征是指妇女在“七七任脉虚，太冲脉衰少，天癸竭……”，是50岁左右妇女的常见病、多发病。中医无此病名。

【病因】 多因肾虚或肾虚肝旺或心脾两虚所致。

【症状】 初起多有月经不规则，以后完全闭经（绝经），自觉眩晕、耳鸣、腰酸膝软、背痛，潮热汗出，情绪烦躁易怒，心悸，失眠，多梦，水肿，食欲不振，精神倦怠，口干唇燥，血压波动，乳腺萎缩和皮肤感觉异常，有的还可出现尿频、尿急等症。一般可连续2～3年之久。

【疗法】

配穴方一 脊柱两侧，腰骶椎及其两侧及患者主诉症状的某些部位或异常反应区，下腹部及膝弯区。

治法：用刮痧法。先在脊柱两侧（从大椎至尾椎）轻刮3行，至出现潮红为止，并重点在腰骶椎及其两侧重刮5行，及患者主诉症状（或异常反应点）的某些部位，至出现痧痕为止，再刮下腹部及膝弯区。每日1次，10次为1个疗程。

主治：绝经期综合征。

附记：坚持治疗，多可收到较好的治疗效果。若配合药物治疗，则效果尤佳。并嘱患者保持心情舒畅，避免精神刺激，忌食辛热等刺激性食物，可收事半功倍之效。

配穴方二 分3组：一为风池、心俞、脾俞、肾俞、次髎、合谷；二为中脘、气海、关元；三为足三里、三阴交、太溪、太冲。

治法：用刮痧、点揉法。先刮第1组穴，再刮第3组穴，均至出现潮红或痧痕为止，然后点揉第2组穴，每穴3～5分钟。每日1次。

主治：绝经期综合征。

附记：本病疗程宜长些，手法多用补法，坚持治疗，效果甚佳。

必要时,应配合心理治疗和药物疗法,则疗效更佳。

配穴方三　大椎、膈俞、心俞、膏肓俞、内关、三阴交。配穴:肾俞、脾俞、肝俞、期门、气海、足三里、中脘、阳陵泉。

治法:用刮痧法。先刮主穴至出现痧痕为止(手法力度中等,不可过重)。再随证选加配穴 2 或 3 个穴位予以刮拭(用补法)。每日 1 次,10 次为 1 个疗程。

主治:绝经期综合征。坚持治疗,屡收良效。禁忌同上。

·慢性盆腔炎·

慢性盆腔炎是指妇女盆腔内生殖器官及其周围结缔组织受细菌感染后引起的慢性炎症。中医无此病名,一般可归属于中医学的"癥瘕""月经不调""带下"等病范畴。根治颇难。

【病因】　多因寒凝气滞或气滞血瘀所致,且多兼挟湿热为多。常由急性盆腔炎反复发作迁延转化而成,如湿热偏重或积瘀化热或挟肝热,又可引起急性或慢性急性发作。

【症状】　下腹部胀痛或隐痛,性生活后腹痛更甚,小腹自觉有肿块。常伴有腰痛、月经紊乱、白带增多、脉弦细或沉细而涩,苔薄腻或质暗。有的可引起继发性不孕症。

【疗法】

配穴方一　脊柱两侧,腰骶椎及其两侧与异常发现的部位,脐侧区,下腹部,腹股沟区,膝弯区。

治法:用刮痧法。先在脊柱两侧(从大椎至尾椎)轻刮 3 行至出现潮红,并重点在腰骶椎及其两侧刮拭 5 行及异常表现的部位,至出现痧痕为止,再刮脐侧区、下腹部、腹股沟区及膝弯区。每日或隔日 1 次,10 次为 1 个疗程。

主治:慢性盆腔炎。

附记:若有包块者,在刮后应配合外敷;寒湿凝滞者在刮后加温灸神阙、关元。手法力度中等或随证情而定。经多年使用,多可收到较好的疗效。

配穴方二 分2组:一为肾俞、次髎、带脉、血海、阴陵泉、足三里、复溜、行间;二为气海、归来、中极。

治法:用刮痧、点揉法。先刮第1组穴,依次刮拭至出现痧痕为止,再点揉第2组穴,每穴3～5分钟至有得气感为度,每日1次,10次为1个疗程。

主治:慢性盆腔炎。久治效佳。

配穴方三 阿是穴(压痛点或肿块处)、关元、天枢、腰阳关、三阴交。月经紊乱配腰俞、次髎;白带增多配肾俞、脾俞、带脉、气海俞;腰痛配腰俞、腰眼、环跳、殷门。

治法:用刮痧法。先刮主穴至出现痧痕为止。刮后并在阿是穴拔罐10～20分钟(留罐法),然后随证加刮配穴。隔日1次,10次为1个疗程。

主治:慢性盆腔炎。贵在坚持,久治缓图,必日见其功,多可收到较满意的效果。若能配合药物内服外治,则疗效更佳。

·卵 巢 炎·

卵巢炎有急、慢性之分,急性易愈,慢性难痊。

【病因】 多由淋病、产褥热及其传染病继发而致。慢性多由急性者迁延转变而成。

【症状】 急性卵巢炎症见持续恶寒、发热,小腹部一侧或两侧剧烈疼痛伴恶心、呕吐、食欲缺乏、便秘、睡眠不安;慢性卵巢炎则见患侧胀重或疼痛,直立动作时或月经期、性交、步行、排尿时其痛增剧,向腰骶部或下腹部放散,伴有月经不规则。

【疗法】

配穴方一 脊柱两侧,下腹部,腹股沟区,阿是穴(压痛点),腰骶椎及其两侧,膝弯区及小腿内、外侧区,足背区。急性卵巢炎配胸椎$_{1\sim5}$及其两侧及上腹部正中线,以及内关、神门、足三里。

治法:用刮痧法。先在脊柱两侧(从大椎至尾椎)轻刮3行,至出现泛红为止,并重点在腰骶椎及其两侧5行及阿是穴刮至出现痧痕为止，再刮下腹部，腹股沟区，膝弯区，小腿内、外侧区及足背区。急性加刮胸椎$_{1\sim5}$及其两侧7行，至出现痧痕为止，再加刮上腹部正中线和配穴。急性用泻法，慢性用平泻法或补法。每日或隔日1次，10次为1个疗程。

主治：急、慢性卵巢炎。

附记：坚持治疗，多可收到较好的治疗效果。若配合药物治疗，则疗效更佳。

配穴方二　阿是穴(压痛点)、八髎。配穴：①气海俞、大肠俞、天枢、带脉、三阴交；②膀胱俞、小肠俞、外陵、中注、足三里。

治法：用刮痧法。每取1组配穴，主穴每次必取。先刮主穴至出现痧痕为止，再刮配穴。每日1次。

主治：慢性卵巢炎。

附记：验之临床，久治多效。禁房事，多温浴。

配穴方三　大椎、阿是穴、天枢、带脉、三阴交。

治法：用刮痧法。先用泻法刮前2穴，至出现痧痕为止，然后在瘀点上以针点刺放血各1或2滴，再刮后3穴。每日1次，继刮后3穴。

主治：急性卵巢炎。屡用效佳。

·人工流产综合征·

人工流产综合征是指在妊娠24周以内，用人工的方法终止妊娠者，术后少数患者出现的或多或少的症状。随着计划生育工作的广泛开展，因种种原因行人流术的患者日益增多，术后的病机复杂，治疗颇感棘手。

【病因】　多因冲任虚损，气血失调，或瘀血内阻，新血不生；或瘀血阻滞，胞脉闭塞；或精神抑郁，肝郁气滞等因所致。

【症状】　根据临床表现及其主症，一般常见的并发症有人流术后恶露淋漓不止或血崩、人流术后腹痛、人流术后闭经、人流术后继发不孕、人流术后阴痒、人流术后身痛等症。

【疗法】

配穴方一 分2组:一为膈俞、脾俞;二为中极、关元、三阴交。并随证配穴:气血两虚配气海、足三里;气滞血瘀配气海、石门、维脉、地机;湿热夹瘀配气冲、血海、中都。

治法:用刮痧法。先刮第1组穴,再刮第2组穴,均刮至出现痧痕为止。每日1次,然后随证加刮配穴。气血两亏、气滞血瘀2型的手法力度均较轻,操作范围较广泛;湿热夹瘀型的手法力度中等,操作范围较广泛。

主治:人流术后恶露不净。

附记:在治疗期间忌食辛辣、刺激性食物,使用消毒会阴垫,忌用盆浴,禁性生活。

配穴方二 分3组:一为肝俞、脾俞、肾俞、次髎;二为血海、阴陵泉、地机、三阴交、足三里;三为关元、大赫。并随证配穴:经血瘀阻配中极、合谷、丰隆;冲任损伤配膈俞、关元、气海;肝气郁结配肝俞、膈俞、气海和太冲、行间穴。

治法:用刮痧、点揉法。先刮第1组穴,再刮第2组穴,均刮至出现痧痕为止,然后点揉第3组穴,每穴3~5分钟。每日1次。最后并随证加刮配穴。经血瘀阻、肝气郁结2型的手法力度均中等,操作范围较广泛,后者配穴中的太冲、行间穴以针点刺(不刮);冲任损伤型的手法力度较轻,操作范围较广泛。

主治:人流后闭经。

附记:应注意休息,调情志,适寒温,勿贪食生冷。

配穴方三 脊柱两侧,腰骶椎及其两侧,异常发现部位或患者主诉有症状的某些部位和下腹部、腹股沟区、膝弯区及小腿内、外侧区。

治法:用刮痧法。先在脊柱两侧(从大椎至尾椎)轻刮3行,至出现潮红为止,并重点刮腰骶椎及其两侧5行及异常发现部位或患者主诉症状的某些部位,至出现痧痕为止。再刮下腹部,腹股沟区,然后刮小腿内、外侧区及膝弯区。每日1次,5次为1个疗程。

主治:人流术后综合征。

附记:临床屡用,都可收到较为满意的疗效,若配合药物治疗,则疗效更佳。

·子宫脱垂·

子宫脱垂,中医称“阴挺”。多发于产后妇女。

【病因】　多因素体气虚,加之产后损耗;或产后过早操劳过度;或房事过甚;或生育过多,耗损肾气,以致脾肾气虚,中气下陷,引起胞脉松弛不固所致。

【症状】　子宫脱垂。在过劳、剧咳或排便用力太过,或蹲起攀物等情况下,往往引起诱发。反复发作,日久不愈。根据症状轻重不同,一般分Ⅰ、Ⅱ、Ⅲ度子宫脱垂。

【疗法】

配穴方一　脾俞、肾俞、胞维、足三里。并随证配穴:中气不足配百会、气海、关元;肾气不固配关元、大赫、照海。

治法:用刮痧法。先刮主穴至出现痧痕为止。再随证加刮配穴。中气不足型的手法力度宜轻,操作范围较广泛;肾气不固型的手法力度中等,操作范围较局限。每日1次,10次为1个疗程。

主治:阴挺(子宫脱垂)。

附记:应与药物配合治疗方可取得满意疗效。应注意局部卫生,防止继发感染。严重脱垂者应配合放置子宫托,并做膝胸卧式及提肛等运动,以协助治疗。

配穴方二　分2组:一为百会、脾俞、肾俞、维道、阴陵泉、足三里、三阴交、太冲;二为气海、关元。

治法:用刮痧、点揉法。先依次刮第1组穴至出现痧痕为止,再点揉第2组穴,每穴3～5分钟。每日1次。

主治:子宫脱垂。

附记:屡用多效。应配合坚持做骨盆肌肉锻炼。其锻炼方法是:取坐位,做忍大便的动作,继而放松,如此一紧一松连续地做,每天2或3次,每次3～10分钟。

配穴方三 百会、大椎、肾俞、八髎、膻中、中脘、气海、子宫、阴陵泉、三阴交。

治法:用刮痧、点揉法。先点揉头颈部百会,刮大椎,再刮背部肾俞、八髎,然后刮胸腹部膻中、中脘、气海、子宫,最后刮下肢内侧阴陵泉、三阴交。用补法,刮至微现痧痕为度。隔日1次。

主治:子宫脱垂。

附记:屡用有效,久治效佳。若配合辨证内治或综合治疗,可缩短疗程,早日治愈。

·女性不孕症·

不孕症是指生育年龄的妇女及配偶生理正常,在同居2年以上仍不孕或曾有过生育而后2年以上未避孕而不再受孕者,统称为不孕症。前者为原发性不孕,后者为继发性不孕。

【病因】 导致不孕症的原因极为复杂,概括言之,其因有二:一为因妇科病(如月经不调、痛经、闭经、带下、盆腔炎等)而致不孕(治详见各病);二为先天不足,冲任虚损,或风寒侵袭,寒凝胞脉;或肾阳不足,冲任虚寒;或痰瘀阻滞胞宫等因所致;或因内分泌功能紊乱及生理缺陷所致。

【症状】 女性不孕。

【疗法】

配穴方一 脊柱两侧,下腹部,腹股沟区,小腿内、外侧区,膝弯区,胸椎$_{11、12}$与腰骶椎及其两侧。

治法:用刮痧法。先在脊柱两侧(从大椎至尾椎)轻刮3行,至潮红为止,并重点刮胸椎$_{11、12}$与腰骶椎及其两侧5行,至出现痧痕为止,再刮下腹部,腹股沟区,小腿内、外侧区及膝弯区。每日1次,10次为1个疗程。一般用轻中度手法施术。

主治:不孕症。验之临床,并配合药物治疗,可取得较满意疗效。并证明以上2种方法并治,比单一疗效为优。

配穴方二　脾俞、肾俞、三阴交。并随证配穴：肾精虚损配关元、气穴、子宫、足三里；肝郁气滞配中极、四满、太冲；痰湿阻滞配中极、气冲、丰隆、阴陵泉。

治法：用刮痧法。先刮主穴至出现痧痕为止，然后随证加刮配穴。肾精虚损型的手法力度较轻，操作范围较局限；肝郁气滞、痰湿阻滞2型的手法力度均中等，操作范围较局限。其中太冲穴刮后并以针点刺之。每日1次，10次为1个疗程。

主治：不孕症。

附记：应配合药物疗法，方可取得满意疗效。并注意起居、房事有节和经期卫生，忌食辛辣等。

配穴方三　分2组：一为肾俞、子宫、中极、阴陵泉、太冲；二为腰俞、关元俞、关元、三阴交、气穴。

治法：用刮痧法。每选1组，交替使用。随证用中轻度手法依次刮至出现痧痕为止。每日1次。

主治：不孕症。

附记：应配合药物内、外治疗方可取得较为满意的疗效。贵在坚持，久治必效。

·乳　腺　炎·

乳腺炎，属中医"乳痈"范畴，是一种急性化脓性疾病。根据发病期不同，又分为外吹乳痈（哺乳期）、内吹乳痈（怀孕期）和乳痈（非哺乳妊娠期）3种。现统称之为乳痈。

【病因】　"外吹"多因小儿吮乳吹风或乳汁积滞不得外流所致；"内吹"多因胎气旺盛，胸满气逆，邪热壅滞阳明经所致；"非内外吹"多因干乳假吮所致，或因肝郁气滞、饮食不节、脾虚失运、湿热蕴结，或产后血虚、外感风寒热邪客于乳房，壅滞内郁所致。

【症状】　乳房肿胀疼痛，局部有块或无块，皮肤色白或红，甚则焮红肿痛，继则腐积化脓。常伴有严重的全身症状，如形寒、发热、头痛、全身关节酸痛、不思饮食、腋下淋巴结肿痛。

【疗法】

配穴方一 分2组:一为肩井、天宗、足三里;二为天突、膻中。

治法:用刮痧、点揉法。先刮第1组穴至出现痧痕为止,再点揉第2组穴,每穴3～5分钟。每日1次。

主治:早期乳腺炎。

附记:屡用效佳。应保持乳房清洁,避免当风露乳哺乳,哺乳后应轻揉乳房;每次哺乳应将乳汁吸空等可减免发病。

配穴方二 胸椎$_{1\sim5}$及其两侧,胸骨柄区(含天突、膻中)、肘弯区,配穴:患处附近穴位。

治法:用刮痧法。先在脊柱两侧(从大椎至悬枢)轻刮3行,至出现潮红为止(大椎穴皮区多刮),并重点刮胸椎$_{1\sim5}$及其两侧7行,至出现痧痕为止,再刮胸骨柄区及肘弯区,然后刮拭配穴。每日1次。

主治:乳腺炎。

附记:贵在早治,溃后难疗。对于早期乳腺炎可取得消散之效。若已化脓者应以药物治疗为主,辅以本疗法可增强疗效。

配穴方三 肝俞、脾俞、胃俞、乳根、膻中、期门、中脘、天枢、曲池、足三里、行间。

治法:用刮痧法。先刮背部肝俞、脾俞、胃俞,再刮胸部膻中,乳根及胁部期门,然后刮中脘、天枢,刮上肢曲池,最后刮下肢部足三里、行间。用泻法,刮至出现痧痕为度。每日1次。

主治:急性乳腺炎。屡用效佳。

·乳腺增生·

乳腺增生,又称"慢性囊性乳腺病""乳腺小叶增生",属中医"乳癖"范畴。多发生于25－40岁,以乳外上方为多见,是妇科常见病症之一。

【病因】 多因情志内伤,肝郁痰凝,积聚乳房,胃络所致;或因思虑伤脾,郁怒伤肝,以致冲任不调,气滞痰凝而成。

【症状】 乳房结块，皮色不变，形如鸡卵，质地坚硬及胀痛呈周期性，经前加重，经后减轻或消失，或可触摸及多个大小不等的结节，其质软或韧，无粘连，边界清楚，活动度大，呈圆形或椭圆形，大多无触痛和压痛，经年累月不会溃破。乳头不回缩。在怀孕期，肿块迅速增大，部分有恶变之虑。一般为2个或多个，可发生在一侧或双侧。

【疗法】

配穴方一 脊柱两侧，肩上区，胸骨柄区，胸前部(患部周围)，胸椎$_{9\sim12}$及其两侧，肘弯区，肘外侧区，小腿外侧区，足背区。

治法：用刮痧法。先在脊柱两侧(从大椎至命门)轻刮3行及肩上区1～3行，至出现潮红为止，并重点刮胸椎$_{9\sim12}$及其两侧5行，至出现痧痕为止，再刮胸骨柄区、胸前部；然后刮肘弯区(3行)、肘外侧区、小腿外侧区及足背区。每日1次，10次为1个疗程。多用轻中度手法。

主治：乳腺增生病。

附记：屡用效佳，但须久治，其效始著。若配合药物外敷，则可增强治疗效果。

配穴方二 分2组：一为肩井、天宗、肝俞、期门、屋翳、膻中、丰隆、解溪；二为行间、太溪、外关、大冲。

治法：用刮痧、点揉法。先刮第1组穴至出现痧痕为止，再点揉或刮第2组穴。每日1次。

主治：乳腺增生病。

附记：验之临床，久治多效。若配合药物疗法(内外并治)，则可提高临床治疗效果。忌食一切刺激性食物，经常复查以利于早期明确诊断。

配穴方三 肩井、天宗、外关、膻中、丰隆、太溪、行间、侠溪。

治法：用刮痧法。先刮肩部肩井、背部天宗，再刮胸部膻中，然后刮前臂外关，最后刮下肢部丰隆、太溪及重刮足背行间、侠溪。用泻法，刮至出现痧痕为度。每日或隔日1次。

主治:乳腺增生病。

附记:屡用效佳。又取患背部乳房对应部位,均匀刮拭,至出现痧痕为止,刮后即在出痧部位进行常规消毒后拔罐、留罐15～45分钟。发疱后将罐取下,用消毒后的毫针刺破水疱,并以消毒棉球轻轻按压渗液,最后以消毒纱布包扎固定。治疗结束后,嘱患者饮200～300毫升热开水,以助血液循环,加速新陈代谢。每周1次,5次为1个疗程。忌食辛辣及有刺激性食物。经治53例,痊愈41例,显效9例,有效2例,无效1例,总有效率为98.1%。

·脏　躁·

脏躁,首见于《金匮要略》。多发于中青年妇女,是临床较常见的一种疾病。

【病因】　多因饮食或思虑伤脾,脾失健运,土壅木郁;或郁怒伤肝,横逆犯脾,木郁土壅而致肝脾失调,肝郁脾虚。或痰火内盛,上扰心神;或痰浊随肝气上逆,蒙蔽清窍,种种不同皆因肝脾失调之病理改变而致。

【症状】　烦躁易怒,坐卧不安,急躁时易哭,或哭笑无常,或无故悲伤哭泣,多疑善感,失眠噩梦,心惊恐惧,或头晕头沉,记忆力减退,或体倦乏力,食欲欠佳,胸闷气短等。

【疗法】

配穴方一　脊柱两侧,胸椎$_{1\sim12}$及其两侧,上、下腹正中线,小腿内、外侧区及膝弯区,足背、足底区。

治法:用刮痧法。先在脊柱两侧(从颈椎$_1$至尾椎)轻刮3行,至潮红为止,并重点在胸椎$_{1\sim12}$及其两侧刮5行,至出现痧痕为止,再刮上、下腹正中线,然后刮膝弯区,小腿内、外侧区及足背、足底区。用轻中度手法,每日1次,10次为1个疗程。

主治:脏躁。

附记:应配合药物治疗和心理开导,释其心怀,方可取得满意疗效。注意营养,忌食辛辣。

配穴方二 分3组:一为风池、心俞、脾俞、肾俞、次髎;二为足三里、三阴交、太溪、太冲;三为中脘、气海、关元。并随证配穴:心血亏耗配膈俞、神门、内关;阴虚火旺配内关和涌泉;肝郁气滞配支沟、神门、百会。

治法:用刮痧、点揉法。先刮第1组穴,再刮第2组穴,均至出现痧痕为止,然后点揉第3组穴,每穴3～5分钟。每日1次。并随证加刮配穴。心血亏耗、阴虚火旺2型的手法力度均宜轻,操作范围较广泛,其中涌泉穴以针点刺(不刮)。肝郁气滞型的手法力度中等,操作范围较广泛。

主治:脏躁。

附记:治疗中要注意精神、情志作用,要善言慰藉,释其心怀,方可取得满意疗效。

·外阴瘙痒·

外阴瘙痒,又名"阴痒"。属现代医学外阴炎范畴。临床以瘙痒为主症,是妇科临床常见病、多发病。

【病因】 多因湿热下注或肝肾阴虚,血虚生风所致,或因肝热脾湿所致。

【症状】 外阴或阴道常觉瘙痒难忍,有灼热感,往往伴有带下,一般是先带下,后瘙痒,阴痒不已而发生痛感。各种阴道炎、外阴白斑、某些维生素缺乏症、糖尿病等多种疾病均可引起瘙痒。

【疗法】

配穴方一 中极、阴廉、三阴交、太冲。

治法:用刮痧法。先刮腹部中极,再刮下肢部阴廉、三阴交、太冲。用泻法,刮至出现痧痕为度。每日或隔日1次。

主治:外阴瘙痒。屡用效佳。

配穴方二 肝俞、肾俞、支沟、三阴交。配穴:肝经湿热配曲泉、阴廉、曲骨、期门和太冲;肝肾阴虚配中极、血海。

治法：用刮痧法。先依次刮主穴至出现痧痕为止，然后加刮配穴。肝经湿热型的手法力度中等，操作范围较广泛，其中太冲穴以针点刺（不刮）；肝肾阴虚型的手法力度宜轻，操作范围较广泛，每日1次。

主治：阴痒。

附记：应配合药物外洗，方可取得满意的疗效。应每日洗浴，保持清洁，脚盆、脚巾切勿混用，以免交叉感染。

·外阴白斑·

外阴白斑，又称外阴白色病变或白斑性女阴炎，属中医学的“阴痒”“阴蚀”“阴匶”等病范畴。

【病因】 多因肝肾亏虚，阴器失养和脾虚生湿，湿郁化热，湿热下注，蕴蒸阴户所致。

【症状】 外阴皮肤黏膜变白成斑、或成片，阴部皮肤变薄、变脆，有时皲裂或皮肤变粗、肥厚或溃疡、萎缩，伴阴痒，甚则奇痒难忍，时有灼热感。

【疗法】

配穴方一 下髎、中极、曲骨、曲泉、阴陵泉、三阴交、照海。

治法：用刮痧法。先刮骶部下髎，再刮腹部中极、曲骨，然后刮下肢部曲泉、阴陵泉、三阴交、照海。用泻法，刮至出现痧痕为度。每日或隔日1次。

主治：外阴白斑。久治效佳。

配穴方二 肝俞、脾俞、肾俞、八髎、中极、曲骨、三阴交。

治法：用刮痧法。先刮背部肝俞、脾俞、肾俞、八髎，再刮腹部中极、曲骨，然后刮下肢内侧三阴交。用泻法，刮至出现痧痕为度。每日或隔日1次。

主治：外阴白斑。

附记：屡用有效，但须久治。临证治疗，若配用熏洗外治方疗之，可缩短疗程，提高疗效。

四、外科疾病

·落　枕·

落枕，又名“失枕”。本病无论男女老幼皆可发生，是临床常见病、多发病。

【病因】　多因体质虚弱、劳累过度、睡眠时头颈部位置不当，或枕头高低不适或太硬，使颈部肌肉（如胸锁乳突肌、斜方肌、肩胛提肌等）过长时间维持在过度伸展位或紧张状态，引起颈部肌肉静力性损伤或痉挛，或因起居不当、严冬受寒、夏日贪凉、受风寒湿邪侵袭，使肌肉气血凝滞，经脉瘀阻，或因患者事先无准备，致使颈部突然扭转，或肩扛重物颈部肌肉扭伤或引起痉挛等因所致。

【症状】　颈项强直、酸胀、转动失灵、强侧则痛。轻者可自行痊愈，严重可延至数周。

【疗法】

配穴方一　脊柱两侧，肩上区，颈椎及其两侧，颈侧区，肩胛区，肩胛冈区，枕区，锁骨上下区，肘弯区。

治法：用刮痧法。先在脊柱两侧（颈椎至胸椎$_{12}$）轻刮 3 行，至出现潮红为止，并重点刮颈椎及其两侧 3 行，至出现痧痕为止，再刮颈侧区与肩上区（重点刮患侧）1～3 行，枕区、肩胛区、肩胛冈区、锁骨上下区及肘弯区。每日 1 次，中病即止。手法力度视证情而定。

主治：落枕。

附记：若配合推拿手法效果更好。即先作筋通筋关，再按摩患部，然后医者（以颈右歪为例）站在患者背部，面向患者，左手握住患者下颌骨，右手握头部，先轻摇晃数下，再两手相反用力，使头颈项猛向右转一下（不可过度），听到“咯哒”声即效。据临床观察，二法并用，治疗各种落枕，1 次即可，有效率达 100%。

配穴方二 颈椎(患侧),痛处,肩上区,肘弯区及严重者加膝弯区。

治法:用刮痧法。先刮颈椎,再重点刮痛处及肩上区,以出现痧痕为止,然后刮肘弯区和膝弯区。

主治:落枕。多1次即效。

配穴方三 分2组:一为颈百劳、阿是穴、后溪、悬钟;二为大椎、天柱、肩外俞、悬钟、后溪、列缺。

治法:用刮痧法。先刮颈部颈百劳、阿是穴,再刮手掌后溪,最后刮下肢悬钟穴。用泻法,悬钟放痧,刮至出现痧痕为度。每日1次。

第2组先刮肩颈部大椎、天柱、肩外俞,再刮上肢后溪、列缺,然后刮下肢悬钟。用泻法,刮至出现痧痕为度。每日1次。

主治:落枕(第1组主治气滞血瘀型,第2组主治风寒外袭型)。

附记:屡用效佳。又取穴:先刮颈椎(天柱至胸椎),至痧斑出现,再刮后颈部(风池穴一带),肩上(颈侧至肩上)、外关(腕关节背面)、悬钟(外踝上方)。一般病变处刮数下可出现红点或青黑斑块,隔3～5天刮1次。

·颈　椎　病·

颈椎病,又称颈椎综合征,是指颈椎及其周围组织,如椎间盘、后纵韧带、黄韧带、脊髓鞘膜等出现病理改变而导致颈神经根、颈部脊髓、椎动脉及交感神经受到压迫或刺激而引起的综合征。本病好发于40岁以上的成年人,无论男女皆可发生,是临床常见病、多发病。

【病因】 多因身体虚弱,肾虚精亏,气血不足,濡养欠乏,或气滞、痰浊、瘀血等病理产物积累而致经络瘀滞,风寒湿邪外袭,痹阻于太阳经脉,经隧不通,筋骨不利而致病。

【症状】 头颈、肩臂麻木、疼痛,重者肢体酸软乏力,甚则大小便失禁或瘫痪。若病变累及颈动脉及交感神经时,则可出现头晕、心慌等症。

【疗法】

配穴方一　脊柱两侧,肩上区,颈椎$_{4\sim7}$与胸椎$_{1\sim5}$及其两侧,肩胛区,肩胛冈区,颈侧区,肘弯区,臂前区,臂后区,臂外侧区及臂内侧区,肘前侧区。

治法:用刮痧法。先在脊柱两侧(从颈椎$_1$至尾椎)轻刮3行,肩上区、颈侧区轻刮1～3行,均至出现潮红为止,并重点刮颈椎$_{4\sim7}$与胸椎$_{1\sim5}$及其两侧5行,至出现痧痕为止,再刮肩胛、肩胛冈区,然后刮臂前、后、内、外侧区,肘弯区、肘前侧区。每日1次,10次为1个疗程。

主治:颈椎病。

附记:多年使用,坚持治疗,多可取得较好的疗效,若配合药物和按摩等综合疗法,则效果更佳。

配穴方二　分2组:一为风池、肩井、天柱、天宗、大杼、膈俞、肾俞、大椎;二为曲池、列缺、合谷穴。并随证配穴:经脉闭阻配颈椎夹脊穴、昆仑;气滞血瘀配血海、三阴交和极泉;肝肾不足配颈椎夹脊穴、完骨、太溪、太冲、三阴交。

治法:用刮痧法。先刮第1组穴,再刮第2组穴,均至出现痧痕为止。每日1次。然后随证加刮配穴。其中,极泉穴以针点刺(不刮)。手法力度中等,操作范围较广泛。

主治:颈椎病。

附记:用之临床,对早期颈椎病是可以取得较满意的临床效果的,若配合按摩疗法,则疗效更佳。同时,应每隔半小时左右要抬头做摇颈动作,缓解颈部肌肉群痉挛、紧张,睡眠宜用低枕。平时颈部不可长时间处于一种姿势。

配穴方三　分3组:一为风池、肩井、天柱、大椎、昆仑;二为风池、肩井、天柱、大椎、昆仑、血海、膈俞、三阴交;三为风池、肩井、天柱、大椎、肾俞、太溪、太冲。

治法:用刮痧法。第 1 组先刮肩颈部风池、肩井、天柱、大椎,再刮足部昆仑穴。用泻法,刮至出现痧痕为度。每日 1 次。

第 2 组先刮肩颈部风池、肩井、天柱、大椎,再刮背部膈俞,然后刮下肢部血海、三阴交、昆仑。用泻法,刮至出现痧痕为度。每日 1 次。

第 3 组先刮肩颈部风池、肩井、天柱、大椎,再刮腰部肾俞,然后刮下肢部太溪、太冲。用补法,刮至微现痧痕为度。隔日 1 次。

主治:颈椎病(第 1 组主治经脉闭阻型,第 2 组主治气滞血瘀型,第 3 组主治肝肾不足型)。屡用有效,久治效佳。

·腰椎间盘突出症·

腰椎间盘突出症,又称腰椎间盘纤维环破裂症,是指经常受挤压、扭转等外力损伤而逐渐致腰椎间盘突出的一种退行性慢性疾病。本病多发生于 20－40 岁男性。多数患者都有外伤或劳损腰痛史。属中医“痹证”“腰痛”范畴。

【病因】 凡急性或慢性损伤,特别弯腰弓背提取重物时,椎间盘后部压力增加而向外侧突出(多数发生在腰$_{4、5}$ 或腰$_{5}$ 至骶$_{1}$ 之间),加之肾虚,抗病力差,复感风寒湿邪侵袭而致气血凝滞,经脉痹阻,促使已有退行性改变的椎间盘突出所致。

【症状】 病变在腰部,故多出现腰痛伴坐骨神经痛。初起多为间歇性,甚则持续性疼痛,压痛明显,活动时加重,并有放射性疼痛,活动困难,维持一定体位方可减轻疼痛。突出多偏向一侧。

【疗法】

配穴方一 脊柱两侧,腰骶椎及其两侧,下腹部(正中线),臀前、后、内、外侧区,膝弯区、小腿内侧区,足背区。

治法:用刮痧法。先在脊柱两侧(从大椎至尾椎)轻刮 3 行,至出现潮红为止,并重点刮腰骶椎及其两侧 5 行,手法力度中等,刮至出现痧痕为止,再刮下腹正中线及臀前、后、内、外侧区,然后刮膝弯区、小腿内侧区及足背区。每日 1 次,10 次为 1 个疗程。

主治：腰椎间盘突出症。

附记：应配合推拿、按摩疗法治疗之方可取得满意疗效。综合治疗比单一疗法为优。

配穴方二　分2组：一为肾俞、大肠俞、腰阳关、次髎、环跳、殷门、委中、承山；二为阳陵泉、悬钟和昆仑穴。并随证配穴：寒湿侵袭配腰俞、志室、昆仑；肝肾亏损配关元、三阴交、太溪、秩边；瘀血停着配膈俞、血海、三阴交、阿是穴。

治法：用刮痧法。先刮第1组穴，再刮第2组穴，其中昆仑以指点揉3～5分钟。均刮至出现痧痕为止。每日1次。然后随证加刮配穴。手法力度中等(肝肾亏损型宜轻)，操作范围较广泛。

主治：腰椎间盘突出症。

附记：应配合按摩治疗方可取得良好的治疗效果。同时应避免劳累，免受风寒，平卧木板床。尚应配合适度的功能锻炼，如背伸、拱桥、直腿抬举、晃腰、双手举足等动作，以增强背部肌肉力量，维持脊柱稳定性，以防再发。

配穴方三　分2组：一为肾俞、大肠俞、关元俞、环跳、承扶、殷门、风市、委中、阳陵泉、承山；二为命门、腰阳关、气海俞、大肠俞、关元俞、委中、阳陵泉、承山。

治法：用刮痧法。

第1组先刮腰部肾俞、大肠俞、关元俞，再刮下肢部环跳、承扶、殷门、风市、委中、阳陵泉、承山。用平补平泻法，刮至出现痧痕为度。隔日1次。

第2组先刮腰部命门、腰阳关、气海俞、大肠俞、关元俞，再刮下肢部委中、阳陵泉、承山。用平补平泻法，刮至出现痧痕为度。隔日1次。

主治：腰椎间盘突出症(第1组)、退行性脊柱炎(第2组)。屡用有效，久治效佳。

·腰椎管狭窄症·

腰椎管狭窄症，又称腰椎椎管狭窄综合征，是指腰椎椎管、神经根管或椎间孔的骨性或纤维性结构狭窄而引起马尾神经或脊椎神经受压所造成一系列症状的一种慢性退行性病症。

【病因】 多因先天发育不良，肝肾亏损，或感外邪所致。

【症状】 腰痛，间歇性跛行，不能久站或行走，行走数十米或数百米即出现腰腿麻木等症状。

【疗法】

配穴方一 分2组：一为腰俞、肾俞、大肠俞；二为承扶、阳陵泉、绝骨、三阴交。并随证配穴：寒湿侵袭配腰阳关、命门、志室、环跳；瘀血停着配膈俞、血海、太溪、昆仑；肾阳亏虚配命门、腰阳关、次髎、足三里；肾阳不足配命门、腰阳关、志室、环跳、足三里。

治法：用刮痧法。先刮第1组穴，再刮第2组穴，均至出现痧痕为止。每日1次。然后随证加刮配穴。寒湿侵袭、瘀血停着2型的手法力度均中等，操作范围较广泛；肾阳亏虚或不足型的手法力度均较轻，操作范围较广泛。

主治：腰椎管狭窄症。

附记：应配合药物及按摩治疗，方可取得良好的临床效果。应注意休息，避免劳累，免受风寒，适当锻炼。方法详见腰椎间盘突出症配穴方二。

配穴方二 脊柱两侧，腰骶椎及其两侧，膝弯区及异常发现的部位。

治法：用刮痧加灸法。先在脊柱两侧（从大椎至尾椎）轻刮3行，至出现潮红为止，并重点刮腰骶椎及其两侧5行及发现异常的部位，至出现痧痕为止，然后刮膝弯区（诱导）。刮后并在命门、肾俞、腰阳关施以温灸。每隔3日刮1次，灸1次。

主治：腰椎管狭窄症。

附记：应配合药物、按摩治疗，其效始著。

·腰肌劳损·

腰肌劳损是指腰骶部肌肉、筋膜、肌腱、韧带等软组织慢性损伤。属中医“腰痛”“痹证”范畴。

【病因】 多因习惯性不良姿势,如长期过度弯腰、站立、剧烈劳动与活动(多与职业有关)而导致腰肌受伤或急性损伤迁延失治所致。加之冒雨受寒、受湿后而引起发作或加重所致。

【症状】 腰痛,腰部无力或僵硬,劳累后加重,休息后减轻。并与气候变化有一定关系。部分患者伴有脊柱侧弯、腰肌痉挛、下肢牵涉痛等症。

【疗法】

配穴方一 脊柱两侧,腰骶椎及其两侧,阿是穴(压痛点或阳性反应区),膝弯区。

治法:用刮痧法。先在脊柱两侧(从大椎至尾椎)轻刮3行,至出现潮红为止(大椎穴多刮),并重点刮腰骶椎及其两侧5行,用中等力度刮至出现痧痕为止,然后刮膝弯区(诱导)。每日1次,10次为1个疗程。

主治:腰肌劳损。

附记:屡用有效,若配合按摩和药物外敷,则效果更佳。应节房事,免过劳,避风寒,勤锻炼。在条件允许的情况下,应尽量改换职业岗位。

配穴方二 分2组:一为肾俞、大肠俞、志室;二为委中、委阳、阳陵泉、承山、昆仑。并随证配穴:寒湿侵袭配腰俞、腰阳关、太溪;瘀血内停配膈俞、血海、承扶、太冲;肝肾亏虚配肝俞、厥阴俞、腰阳关、环跳、足三里。

治法:用刮痧法。先刮第1组穴,再刮第2组穴,均刮至出现痧痕为止。每日1次。然后随证加刮配穴。寒湿侵袭、瘀血内停2型的手法力度均中等,操作范围较广泛;肝肾亏虚型的手法力度较轻,操作范围较局限。

主治:腰肌劳损。

附记:用之临床,可取得较好的疗效,若配合按摩治疗,则效果更佳。

·急性腰扭伤·

急性腰扭伤是临床常见病、多发病。

【病因】 多因姿势不正确或用力过度或腰部突然活动且活动范围过大而使腰部肌肉用力失调,或跌、仆、闪、挫、扭等因而致气滞瘀阻,经脉失畅,“不通则痛”,故发生腰痛。

【症状】 腰部剧痛,甚则倒下不能翻身。多持续疼痛不能直腰,弯腰行动困难,活动则加剧,静止则稍减。中医认为,痛无定处,窜痛者以气滞为主;痛有定处,刺如刀割,以瘀血为主,若腰痛迁延反复,经久不愈,又可诱发他证。

【疗法】

配穴方一 腰部压痛点平脊椎两旁3厘米处。

治法:用捏痧法。患者俯卧位于床上,屈肘,双手平放颌下,下肢伸直,医者站在患者左后方,先确定腰部痛点(多局限于一侧腰部),然后双手拇指、示指握成半拳状,示指半屈,拇指伸直,拇指腹对准示指第2指间桡侧,两手保持一定距离,对准腰部压痛点。平脊椎两旁3厘米处(相当于足太阳膀胱经循行处),双手拇指、示指将皮肤捏住,猛然提起,随即放松,此时常可听到响声,沿此部位向上、下和脊椎两旁提捏2次,并嘱患者起床活动腰部。每日1次。

主治:急性腰部扭伤。

附记:用此法治疗42例,结果1次治愈者32例,2次全部治愈。

配穴方二 脊柱两侧,腰椎$_{1\sim5}$及其两侧,膝弯区,外踝外侧部。

治法:用刮痧法。先在脊柱两侧(以大椎至尾椎)轻刮3行,至出现潮红为止，并重点刮腰椎$_{1\sim5}$及其两侧5行，用中等手法，刮至出现痧痕为止，再刮膝弯区及外踝外侧部。每日1次。

主治：腰扭伤。

附记：临床屡用，均可收到较良好的治疗效果。必要时，可配合药物外治和按摩治疗，则效果更佳。无论急性或慢性外伤性腰痛均可用之。

配穴方三　阿是穴、水沟、阳陵泉、委中、膈俞、次髎、夹脊。

治法：用刮痧法。先刮面部水沟穴，再刮腰背部的夹脊、阿是穴、膈俞、次髎，最后刮下肢部的委中（再放痧）、阳陵泉。用平补平泻法，刮至出现痧痕为度。隔日1次。

主治：劳损腰痛。屡用效佳。

·踝关节扭伤·

踝关节是负重较大的关节，故受伤机会较多。

【病因】　多因行走、跑步和跳跃时着足点不当，下楼梯时地面不平或着地不稳，使踝关节突然跖屈，过度内翻或外翻，造成踝关节周围软组织扭伤，尤以外踝部韧带损伤为多见。

【症状】　踝关节扭伤的轻者微痛不适，片刻即可自行消失，重者会立即出现疼痛、肿胀、活动受限、行走困难等症状。另外，日久劳损或外伤后遗症也可致患部经常发生疼痛，偶有行走不便。

【疗法】

配穴方一　踝关节（患侧）内侧或外侧部，足背区，小趾外侧部，膝弯区，小腿外侧或内侧区。

治法：用刮痧法。先在踝关节外侧或内侧刮至出现痧痕为止，再刮膝弯区、小腿外侧或内侧区、足背区及小趾外侧部。每日或隔日1次。或同时加刮腰骶部及其两侧3行。

主治：踝关节损伤。

附记：若先推拿按摩，再予刮痧，则效果更佳。如患处肿胀甚者，只按摩，不刮拭，仅刮治其余各部即可。

配穴方二 分2组:一为风市、足三里、解溪、昆仑、丘墟、申脉、金门、照海、商丘;二为阴陵泉、三阴交、太溪、照海、金门。

治法:用刮痧法。第1组先刮下肢风市、足三里,再刮足部解溪、昆仑、丘墟、申脉、金门、照海、商丘。用泻法,刮至出现痧痕为度。每日1次。

第2组先刮下肢阴陵泉、三阴交,再刮足部太溪、照海、金门。用补法,刮至微现痧痕为度。隔日1次。

主治:踝关节扭伤(第1组)、踝管综合征(第2组)。屡用多效。若配合按摩,效果更佳。

·网 球 肘·

网球肘,又称肱骨外上髁炎。本病多见于网球、乒乓球运动员和钳工、木工、泥瓦工等特殊工种人员。

【病因】 多因长时间反复地屈伸腕关节和前臂旋前、旋后活动过度所致。此系筋膜劳损,血不养筋之故。

【症状】 肘关节外侧部疼痛,手臂无力,前臂与腕提举及旋转活动不利。如做提拿热水瓶、扭毛巾等动作时,均感肘部疼痛、乏力。静息时多无症状。

【疗法】

配穴方一 阳上穴(在阴陵泉穴上方1.5寸处,股骨内髁之高点下方,内膝眼与腘窝横纹头连线之中点处,属经外奇穴)取同侧(找到敏感点)。

治法:用刮痧、点揉法。先刮至出现痧痕为止,再以指点揉,逐渐加力(同时嘱患者前臂做内外旋转、握拳动作),如患者感到疼痛减轻大半或消失,则证明穴位已取对。每日1次。

主治:肱骨外上髁炎。屡用效佳。

配穴方二 肘关节前侧(曲池穴)上、下各延长3寸线段。

治法:用刮痧法。取患侧自上到下刮至出现痧痕为止,每日1次。

主治：网球肘。屡用效佳，一般1～3次即效或痊愈。

配穴方三　分2组：一为臂臑、肘髎、天井、尺泽、手三里、合谷；二为曲泽、小海、少海、后溪。

治法：用刮痧法。

第1组先刮上肢臂臑、肘髎、手三里、尺泽、天井，再刮手背部合谷。用泻法，刮至出现痧痕为度。每日1次，中病即止。

第2组先刮上肢曲泽、少海、小海，再刮手背部后溪。用泻法，刮至出现痧痕为止。每日1次，中病即止。

主治：肱骨外上髁炎（第1组）、肱骨内上髁炎（第2组）。屡用效佳。若配合按摩，效果更佳。

·肋软骨炎·

肋软骨炎，又称非化脓性肋软骨炎，又名泰齐病。归属于中医“胁痛”范畴，以青壮年人居多。

【病因】　多因努力憋气或闪挫跌仆，或胸壁长期劳损而致肋软骨与肋骨结合处“错缝”而致气血瘀滞。或兼痰浊，与肝有关。

【症状】　肋软骨处肿胀、疼痛、疼痛缓解或剧痛时作。不化脓。

【疗法】

配穴方一　脊柱两侧，肩上区，胸部，胸骨柄区，肋间区（以肿痛处为重点），胸椎$_{1\sim10}$及其两侧，肘弯区，严重者配膝弯区。

治法：用刮痧法。先在脊柱两侧（从大椎至尾椎）轻刮3行及肩上区，至出现潮红为止，并重点刮胸椎$_{1\sim10}$及其两侧5行，以中等力度刮至出现痧痕为止，再刮胸部、胸骨柄区、肋间区，然后刮肘弯区及膝弯区。每日1次，5次为1个疗程。多用轻中度手法。

主治：肋软骨炎。

附记：屡用多效，若配合中药外敷则疗效更佳。

配穴方二　分2组：一为风门、膈俞、肝俞；二为中府、彧中、神藏、紫宫、膻中、内关及前胸穴。并随证配穴：风寒外袭配风池、曲池、尺泽、后溪；气血凝滞配章门、气海、血海。

治法：用刮痧法。先刮第1组穴，再刮第2组穴，均刮至出现痧痕为止。每日1次。然后随证加刮配穴。手法力度中等，操作范围较广泛。

主治：肋软骨炎。

附记：用之临床多效，若配合外敷中药，则疗效较佳。同时注意休息，劳逸结合（适度），避免风寒。又应避免扭、闪、碰、撞等伤害性动作。

·足　跟　痛·

足跟痛是指以足跟底部疼痛为特征的病症，以中老年人为多见。

【病因】　多因体质虚弱或年老肾虚，筋骨失养，或劳损过度，气滞血瘀，或复受风寒湿邪，痹阻经络所致。

【症状】　足跟痛有轻重，轻者在走路和久站后才出现疼痛；重者足跟肿胀，不能站立或行走，不负重时亦有持续酸胀或针刺及灼热样疼痛，疼痛甚则涉及小腿后侧。

【疗法】

配穴方一　分2组：一为太溪、阿是穴；二为水泉、照海、昆仑、解溪、仆参、申脉。并随证配穴：肝肾亏虚配太冲和涌泉；气虚血亏配足三里、复溜和足底；寒湿凝滞配阴陵泉、血海和足底。

治法：用刮痧、点揉法。先刮第1组穴至出现痧痕为止。再点揉第2组穴，每穴3～5分钟。每日1次。然后随证加刮配穴。肝肾亏损、气虚血亏2型的手法力度均较轻，操作范围较广泛；寒湿凝滞型的手法力度中等，操作范围较广泛。其中涌泉、足底均以针点刺（不刮）。

主治：足跟痛。

附记：用之临床，可取得一定的治疗效果，若配合药物疗法，则疗效较佳。同时，应注意劳逸结合，避免风冷潮湿，并适当加强功能锻炼。

配穴方二　阿是穴，踝关节内外侧，小腿内、外、后侧区，膝弯区，足背区，足底区。

治法：用刮痧、点揉法。重点刮阿是穴和踝部内、外侧区至出现痧痕为止，刮后并以指强力点揉阿是穴 5～10 分钟，再刮足背、足底区，然后刮小腿内、外、后侧区及膝弯区。每日 1 次。

主治：足跟痛。

附记：坚持治疗均可收到较良好的治疗效果，如配合外敷阿是穴，则疗效更佳。

·骨质增生·

骨质增生又称“骨刺”，古称“骨赘”，是一种慢性骨质生长异常的退行性疾病。中老年人发病居多。好发于脊椎（颈椎、腰椎居多）、髋关节、膝关节、足跟骨结节等处。尤以颈椎、足跟骨结节处居多。

【病因】　多因风、寒、湿三气杂至，侵入肌肉、筋络、关节，客于经脉，邪气痹阻，气滞血瘀，关节磨损所致；或跌仆挫伤，损伤骨骼；或长期负重用力；或脊椎负荷过重，操作过多；或颈椎活动过多、过频；或低弯腰行走、站立过多所致。凡此种种，尤其在肝肾亏虚时极易引起骨质增生病。

【症状】　脊柱（颈、胸、腰、骶椎）、膝、足跟等关节处疼痛或隐痛，触之则痛剧，仰俯屈伸和转侧受限，功能活动不便。或伴见头晕、麻木等症。一般多发生在一处或多处。

【疗法】

配穴方一　脊柱两旁。

治法：用捏痧加热熨法。嘱患者俯卧，暴露背脊，医者先用手掌自尾椎两旁揉按至颈部，往返 5～15 分钟，然后自长强穴始用示指与拇指将皮肤捏起进行推、捏、按，以每分钟 3 或 4 次的速度循脊而上至颈$_3$止，每遍推捏到患椎处时应重复 5～10 次，并揉按片刻。如此往返10～15遍。每日1次,7次为1个疗程,取效后休息1日,再进行下1个疗程。

捏后用药熨方热熨患处。方用穿山甲30克,地鳖虫、白薇、远志、甘松各20克,生半夏、生南星、续断、细辛各15克,生川乌、生草乌、白芥子、阿魏各10克,食盐30克。酒炒研末。再用陈醋与童便各半拌湿,入锅内炒热,布包,趁热熨患处,冷则再炒再熨。每日1次,每次40分钟。

主治:椎体增生。

附记:用本法治疗30例,痊愈(症状及体征完全消失,椎体活动正常)24例;显效(症状、体征消失,但阴雨天气或劳累后则感不适)3例;有效(症状、体征部分消失)3例,总有效率达100%;病程最长15年,最短1年;疗程最长29天,最短6天。

配穴方二 阿是穴(增生部位及其周围疼痛区)。

治法:用刮痧法。先将刮痧药液涂于上述部位,坐骨神经压迫症状,则沿该神经循行路线涂药液。然后用刮痧宝玉片自上向下来回刮动,至皮肤发红、皮下紫色痧斑痧痕形成为止。每日或隔日1次,治疗6或7次。

主治:骨质增生(各部位均可)。

附记:治疗56例,临床治愈35例,显效16例,有效5例,总有效率达100%。

附:刮痧药液方:茄根、露蜂房、钻地风、川芎各20克,干姜、生草乌、松香各15克,鹿衔草、毛冬青、伸筋草各25克,血竭、乳香各10克,威灵仙30克,蜈蚣4条,粉碎成粗粉,过20目筛,以高温消毒处理芝麻油500毫升,浸泡药末1周,过滤,取液为刮痧药液。储瓶备用。

·痔　　疮·

古谓痔有五:即牡痔、牝痔、肠痔、脉痔、血痔是也。今分混合痔、内痔、外痔。痔类虽多,统以痔疮称之。

【病因】《严氏济生方》云："多由饮食不节，醉饱无时，恣食肥腻，久坐湿地，性欲耽著，不忍不便，遂成阴阳不和，关格壅塞，风热下行，乃致五痔。"

【症状】肛门生痔，或左或右，或内或外，或状如鼠奶，或形如樱桃，或脓或血，或痒或痛，或软或硬，久之则成漏矣。

【疗法】

配穴方一　大肠俞（双侧）。

治法：用挑痧法。患者坐在靠背椅上，两手扶住椅背，暴露出背部皮肤。医者站在患者背后，用左手扶在患者左肩上，右手从患者胸$_1$大杼穴沿脊椎向下直摸，数到第16椎（即腰$_4$），旁开1.5寸处便是大肠俞，用棉签蘸上甲紫，在此穴位上涂上标记，再用碘酒、乙醇常规消毒后，用三棱针挑破表皮，向内深刺，可挑出白色纤维样物，患者仅感微痛，不易出血。挑后以乙醇棉球消毒，贴上胶布。1次挑一侧穴位，3～5天后再挑另一侧穴位，一般2次即可。

主治：内痔便血症。

附记：注意事项：①针挑后3日内禁重体力劳动；②尽量不吃刺激性食物；③孕妇禁用。

配穴方二　脊柱两侧，腰骶椎及其两侧，下腹正中线，肘弯区及膝弯区。

治法：用刮痧法。先在脊柱两侧（从大椎至长强穴）轻刮3行，至潮红为止，其中大椎、长强穴多刮。并重点刮腰骶椎及其两侧5行，至出现痧痕为止，再刮下腹正中线，然后刮肘弯区（可适当向下延长）及膝弯区（可适当向下延长）。每日1次。

主治：痔疮。

附记：多年使用，均可取得较良好的治疗效果。若配合药物外治，则疗效更佳。

配穴方三　痔点，穴位或腰骶部区域选点（以靠脊柱、骶部为好，一般常见于腰骶部）。

治法：用挑痧法。让患者反坐在靠背椅上，两手扶于靠背上，暴露背部。消毒后，以粗针（多用特制的不锈钢圆锥子或三棱锥子），将挑治部位之表皮纵行挑破0.2～0.3厘米，然后深入表皮下挑，将皮层白色纤维样物均行挑断。患者稍感疼痛，一般不出血或微出血。挑尽后用碘酒消毒，贴以胶布即可（次日取掉），如一次不愈，可于2～3周后再挑1次，可另选挑刺点。

主治：痔核、肛瘘、肛裂。

附记：据多数医疗部门经验，痔疮可选大肠俞、小肠俞、竹杖（位于背正中线第3腰椎棘突上方）、长强及上髎、次髎、中髎、下髎。任选1穴即可。

·血栓闭塞性脉管炎·

血栓闭塞性脉管炎，属中医"脱疽"范畴。本病好发于20－40岁青壮年男女。北方发病多于南方。

【病因】　多因素体阳虚（以肾虚为主），或肝肾不足，外邪乘虚袭入，邪郁瘀阻，气血运行不畅，或邪郁化热生毒，由瘀变损所致。

【症状】　患肢缺血，初起沉重、麻木、步履不便、疼痛、皮肤苍白，渐起黄疱、发紫、变黑，间歇性跛行，至晚期破溃腐烂，以至筋骨坏死。病发四肢，尤以下肢为多见。

【疗法】

配穴方一　脊柱两侧，腰骶椎及其两侧，肘弯区及肘前、后侧区，下腹正中线，膝弯区，小腿后、内、外侧区，足背和足底区。

治法：用刮痧法。先在脊柱两侧（从大椎至尾椎）轻刮3行，至出现潮红为止，并重点刮腰骶椎及其两侧5行，至出现痧痕为止，再刮肘弯区（含前、后侧）、下腹正中线，然后刮膝弯区，小腿后、内、外侧区及足背、足底区。每日1次，5次为1个疗程。

主治：血栓闭塞性脉管炎（早、中期）。

附记：对于本病早、中期之治疗可取得较好的疗效，若配合中药内、外治疗，则疗效更佳。应注意保暖，防止劳累。如已发生溃烂，应以药物治疗为主，辅以本疗法（但患肢局部不宜刮拭），可增强疗效。

配穴方二　分3组：一为膈俞、曲池、膻中；二为关元、委中、太冲；三为阳陵泉、承山、血海、足三里。

治法：用刮痧、点揉法。先刮第1组穴，再刮第3组穴，均至出现痧痕为止，然后点揉第2组穴，每穴3～5分钟。每日1次。

主治：血栓闭塞性脉管炎。

附记：屡用皆效。注意事项：①注意保暖，防止劳累（行走）过度；②已发生溃烂者，则不宜在局部施治；③必要时需外科配合处理。

配穴方三　曲池、内关、合谷、中渚、外关、孔最、足三里、三阴交、委中、血海、丰隆、太溪。

治法：用刮痧法。先刮上肢部曲池、外关、合谷、中渚、孔最、内关，再刮下肢部足三里、丰隆、委中、血海、三阴交、太溪。用泻法，刮至出现痧痕为度。每日或隔日1次。

主治：血栓闭塞性脉管炎。

附记：应配合药物内外治疗，其效始著。

·淋巴管炎·

淋巴管炎，临床上较为多见。

【病因】　常继发创伤后感染（以葡萄球菌及链球菌）所致。

【症状】　局部皮肤有红线状突起，局部发热，触之硬韧而有压痛。

【疗法】

配穴方一　脊柱两侧，炎症周围，胸椎$_{1\sim5}$及其两侧及肘弯区（上肢炎症），或腰、骶尾及其两侧和膝弯区（下肢炎症）。

治法：用刮痧法。先在脊柱两侧（从大椎至尾椎）轻刮3行，以出现潮红为止，再随证重点刮胸椎$_{1\sim5}$或腰骶椎及其两侧5行，至出现痧痕为止，然后刮肘弯区或膝弯区。每日1次。

主治：淋巴管炎。

附记:多年使用,效果甚佳。若配合药物外涂患部,则疗效更佳。

配穴方二 大椎、阿是穴(患部)。上肢炎症配曲池、孔最、合谷;下肢炎症配委中、血海、阴陵泉。

治法:用刮痧法。先刮主穴至出现痧痕为止,再随证加刮配穴。每日1次。

主治:淋巴管炎。

附记:验之临床,效果甚佳。若证重者,刮后在曲池或委中以三棱针点刺放血各1～3滴,则疗效更佳。

·颈淋巴结结核·

颈淋巴结结核,中医称为“瘰疬”。多见于儿童或青少年,中老年人亦有之(多因迁延所致)。本病好发于颈项部。多迁延日久不愈。

【病因】 多因气血亏损,气郁痰凝结聚于颈项淋巴结所致。现代医学认为是由于结核杆菌侵犯淋巴结所致。

【症状】 起病缓慢,初起有不规则的发热,有时有盗汗,局部并可触及单个或数个大小不等,或软或硬的淋巴结。初起多单个如黄豆大,继而渐大、串生。一般不化脓,少数化脓后皮肤转为暗红,溃破后流出黄水,夹有败絮物质。常此愈彼起,反复发作。

【疗法】

配穴方一 脊柱两侧,肩上区,颈椎$_{1\sim7}$及其两侧,枕后区,颈前区,颈侧区,肘弯区及异常发现的部位。

治法:用刮痧法。先在脊柱两侧(从大椎至尾椎)轻刮3行,至出现潮红为止,并重点刮颈椎$_{1\sim7}$及其两侧3行及枕后区,至出现痧痕为止,再刮颈侧区、肩上区,颈前区施以拧痧法,然后刮肘弯区,最后以梅花针叩刺(中、重刺法)异常表现的部位20～30下。每日1次。

主治:颈淋巴结结核。

附记:坚持治疗,均可取得较好的疗效。若配合药物治疗,则疗效更佳。

配穴方二 结核点(位于背部上起颈椎$_7$,下至肩胛骨下角,两侧至腋后线的区域内)或大椎穴。

治法:用挑痧法。把结核点或大椎穴皮内的白色纤维样物挑断、挑净。挑得越彻底效果越好。

主治:颈淋巴结结核。

附记:临床验证,效果甚佳。一般挑后30～40天内,不要吃热性食物。

配穴方三 肺俞、膈俞、肝俞、胆俞、脾俞、胃俞、肾俞、三阴交、太溪。

治法:用刮痧法。先刮背部肺俞、膈俞、肝俞、胆俞、脾俞、胃俞、肾俞,再刮下肢部三阴交、太溪穴。用泻法,刮至出现痧痕为度。隔日1次。

主治:颈淋巴结结核。

附记:应配合药物治疗为宜。若病发颈部,可加刮患处附近部位与穴位,其他部位亦同,效果亦佳。

·腱鞘囊肿·

腱鞘囊肿,是指发生于关节和腱鞘附近囊肿的一种病症。临床所见,以腕关节、踝关节背侧囊肿为多见。中医称为"腕结筋""筋聚"等名。

【病因】 多因劳伤或伤后气血阻滞,血不荣筋,夹痰瘀凝结而成。现代医学认为,是滑液由关节囊或腱鞘内向外渗出而形成的疝状物,或是结缔组织内局部胶样变性等因素所致。

【症状】 多附着于关节囊上或腱鞘内,可与关节腔、腱鞘沟通。有单房性或多房性,囊内为胶样黏液。外面出现一种发展缓慢的小肿块,呈圆形或椭圆形,高出皮面。初起质软,能触有轻微波动感。日久纤维化后,即可变硬,多无症状,少数按之有酸胀、疼痛或自觉无力感。发于腘窝内者，直膝时呈鸡蛋大，屈膝时则在深处而不易摸清楚。有部分腱鞘囊肿可自消，但时间较长。

【疗法】

配穴方一 太渊、大陵、神门、阳溪、阳池、养老、阳谷、解溪、委中、阴陵泉、曲泉、阳陵泉。

治法：用刮痧法。先刮上肢腕部太渊、大陵、神门、阳溪、阳池、养老、阳谷，再刮下肢阴陵泉、曲泉、阳陵泉、委中、解溪穴。用泻法，刮至出现痧痕为度。隔日 1 次。

主治：腱鞘囊肿。

附记：屡用有效。刮治应以患处附近穴位为重点，余处穴位次之。验之临床，效果尤佳。

配穴方二 脊柱两侧(颈椎$_1$ 至命门)、颈椎$_1$～胸椎$_5$ 及其两侧、手三阴经、手三阳经。

治法：用刮痧法。先刮脊柱两侧(颈椎$_1$ 至命门)5 行，重点刮颈椎$_1$～胸椎$_5$ 及其两侧 5 行；然后中刮手三阴经和手三阳经。均刮至出现痧痕为度。每日 1 次。

主治：腱鞘囊肿。屡用效佳。

·滑 囊 炎·

滑囊炎，多发生于肩、肘、髋、膝、腕关节部，但有关节左右前后不一其病位名也随之而定。

【病因】 多因急、慢性损伤或炎症造成关节滑囊液渗出所致。

【症状】 患处关节囊肿胀、疼痛，多呈持续性，当活动用力时疼痛加剧。

【疗法】

配穴方一 巨骨、肩髃、阿是穴(痛点)、曲池、手三里。

治法：用刮痧法。先刮肩背部巨骨、肩髃、阿是穴，再刮上肢部曲池、手三里。用泻法，刮至出现痧痕为度。每日或隔日 1 次。

主治：肩峰下滑囊炎。屡用有效，久治效佳。

配穴方二　秩边、环跳、阿是穴、阳陵泉。患肢腿长者配小肠俞、殷门、委中；患肢腿短者配箕门、血海、阴廉。

治法：用刮痧法。依顺序先刮主穴，再刮配穴。用泻法，刮至出现痧痕为度。每日或隔日1次。

主治：髋关节滑囊炎。

附记：若配合按摩，穴位注射可提高疗效。

·腱　鞘　炎·

腱鞘炎，多发生于肩、肘、髋、膝等关节及附近腱鞘，为临床所常见。

【病因】　多因急慢性损伤、劳损，复感风寒刺激而致发腱鞘创伤性炎症改变所致。

【症状】　患处疼痛及功能活动障碍等。

【疗法】

配穴方一　肩井、肩髃、曲泽。

治法：用刮痧法。先刮上肢肩井、肩髃，再刮上肢曲泽。用泻法，刮至出现痧痕为度。每日或隔日1次。

主治：肱二头肌长头肌腱腱鞘炎。

配穴方二　阳谷、阳池、阳溪、三间、二间、鱼际、劳宫、少府。

治法：用刮痧法。先刮手背阳溪、阳池、阳谷、三间、二间，再刮手掌鱼际、劳宫、少府。用泻法，刮至出现痧痕为度。每日或隔日1次。

主治：指部腱鞘炎。

配穴方三　手三里、温溜、偏历、阳溪、合谷、阳池、列缺。

治法：用刮痧法。依顺序由上向下刮至出现痧痕为止，用泻法。每日或隔日1次。

主治：桡骨茎突部狭窄性腱鞘炎。

·颈肩纤维织炎·

颈肩纤维织炎，又称颈肩肌筋膜炎，或称肌肉风湿病。属中医“痹证”范畴。在临床上较为常见。

【病因】 多因外感风寒湿邪，留于肌肤筋肉之间，或劳力闪挫伤筋而致经脉气血凝滞所致。

【症状】 一侧或双侧颈肩部疼痛或麻木，活动受限。

【疗法】

配穴方一 分2组：一为风池、颈部夹脊穴、肩井、肩髃、肩贞、天宗；二为曲池、臂臑、尺泽、太溪。并随证配穴：风寒侵袭配合谷、列缺、人迎；气血瘀滞配气海、血海、天柱。

治法：用刮痧法。先刮第1组穴，再刮第2组穴，均刮至出现痧痕为止。每日1次。然后随证加刮配穴。手法力度中等，操作范围较广泛。

主治：颈肩纤维织炎。

附记：用之临床，可获满意的临床效果。若配合药物疗法，则效果更好。适劳逸，避风寒。

配穴方二 脊柱两侧，肩上区，颈椎$_{1\sim7}$及胸椎$_{1\sim5}$及其两侧，枕后区，颈侧区，肩胛区，肩胛冈及肘弯区。

治法：用刮痧法。先在脊柱两侧(从颈$_{1}$至悬枢)轻刮3行，至出现潮红为止，并重点刮颈椎$_{1\sim7}$与胸椎$_{1\sim5}$及其两侧5行及颈侧区、肩上区，至出现痧痕为止，再刮枕后区、肩胛区、肩胛冈区，然后刮肘弯区。每日1次，5次为1个疗程。手法多用中、轻度。

主治：颈肩纤维织炎。兼治肩周炎。

附记：多年使用，坚持治疗(一般1～3个疗程)多可获得较为显著的疗效。若配合药物外治，则疗效更佳。

五、皮肤科疾病

·湿 疹·

湿疹是一种过敏性炎症性的皮肤病，是临床常见病、多发病。本病一年四季均可发生。无论男女老幼皆可罹患。

【病因】 多因饮食伤脾，脾虚失运，或外受湿热之邪，或素体蕴湿，郁久化热，湿热蕴遏，客于肌肤所致。慢性多由急性失治转化而成，或因血虚、风骤，或因脾湿所致。

【症状】 周身或胸、背、腰、腹、四肢等局部出现红色疙瘩，或皮肤潮红而有集簇或散发性粟米大小之红色丘疹或丘疹水疱，瘙痒，或皮肤溃烂，渗出液较多，常伴有便干溺赤、口渴、心烦等症。慢性多经常反复发作，缠绵不愈，且多出现鳞屑、苔藓样变等损害。皮损处有融合及渗出的倾向。

【疗法】

配穴方一 脊柱两侧，肩上区，颈椎$_{1\sim7}$与胸椎$_{1\sim5}$及其两侧，肘弯区，手掌区，腰骶椎及其两侧，膝弯区，足背区。病变局部周围。

治法：用刮痧法。先在脊柱两侧（从颈椎$_{1\sim7}$至尾椎）轻刮3行，肩上区轻刮1～3行，至出现潮红为止，再刮病变局部的周围。然后随病变部位刮治，上部病变：重点刮颈椎$_{1\sim7}$与胸椎$_{1\sim5}$及其两侧5行，刮至出现痧痕为止，然后刮肘弯区、手掌区；下部病变：重点刮腰骶椎及其两侧5行，刮至出现痧痕为止，然后刮膝弯区及足背区。每日1次，10次为1个疗程。

主治：湿疹（急、慢性均可用之）。

附记：临床屡用，效果甚佳。若配合药物涂擦患部，则疗效更佳。皮损处忌刮。

配穴方二 分3组：一为肺俞、曲池、委中、阴陵泉、神门、大椎；二为大都、阴陵泉、脾俞、足三里、曲池；三为血海、三阴交、足三里、曲池、膈俞、郄门。

治法：用刮痧、放痧法。第1组先刮颈部大椎，再刮背部肺俞，然后刮前臂曲池、神门，膝部委中放痧（刺血），最后刮下肢内侧阴陵泉。用泻法，委中放痧，刮至出现痧痕为度。每日或隔日1次。

第2组先刮背部脾俞，再刮前臂曲池，然后刮下肢阴陵泉、大都、足三里。用补泻兼施法，刮至出现痧痕为度。隔日1次。

第3组先刮背部膈俞，再刮前臂曲池、郄门，然后刮下肢内侧血海至三阴交，最后刮下肢外侧足三里。用补法，刮至微现痧痕为度。隔日1次。

主治：湿疹（第1组主治湿热浸淫型，第2组主治脾虚湿蕴型，第3组主治血虚风燥型）。分型施治，用之效佳。

·带状疱疹·

带状疱疹，中医多根据发生部位而命名，如发生腰部的，称“缠腰火丹”或“蛇窜疱”，发生于头面或其他部位的，称“蛇丹”或“火丹”等。本病好发于腰胁、胸部和头面部。以春秋季节发病较多。

【病因】 多因肝胆风热或湿热内蕴，客于肌肤所致。

【症状】 皮肤局部出现绿豆或黄豆样大小水疱，累如贯珠，聚集一处或数处，排列形成索状，刺痛灼热，多局限。初起多伴有全身性症状。一般干者色红，多属肝胆风热；湿者色黄，多属肝脾湿热。

【疗法】

配穴方一 分2组：一为大椎、风门；二为期门、内关、血海、三阴交、太冲、足窍阴穴。并随证配穴：肝胆火热配肝俞、胆俞和太冲；脾胃湿热配脾俞、胃俞、足三里；气滞血瘀配膈俞、太溪。

治法：用刮痧法。先刮第1组穴，再刮第2组穴，均刮至出现痧痕为止。每日1次。然后随证加刮配穴。手法力度中等，操作范围较广泛，其中太冲穴以针点刺之。

主治:带状疱疹。

附记:用之临床,可收到一定效果,若配合药物治疗,则效果较佳。同时,应保持局部清洁,忌食肥甘厚味。

配穴方二　脊柱两侧,患部及周围异常表现部位,胸椎$_{1\sim5}$与胸椎$_{9\sim12}$及其两侧,肘弯区及膝弯区。

治法:用刮痧法。先在脊柱两侧(从颈$_1$至悬枢)轻刮3行,至出现潮红为止,并重点刮胸椎$_{1\sim5}$与胸椎$_{9\sim12}$及其两侧5行,至出现痧痕为止,再刮异常表现的部位和肘弯区及膝弯区;然后用梅花针叩打患部及其周围。每日1次,直至痊愈。

主治:带状疱疹。

附记:多年使用,均收到较为满意的疗效。若配合药物治疗,可缩短疗程,提高疗效。

配穴方三　分3组:一为阿是穴(皮疹水疱局部)、阴陵泉、三阴交、内庭、血海;二为阿是穴;三为阿是穴(皮疹水疱局部)、外关、曲泉、太冲、侠溪、血海、胆俞。

治法:用刮痧法。

第1组先刮阿是穴,再刮下肢内侧血海至三阴交,然后刮足背内庭。用泻法,刮至出现痧疹为度。每日1次。

第2组刮阿是穴,依顺序刮拭,用平补平泻法至出痧为度。每日1次。

第3组先刮背部胆俞,再刮阿是穴,然后刮前臂外关,刮下肢血海、曲泉,最后重刮足部侠溪、太冲。用泻法,刮至出现痧痕为度。每日1次。

主治:带状疱疹(第1组主治脾经湿热型,第2组主治瘀血阻络型,第3组主治肝胆火旺型)。屡用效佳。

·荨　麻　疹·

荨麻疹,又称“风疹块”,古称“瘾疹”,是临床常见病。

【病因】　多因内有蕴热伏湿,或血虚,复感风寒,湿热之外邪侵袭，客于肌肤所致。

【症状】 局部皮肤出现鲜红色或苍白色风团，小如麻粒，大如豆瓣，扁平隆起，时隐时现，剧痒，灼热，或如虫行皮中，搔抓后，增大增多，甚则融合成环状等各种形状。慢性可反复发作，日久不愈。

【疗法】

配穴方一 分2组：一为风门、肝俞、肩髃、委中；二为曲池、鱼际、血海、足三里、三阴交。并随证配穴：风寒束表配风池、肺俞；风热客肺配大椎、风池、神门；脾胃湿热配脾俞、胃俞、肾俞；气血两虚配中脘、郄门、大都、膈俞；冲任失调配气海、关元、膈俞、内关、公孙、地机、气冲穴。

治法：用刮痧法。先刮第1组穴，再刮第2组穴，均刮至出现痧痕为止。每日1次。然后随证加刮配穴。手法力度中等(其中气血两虚型较轻)，操作范围较广泛。

主治：荨麻疹。

附记：用之临床，有一定的疗效，若配合药物内服疗法，则可取得较佳效果。适寒温，调冷暖，尽早除去诱因。

配穴方二 脊柱两侧，胸椎$_{1\sim5}$及其两侧，病变局部及周围，肘弯区，膝弯区。

治法：用刮痧法。先在脊柱两侧(从大椎至尾椎)轻刮3行，以至出现潮红为止，并重点刮胸椎$_{1\sim5}$及其两侧，中度刮5行至出现痧痕为止，再刮肘弯区、膝弯区(均可适当延长)，然后用梅花针在病变局部及周围，从外(正常皮肤)向内(患部)反复叩刺4或5圈。每日1次，5次为1个疗程。

主治：荨麻疹(瘾疹)。

附记：屡用效佳。若属湿热亦可重点刮腰骶椎及其两侧5行。

·神经性皮炎·

神经性皮炎，古称“癞皮病”，属中医“癣病”范畴，是一种慢性炎症性皮肤病。本病好发于头、眼睑、颈项、背肩、前臂外侧、腰部和阴部等处。

【病因】 多因湿热邪毒，蕴于肌肤，阻滞经络，日久生风化燥，肌肤失养所致。

【症状】 局部阵发性皮肤瘙痒，皮肤增厚，皮沟加深，呈多角性丘疹或苔藓样变。

【疗法】

配穴方一 脊柱两侧和皮炎局部。皮炎在上肢者则为颈椎$_4$至胸椎$_4$及其两侧、双侧乳突肌、肘弯区、手掌、手背区；皮炎在下肢者则为腰骶椎及其两侧、股后区、小腿后侧区、膝弯区及足背区。

治法：用刮痧叩刺法。先在脊柱两侧（从颈椎至尾椎）轻刮3行，至出现潮红为止，并重点刮颈椎$_4$至胸椎$_4$及其两侧或腰骶椎及其两侧5行，均刮至出现痧痕为止，再随病变部位，加刮各配区。然后用梅花针在皮炎局部及周围由外向内进行叩刺。每日1次，5次为1个疗程。

主治：神经性皮炎。

附记：屡用多效。临床多配用药物外治。具体选方用药可详见《百病中医熏洗熨擦疗法》。本病为顽固难治之症，二法并治可达到提高疗效，缩短疗程之功。

配穴方二 风池、大椎、膈俞、曲池、内关、神门、委中、血海、阴陵泉、三阴交。

治法：用刮痧法。在上述穴位皮区依次刮至出现痧痕为止。每日1次，10次为1个疗程。

主治：神经性皮炎。

附记：此皮炎经刮治痊愈后仍需继续治疗1个月，以防复发。皮损处避免搔抓和热水烫洗。忌用刺激性药物外涂。忌食鱼、虾等物，多食蔬菜、水果。

配穴方三 分2组：一为风池、大椎、膈俞、委中；二为内关、神门、血海、阴陵泉、三阴交、曲池。并随证配穴：血热风盛配厥阴俞、太溪、太冲；血虚风燥配肺俞、厥阴俞、足三里。

治法：用刮痧法。先刮第1组穴，再刮第2组穴，均刮至出现痧痕为止。每日1次。并随证加刮配穴。手法力度中等，操作范围较广泛。

主治：神经性皮炎。

附记：用之临床，可有一定的临床效果，若配合药物内服、外敷和针刺疗法等，方可取得较好疗效。同时，应注意调节情绪，忌食辛辣、腥物、醇酒、厚味，以防止疾病加重和复发。

·过敏性皮炎·

过敏性皮炎是皮损呈多形性，具有明显渗出倾向的一种皮肤病。

【病因】 多因风、湿、热邪浸淫肌肤所致。

【症状】 肌肤瘙痒、糜烂、红疹。

【疗法】

配穴方一 分2组：一为风池、大椎、膈俞、委中；二为内关、神门、血海、阴陵泉、三阴交、曲池。并随证配穴：外感六淫配合谷、丰隆；湿热内蕴配脾俞、足三里、上巨虚和阿是穴；血虚风燥配肺俞、厥阴俞、膈俞、足三里。

治法：用刮痧法。先刮第1组穴，再刮第2组穴，均刮至出现痧痕为止。每日1次，并随证加刮配穴。手法力度中等，操作范围较广泛。其中阿是穴以皮针(即梅花针)叩刺。

主治：过敏性皮炎。

附记：用之临床，有一定的临床疗效，若配合药物内服、外敷治疗，则效果较佳。同时应忌食辛辣、鸡、鸭、鱼、虾、牛羊肉等发性食品。

配穴方二 脊柱两侧，颈椎$_4$至胸椎$_7$及其两侧，肘弯区，肘内侧区，膝弯区，股前区、小腿内、外侧区，足背区。病变局部及周围。

治法：用刮痧法。先在脊柱两侧(从颈椎至尾椎)轻刮3行，至出现潮红为止，并重点刮颈椎$_4$至胸椎$_7$及其两侧5行，至出现痧痕为止，再刮拭肘弯区、肘内侧区、膝弯区、股前区、小腿内、外侧区及足背区。然后以梅花针在病变局部及其周围由外向内进行叩刺。每日1次，5次为1个疗程。

主治：过敏性皮炎。

附记：临床屡用，效果甚佳。若配合药物内外治疗，则疗效更佳。禁忌同上。

·面生粉刺·

面生粉刺，简称“粉刺”，又名“痤疮”“青春蕾”。本病多发生于男女青春期，尤以颜面部为多，亦可见于胸背上部及肩胛部。临床所见，尤以女性为多。

【病因】　多因肺热或血热郁滞肌肤所致，或过食炙煿、膏粱厚味，脾胃积热上蕴皮肤，或因腠理不密，外涂化妆品刺激等因素所致。

【症状】　初起为疙瘩，形如粟米，多呈分散与毛孔一致的小丘疹或黑头丘疹，周围色赤肿痛，用手挤压，有米粒样白色粉汁，有时顶部发生小脓疱，有的可形成脂瘤或疖肿。病程缠绵，此愈彼起。一般在28－30岁自然消失。因化妆品等引起的即停用3个月可渐渐消失。

【疗法】

配穴方一　脊柱两侧，异常反应点(在脊柱和膀胱经循行于背部的第2行之间部位取之，多为红点)及大椎、大肠俞。

治法：用刮痧法。先在脊柱两侧(从颈椎至尾椎)轻刮3行，至出现潮红为止，再刮异常反应点和大椎穴，至出现痧痕为止，然后刮大肠俞。刮后并在大椎穴上拔火罐10～15分钟(留罐法)。每日1次，10次为1个疗程。

主治：面生粉刺。

附记：一般1个疗程即可见效或痊愈。如配合白果仁(每日取白果3粒,放在小瓷杯中用温水浸泡10～12小时后,逐个剥去外壳及仁衣,并用小刀削成平面,边擦边削)反复擦患部(边擦边切除用过部分),直至3粒全部擦完为止。白天浸泡,晚间涂擦。每日1次。配合用之,效果尤佳。

配穴方二 异常反应点(在胸椎$_{1\sim12}$旁开0.5寸至3寸范围内找到类似丘疹,稍突起于皮肤,针帽大小,呈灰白色、棕褐色、暗红色或淡红色,压之不退色的反应点,即是挑治点)。

治法:用挑痧法。嘱患者反坐于椅子上,尽量弓起背,撩起后衣,充分暴露背部,用手掌在背脊椎两侧摩擦数次,确定反应点。经常规消毒后左手拇、示指固定施术部位两侧,右手持三棱针挑破表皮,使疹点翻起,挑断皮下部分纤维组织,挤出少量血液,然后用乙醇棉球覆盖伤口,胶布固定。每次挑1或2个反应点,5～7天挑治1次。

主治:青年粉刺。

附记:用本法治疗30例均获痊愈。挑3次治愈者7例,4及5次治愈者18例,6～8次治愈者5例。半年随访,无一例复发。

·色　斑·

色斑是一种局部皮肤色泽变异的慢性皮肤病,尤以黄褐斑为多见。本病好发于头面部,其他部位如手、足部次之。

【病因】 多因邪毒壅滞,经脉失畅而致气滞血瘀,肤失所养,或饮食不洁,虫积内生,脾虚失运以致虫毒、气滞,郁于头面皮肤所致。前者多见于成年人,以继发性为多,后者多见于儿童和青年女性。

【症状】 头面部或肌肤局部呈现黄褐斑、蝴蝶斑、雀斑或淡白色斑或色素沉着等肤色变异现象。

【疗法】

配穴方一 阿是穴(患部),肩背三角形区域(即以大椎穴为三角形的顶点,以双侧肺俞穴为三角形的两个底点)。

治法:用刮痧法。先刮阿是穴(若系面部以棉纱团擦刮)至出现潮红为止,再刮肩背三角区(区内外)至出现痧痕为止。每隔3～7天为1次,5次为1个疗程。

主治:色斑(各类色斑均可用之)。

附记:临床应用多年,效果甚佳。若配合药物涂擦患部,每日1或2次,则疗效更佳。

配穴方二　局部病变部位及大椎、肺俞、心俞、膈俞、肝俞、胆俞、脾俞、肾俞。肝气郁结型配阳陵泉、太冲;肝肾阴虚型配三阴交、太溪。

治法:用刮痧法。先刮局部病变部位,再刮颈部大椎,然后刮背部俞穴(肺俞至肾俞),最后刮下肢外侧阳陵泉及太冲或下肢内侧三阴交及太溪。用泻法或补法,刮至出现痧痕为度。每日或隔日1次。

主治:面部色斑(黄褐斑)。屡用效佳。

配穴方三　风池、肺俞、肾俞、血海、阴陵泉、足三里。

治法:用刮痧法。先刮颈部风池,再刮背部肺俞、肾俞,然后刮下肢部血海、阴陵泉、足三里。用泻法,刮至出现痧痕为度。每日或隔日1次。

主治:雀斑。

附记:屡用有效。又穴取肝俞、脾俞、肾俞、中脘、足三里、三阴交、太溪。依上法按顺序刮拭之,刮至出现痧痕为度。每日或隔日1次。用治黄褐斑。效佳。

·鱼　鳞　病·

鱼鳞病又称“鱼鳞癣”,俗名“蛇皮症”,是一种以皮肤干燥,肌肤粗糙,表面覆盖如似鱼鳞或蛇皮样皮疹的慢性皮肤病。本病好发于四肢伸侧,尤以小腿为多见。临床所见,以中老年人为多。

【病因】　多因先天禀赋不足而致血虚风燥,或瘀血阻滞,肌肤失养所致。

【症状】 皮肤干燥、粗糙伴有鱼鳞样皮屑疹，色淡或深褐，形如鱼鳞，状如棱形或多角形，镶嵌在皮肤上而边缘翘起，如芥麦之皮，触之刺手，多数对称发于四肢伸侧，尤以肘、膝伸侧面为重，甚则可波及后背及全身。常在冬季加重，夏季减轻或消失。

【疗法】

配穴方一 脊柱两侧，病变部位，肘弯区及膝弯区。胸椎$_7$至腰椎$_2$及其两侧。

治法：用刮痧法。先在脊柱两侧（从大椎至命门）轻刮3行，至出现潮红为止，并重点刮胸椎$_7$至腰椎$_2$及其两侧5行，至出现痧痕为止，再刮肘弯区及膝弯区，然后在病变部位（患部）涂以甘油，用棉线团擦刮至皮肤灼热感为度。刮后再涂甘油。每日1次。

主治：鱼鳞病。

附记：坚持治疗，效果甚佳。若配合药物内外治疗，则疗效更佳。

配穴方二 分2组：一为肾俞、脾俞、膈俞；二为血海、三阴交。并随证配穴：血虚风燥配风池、绝骨；瘀血阻滞配内关、丰隆、行间。

治法：用刮痧法。先刮第1组穴，再刮第2组穴，均刮至出现痧痕为止。每日1次。然后随证加刮配穴。手法力度中等，操作范围较广泛。

主治：寻常性鱼鳞病。

附记：用之临床，有较好的改善症状的作用，若配合部分药物和药浴疗法，则疗效显著。同时，应涂护肤油脂，注意保暖，避免风寒，忌食辛辣，多吃水果及蔬菜，或黑芝麻、黑豆、乌枣等滋润之品。

配穴方三 脾俞、肾俞、中脘、关元、曲池、足三里、三阴交。

治法：用刮痧法。先刮背部脾俞、肾俞，再刮腹部中脘、关元，然后刮上肢部曲池，最后刮下肢部足三里、三阴交。用平补平泻法，刮至出现痧痕为度。每日或隔日1次。

主治：寻常性鱼鳞病。屡用多效。

·股外侧皮神经炎·

股外侧皮神经炎是指大腿一侧或双侧前外侧皮肤有蚁行感和麻木或疼痛的一种病症。中医称为“皮痹”。

【病因】 多因长期步行、登山等运动过度而导致肢体疲劳，复感风寒湿之邪侵袭，痹阻经络，气血运行不畅所致。

【症状】 大腿前外侧的一侧或双侧有蚁行感、麻木或疼痛，站立或步行过长则加重，无运动功能障碍。

【疗法】

配穴方一　分2组：一为肾俞、八髎；二为足三里、阳陵泉、三阴交、悬钟、太溪。并随证配穴：风湿痹阻配环跳、秩边、殷门和大肠俞、腰俞、秩边、绝骨；瘀血痹阻配膈俞、血海、气海、委中、承扶和腰俞、承山、腰阳关。

治法：用刮痧、挑痧法。先刮第1组穴，再刮第2组穴，均刮至出现痧痕为止。每日1次。然后随证加刮或挑提配穴。手法力度中等，操作范围较广泛。其中“和”字前面配穴用刮痧法，“和”字后面配穴用挑提法。

主治：股外侧皮神经炎。

附记：用之临床，临床效果一般，如配合针灸治疗，则效果较佳。同时应注意劳逸适度，避免寒凉刺激及冒雨涉水等。

配穴方二　脊柱两侧，股前侧，外侧区，膝弯区，小腿内、外侧区，腰骶椎及其两侧。

治法：用刮痧法。先在脊柱两侧(从大椎至尾椎)轻刮3行，至出现潮红为止，并重点刮腰骶椎及其两侧5行，至出现痧痕为止。再刮股前侧、外侧区及膝弯区，然后刮小腿内、外侧区。每日1次。

主治：股外侧皮神经炎。

附记：坚持治疗，可收到较好的临床效果，若配合药物内外疗法，则疗效显著。

配穴方三　肾俞、命门、气冲、气海、髀关、风市、中渎、上阳关。

治法:用刮痧法。先刮背部肾俞、命门,再刮腹部气海、气冲,然后刮下肢部髀关、风市、中渎、上阳关。用泻法,刮至出现痧痕为度。每日或隔日1次。

主治:股外侧皮神经炎。屡用多效。

·多发性周围神经炎·

多发性周围神经炎,又称末梢神经炎,是一种对称性的肢体远端感觉障碍性的疾病。可归属于中医"痿证""痹证"范畴。

【病因】 多因脏腑虚损,风寒湿邪乘虚而入,闭阻脉络而致弛缓性瘫痪和营养功能障碍,多由全身性感染、营养缺乏、代谢障碍等因素引起。

【症状】 四肢远端麻木、刺痛,手足部肌肉萎缩、下垂等。

【疗法】

配穴方一 分3组:一为肩髃、曲池、外关、阳池;二为髀关、梁丘、足三里、解溪;三为八邪、八风。

治法:用刮痧、挑痧法。先刮第1组穴,再刮第2组穴,均刮至出现痧痕为止(手法多用轻、中度),然后挑刺第3组穴。每日或隔日1次。10次为1个疗程。

主治:多发性周围神经炎。

附记:首先应注意病因治疗。本法常用于恢复期,并配合理疗、体疗等。应加强营养。

配穴方二 脊柱两侧,肩上区,胸椎$_{11、12}$与腰骶椎及其两侧,上、下腹正中线,肘弯区,肘内侧区,手掌区,手背区,股外侧区,膝弯区,小腿内、外侧区,足背区。

治法:用刮痧法。先在脊柱两侧(从大椎穴至尾椎)轻刮3行,至出现潮红为止,并重点刮胸椎$_{11、12}$与腰骶椎及其两侧5行,至出现痧痕为止,再刮上、下腹正中线,然后刮肘弯区,肘内侧区,手掌、手背区及股外侧区,膝弯区,小腿内、外侧区,足背区。每日1次,10次为1个疗程,手法用轻、中度。

主治：多发性周围神经炎。

附记：临症时，一般以药物治疗为主，辅以本疗法治之，多可收到较好的临床效果。

配穴方三 肾俞、中脘、肩髃、曲池、外关、合谷、阳池、养老、后溪、少海、环跳、阳陵泉、悬钟、三阴交、足三里、解溪。

治法：用刮痧法。先刮背部肾俞、腹部中脘，再刮上肢部肩髃、曲池、外关、养老、阳池、合谷、后溪、少海，然后刮下肢部环跳、阳陵泉、悬钟、足三里、解溪、三阴交。用补泻兼施法，刮至出现痧痕为度。每日或隔日 1 次。

主治：急性感染性多发性神经炎。

附记：屡用有效。若配合药物治疗，效佳。

·丹 毒·

丹毒系由链球菌感染所引起的急性皮肤和皮下组织感染的一种急性传染性皮肤病，中医亦称“丹毒”。由于发病部位不同而又有不同的命名，如发于头面部者称“抱耳火丹”；发于躯干者称“内发丹毒”；发于两腿者称“腿游风”；发于胫踝者称“流火”；新生儿丹毒则称“赤游风”。

【病因】 多因血分有热，火毒侵犯肌肤，或肝脾湿热下注，化火生毒，客于肌肤所致。若兼湿邪，郁蒸血分，经常复发，缠绵不愈。发于头面上肢者多为热毒，发于下肢者多兼湿热。

【症状】 发病急骤，皮肤红肿疼痛，色如丹涂脂染，边界分明。多发于颜面、小腿、前臂等处，且多伴有寒战、高热和全身不适等症状。

【疗法】

配穴方一 分 2 组：一为大椎、风池；二为曲池、三阴交。并随证配穴：外感蕴毒配合谷、委中、阿是穴；肝郁化火配支沟、阳陵泉、阿是穴、行间；湿毒内盛配足三里、血海、阴陵泉、阿是穴。

治法：用刮痧加罐法。先刮第 1 组穴，再刮第 2 组穴，均至出现痧痕为止。每日1次。然后随证加刮配穴。手法力度中等,操作范围较广泛。刮后以玻璃罐以闪火法吸拔所刮之处。

主治:丹毒。

附记:用之临床,单用本疗法,可取得较好的疗效,若配合刮后拔罐法,则疗效更佳。

配穴方二 脊柱两侧,异常表现的部位,阿是穴(患部)。头面、上肢者配大椎、曲池、尺泽、合谷;下肢者配委中、阴陵泉、血海、解溪、太冲;高热配十宣穴。

治法:用刮痧法配合叩刺、拔罐、放痧法。先在脊柱两侧(颈$_1$至尾椎)轻刮3行,至出现泛红为止,再刮异常发现的部位,叩刺(梅花针)阿是穴至微出血;然后重点刮随证配穴至出现痧痕为止,甚者,刮后再以三棱针点刺大椎、曲池或委中、太冲穴,各放血1或2滴,或再以闪火法拔罐吸拔。高热以针点刺十宣穴各放血1或2滴(或挤出血少许)。每日1次。

主治:丹毒。

附记:多年使用,效果甚佳,多3~5次即愈。若配合药物治疗,则疗效更佳。

·硬 皮 病·

硬皮病,属中医"皮痹""虚劳病"范畴,是一种进行性皮肤肿胀、发硬、萎缩的慢性皮肤病。

【病因】 多因脾肾阳虚,气血两虚,卫外不固,腠理不密,风寒湿外邪乘虚侵袭,经脉痹阻,气血运行不畅而致气血凝滞,经脉失养所致。

【症状】 轻者皮肤不仁,捏之板硬,形成点、片、条状,色泽淡紫或似象牙之色,日久则皮肤菲薄,光滑发亮,状如羊皮纸;重者皮肤顽硬干枯,肌肉萎缩,紧贴于骨,光滑无毛,骨节肿痛,屈伸不利,手僵足挺,形如披甲,状如干蜡。一般分局限性和系统性2种。

【疗法】

配穴方一　分2组:一为夹脊穴;二为曲池、足三里、三阴交。并随证配穴:风湿外袭配合谷、血海、阳陵泉;肾阳不足配肾俞、命门;寒邪外袭配合谷、太冲;血瘀经脉配肩髃、外关、合谷、阴陵泉、足三里;久痹及肺配风门、肺俞、膻中、孔最、丰隆;胸阳痹阻配心俞、督俞、厥阴俞、膈俞、内关、神门;脾胃虚弱配脾俞、胃俞。

治法:用刮痧法。先刮第1组穴,再刮第2组穴,均刮至出现痧痕为止。每日1次。然后随证加刮配穴。手法力度中等(其中肾阳不足、脾胃虚弱2型手法较轻;胸阳痹阻型手法较重),操作范围较广泛。

主治:硬皮症。

附记:用之临床,可取得一定疗效,如配合药物疗法,则效果更佳。同时应避免寒冷,防冻伤,树信心,增营养,以助疾病恢复。

配穴方二　大椎、肺俞、膈俞、脾俞、肾俞、命门、气海、关元、足三里。

治法:用刮痧法。先刮颈背部大椎、肺俞、膈俞、脾俞、肾俞、命门,再刮腹部气海、关元,然后刮下肢外侧足三里。用平补平泻法或补法,刮至出现痧痕为度。隔日1次。

主治:硬皮病。

附记:屡用有效。若配合药物治疗,其效始著。

·接触性皮炎·

接触性皮炎是一种因皮肤或黏膜接触某些物质(品)致使局部发生急性炎症反应的皮肤病。

【病因】　多因皮肤或黏膜接触化学药品、气体、粉尘、植物及日光等辛热之毒,加之因机体禀性不耐,皮毛腠理不密,致使热毒蕴于肌肤而致病发。

【症状】　局部出现水肿性红斑,甚则在此基础上发生丘疹、水疱、糜烂以致坏死、溃疡。始于局部,渐泛及全身。自觉瘙痒、灼热或疼痛，或伴发热恶寒、头痛等全身性症状。

【疗法】

配穴方一 尺泽、曲池、曲泽、合谷、委中。

治法：用刮痧、放痧法。先刮上肢部尺泽、曲泽、曲池、合谷，再刮下肢部委中（并刮后放痧）。用泻法，刮至出现痧痕为度。每日1次。

主治：接触性皮炎。屡用有效。

配穴方二 曲池、尺泽、曲泽、内关、合谷、血海、足三里、三阴交。

治法：用刮痧法。先刮上肢部曲池、尺泽、曲泽、内关、合谷，再刮下肢部血海、三阴交、足三里。用泻法，刮至出现痧痕为度。每日或隔日1次。

主治：药疹。

配穴方三 大椎、肺俞、曲池、曲泽、委中、血海、三阴交。

治法：用刮痧、放痧（刺血）法。先刮背部大椎、肺俞，再刮上肢部曲池、曲泽，然后刮下肢部血海、委中、三阴交。用泻法，刮后并在大椎、曲池、委中3穴用三棱针点刺放血少许。每日或隔日1次。

主治：接触性皮炎。

附记：多年使用，效果甚佳。临证一般多配用熏洗疗法外治，证明疗效比单一疗法为优。具体方药可详见《熏洗疗法治百病》一书。

·银 屑 病·

银屑病属中医的“牛皮癣”“松花癣”等病范畴，是一种慢性皮肤病。病多缠绵，根治颇难。本病好发于颈项部、四弯处（肘弯、腘弯）、上眼睑、会阴及大腿内侧等处，但十之八九在项部，亦有多处发生。无论男女老幼皆可发病。

【病因】 多因风、湿、热三邪蕴阻肌肤所致，或营血不足，血虚生风生燥，皮肤失养而成，且常与情绪波动有关。

【症状】 局部皮肤(皮损区)始如扁平丘疹，干燥而结实，皮色正常或灰褐色，久之丘疹融合成片，逐渐增大、增厚，状如牛颈之皮，厚而且坚，附着多层银白色鳞屑，自觉阵发性奇痒。搔之不知痛楚，或皮损潮红、糜烂、湿润和血痂。脉濡数或濡细，苔薄或薄黄或黄腻。当情绪波动之时，瘙痒随之加剧，且易复发。

【疗法】

配穴方一 肺俞、肝俞、肾俞、曲池、内关、神门、血海、足三里、三阴交、飞扬。

治法：用刮痧法。先刮背部肺俞、肝俞、肾俞，再刮上肢部曲池、内关、神门，然后刮下肢外侧足三里及下肢内侧血海、三阴交与飞扬。用平补平泻法，刮至微现痧痕为度。隔日1次。

主治：银屑病。屡用有效。

配穴方二 大椎及其两侧、肺俞、肝俞、胆俞、肾俞、曲池、神门、血海、三阴交、阳陵泉、飞扬。

治法：用刮痧法。先刮颈部大椎及其两侧，再刮背部肺俞、肝俞、胆俞、肾俞，然后刮上肢部曲池、神门，最后刮下肢部血海、三阴交、阳陵泉、飞扬。用补泻兼施法，刮至出现痧痕为度。每日或隔日1次。

主治：银屑病。

附记：多年使用，坚持治疗，均可收到较好的疗效。临证治疗，一般多配用药物熏洗与涂擦，证明比单一疗法疗效为优。具体方药可详见《熏洗疗法治百病》一书。

·玫瑰糠疹·

玫瑰糠疹属中医“风癣”范畴，是一种急性发疹性皮肤病。本病好发于青壮年男女。

【病因】 多因血热内伏，复感风邪，热毒凝结，郁于肌肤，闭塞腠理而发病，或汗出当风，汗衣湿溻肌肤所致。

【症状】 皮疹呈红色,表面有碎鳞屑,伴有轻重不同的痒感。

【疗法】

配穴方一 风池、大椎、肺俞、曲池、合谷、血海。

治法:用刮痧法。先刮颈部风池、大椎,再刮背部肺俞,然后刮上肢部曲池、合谷,最后刮下肢部血海。用泻法,刮至出现痧痕为度。每日或隔日1次。

主治:玫瑰糠疹。屡用效佳。

配穴方二 风门、大椎、肩胛冈、肺俞、曲池、血海。配穴:委中、少商。

治法:用刮痧、放痧法。先刮背部大椎、风门、肺俞、肩胛冈,再刮上肢曲池,然后刮下肢血海,最后以三棱针点刺配穴各放血少许。用泻法,刮至出现痧痕为度。每日或隔日1次。

主治:玫瑰糠疹。

附记:屡用效佳。若配用荆芥15克,薄荷、紫草各9克,金银花、白鲜皮各30克。煎水洗、擦患部,反复洗之,每日3次,每次15～20分钟。刮痧后洗擦之,效果尤佳。

·脱　　发·

脱发,根据临床表现,一般常分为斑秃、早秃、脂溢性脱发3种。斑秃,中医叫"油风脱发";早秃、脂溢性脱发中医叫"发蛀脱发"。是一种常见的皮肤病。

【病因】 油风脱发,多因血虚不能随气营养肌肤,以致腠理不密,毛孔开张,风邪乘虚侵入,风盛血燥,头发失养,发枯而脱;与情绪抑郁、劳伤心脾也有关系。而发蛀脱发,多因肾精不足,也与思虑过度,劳伤心脾,以及阴虚热蕴,湿郁化热,湿热上蒸所致发根不固有关。

【症状】 头顶部或局部或大部头发突然或逐渐脱落成片、痒如虫行,皮肤光亮或脱白屑或头皮湿润如油等。

【疗法】

配穴方一 百会、头维、风池、风府、阿是穴(脱发区正中)、肝俞、肾俞、合谷。

治法:用刮痧法。先刮头部百会、头维、风池、风府、阿是穴,再刮背部肝俞、肾俞,再刮手部合谷穴。用平补平泻法,刮至微现痧痕为度。每日或隔日1次。

主治:斑秃。

配穴方二 百会、头维、四神聪、上星、角孙、风池、列缺、合谷。

治法:用刮痧法。先刮头部百会、四神聪、上星、头维、角孙、风池,再刮上肢部列缺、合谷。用平补平泻法,刮至微现痧痕为度。每日或隔日1次。

主治:脂溢性脱发。

配穴方三 大椎、大杼、肺俞、膈俞、肝俞、胆俞、脾俞、肾俞。风盛血燥型配外关、血海、合谷;气滞血瘀型配行间、太冲、阳陵泉、三阴交;气血亏虚型配足三里、气海、关元。

治法:用刮痧法。先刮背部大椎、大杼、肺俞、肝俞、胆俞、脾俞、肾俞。再按型加刮配穴。用泻法,虚证用补法,刮至出现痧痕为度。每日或隔日1次。

主治:斑秃。屡用有效,久治效佳。

·白 癜 风·

白癜风,又称白驳风,是因皮肤色素脱失而发生的局限性白色斑片。本病好发于青壮年,儿童亦有之。

【病因】 多因七情内伤,肝气郁结,气机不畅,复感风湿之邪,博于肌肤,致气血失血,血不荣肤所致。

【症状】 皮肤突然出现色素脱失斑,以后逐渐扩大,呈现大小不等的圆形或椭圆形白斑,单发或多发,无痒痛等自觉症状。

【疗法】

配穴方一 风池、肺俞、中脘、曲池、血海、三阴交。

治法：用刮痧法。先刮背部风池、肺俞，再刮腹部中脘，然后刮上肢曲池，最后刮下肢内侧血海至三阴交。用泻法，刮至出现痧痕为度。每日或隔日 1 次。

主治：白癜风。

配穴方二 风门、大椎、肺俞、肝俞、阿是穴(患处)、曲池、血海。

治法：用刮痧、叩刺法。先刮背部大椎、风门、肺俞、肝俞，再用梅花针轻中度叩打阿是穴，然后刮上肢曲池及下肢血海。用泻法，刮至出现痧痕为度。每日或隔日 1 次。

主治：白癜风。多年使用，久治效佳。

·皮肤瘙痒症·

皮肤瘙痒症，临床上一般分广泛性和局限性 2 种，是一种无原发皮损的瘙痒性皮肤病。

【病因】 多因湿热蕴于肌肤，复感风邪，不得疏泄，营卫失和所致，或因血虚生风、化燥，肌肤失养所致。前者以青壮年人所患为多；后者以老年人为多见。

【症状】 皮肤阵发性瘙痒，以晚间为甚，难以遏止，每次持续数分钟或数小时。痒可一处或多处，甚至遍及全身，搔之不休。皮肤可见抓痕，表皮剥落，甚至皮破血流，并伴有疼痛、皲裂、潮红、湿润、血痂，甚则皮肤增厚呈现色素沉着、湿疹化或苔藓化样变等。常常伴有夜寐不安，白天精神不振等症。

【疗法】

配穴方一 分 2 组：一为风池、膈俞；二为风市、太冲、行间。并随证配穴：湿热郁滞配曲池、支沟、血海；血热化燥配肝俞、血海、三阴交、太溪。

治法：用刮痧法。先刮第 1 组穴，再刮第 2 组穴。均刮至出现痧痕为止。每日 1 次。然后随证加刮配穴。手法力度前者较重，后者中等，操作范围均较广泛。

主治：皮肤瘙痒症。

附记：用之临床，大多可取得一定的疗效。如配合药物内服治疗，则效果较佳。同时应注意避免用碱性强的肥皂洗浴和过度搔抓，可用热水洗敷，忌食鱼腥、油腻、高脂类食品，多食蔬菜。

配穴方二 脊柱两侧，异常反应区，病变局部（瘙痒明显处），肘弯区或膝弯区。

治法：用刮痧、叩刺法。先在脊柱两侧（从大椎至尾椎）轻刮3行，至出现潮红为度，并重点刮异常反应区，至出现痧痕为止，再刮肘弯区或膝弯区。然后用梅花针叩刺病变局部。每日1次，5次为1个疗程。

主治：皮肤瘙痒症。

附记：屡用皆效。若配合药物内服及药浴，则疗效更佳。禁忌同上。

配穴方三 肾俞、关元、曲池、合谷、阴廉、阴包、血海、足三里、委中、承山。

治法：用刮痧法。先刮背部肾俞、腹部关元，再刮上肢部曲池、合谷，然后刮下肢部阴廉、阴包、血海、足三里、委中、承山。用泻法，刮至出现痧痕为度。每日1次。

主治：皮肤瘙痒症。

六、五官科疾病

·睑 腺 炎·

睑腺炎（麦粒肿），中医称“土疳”“土疡”，俗名“偷针眼”，是一种眼睑边缘或眼睑内的急性化脓性炎症。

【病因】 多因葡萄球菌感染而致，或由风热毒邪外侵胞睑，或过食辛辣炙煿之物，热毒蕴积肺胃，以致气血凝滞，风邪热毒上攻眼睑皮肤经络之间而发病。

【症状】 眼睑边缘有局限性硬结，初起形成麦粒，微痒微肿，继之焮红肿痛。轻者数日内可自行消散,重者经过3～5日后于眼睑缘的毛根或睑内出现黄白色的脓点,可自破而愈。若发生睑内脓点,久不溃破,遗留肿核者,则称“胞生痰核”,需按痰核处理。

【疗法】

配穴方一 反应点(位于肩胛区内)或膏肓穴。

治法:用挑痧法。本病患者多在肩胛区出现反应点,形似丘疹,多呈针头大小的褐色或灰白等色。治疗时可用三棱针刺入反应点1毫米,挤出血液少许后擦净。若未见反应点者,可挑膏肓穴。每日1次。

主治:睑腺炎。

附记:用本法治疗68例,经1～3次挑治后,结果全部治愈。注意:在治疗期间或腺炎消退10天内,忌食辣椒、生大蒜、白酒及炙煿等高热刺激性食物,以免影响疗效。此外,保持大便通畅也是十分重要的。

配穴方二 分3组:一为风池、天柱、身柱、肝俞;二为曲池、合谷、三阴交;三为攒竹、太阳、承泣、四白穴。并随证配穴:风热客睑配外关、大椎;脾胃热盛配脾俞、大肠俞和行间;气阴两虚配膈俞、肺俞、阳陵泉、足三里;气血两虚配气海俞、膈俞、血海。

治法:用刮痧、点揉法。先刮第1组穴,再刮第2组穴,均至出现痧痕为止,然后点揉第3组穴,每穴3～5分钟,每日1次,并随证加刮配穴。风热客睑、脾胃热盛2型的手法力度均中等,操作范围较广泛。其中行间以针点刺(不刮)。气阴、气血两虚2型的手法力度均较轻,操作范围较广泛。

主治:睑腺炎。

附记:用之临床,多可取得较好的治疗效果,如能配合药物内服、外敷疗法,则疗效更佳。在成脓未溃之时切忌挤压,可做热敷;忌食辛辣油腻之品。保持眼部清洁,增强体质。

配穴方三 肩井穴。

治法:用挑痧法。单侧患眼取对侧,两侧同时发病取发病较重的对侧眼睑的肩井穴。把缝皮大弯针的中间弯区部用胶布缠绕数周，浸泡到75%乙醇内备用，先行常规消毒后用缝皮大弯针按挑治法挑断肩井穴5～7根肌纤维，用无菌干棉球盖压针眼，胶布贴压，1～2天胶布自动脱落。

主治：睑腺炎。

附记：治疗300例，于挑治后3天内痊愈295例，无效5例（疼痛化脓）。治愈率为98%。

·睑　缘　炎·

睑缘炎是指以睑缘潮红、溃烂、刺痒为主症的一种外障眼病。

【病因】　多因风热外袭或嗜食辛辣或蕴湿生热或久病体弱，血虚生燥所致。

【症状】　睑缘潮红、溃烂、刺痒等症。

【疗法】

配穴方一　分3组：一为风池、大椎、天枢、身柱、肝俞；二为曲池、合谷、三阴交；三为攒竹、太阳。并随证配穴：风热偏重配风府、气穴和睛明、头维；湿热偏重配脾俞、阴陵泉和头维、承泣；胎热毒邪配胆俞、太冲和睛明、丰隆。

治法：用刮痧、点揉、点刺法。先刮第1组穴，再刮第2组穴，均至出现痧痕为止，然后点揉第3组穴，每穴3～5分钟。每日1次，并随证加刮配穴。手法力度中等，操作范围较广泛。其中“和”字后各配穴，均以针点刺之（不刮）。

主治：睑缘炎。

附记：用之临床，多可取得一定疗效，若配合药物内服、外敷疗效则治疗效果更佳。同时，应注意保持眼部清洁，改变揉眼习惯，避免烟火、日晒等强烈刺激，少食辛辣、油腻，多吃水果、蔬菜。

配穴方二　脊柱两侧，胸椎$_{1\sim5}$及其两侧，眼区及膝弯区。

治法：用刮痧法。先在脊柱两侧（以大椎至悬枢）轻刮3行，至出现潮红为止（大椎穴多刮），并重点刮胸椎$_{1\sim5}$及其两侧5行，至出现痧痕为止，再刮膝弯区，然后以梅花针叩刺眼区，亦可用棉纱团擦刮或点揉眼区附近各穴位。每日1次。

主治：睑缘炎。

附记：用之临床，多有一定疗效，若配合药物、外灸疗法则治疗效果更佳。

·结 膜 炎·

结膜炎，一般分为流行性结膜炎和急、慢性结膜炎（又称卡他性结膜炎）及疱性结膜炎4种。属中医学中的“天行赤热”“天行赤眼”“暴风客热”“暴发火眼”和“目赤”“金疳”等病范畴。本病好发于夏秋季节，儿童较成人为多。且能迅速传染，故常引起暴发流行，是一种常见多发性外眼病。

【病因】 流行性结膜炎多因肺经郁热，加之感染时疫邪毒所致，或由传染而起。急性结膜炎多因细菌感染而起，或因风热外袭所致；慢性结膜炎多由急性迁延失治转化而成，或重受湿邪郁困，脉络受阻所致，或由烟尘刺激、视力疲劳屈光不正、饮酒过度、睡眠不足等因素所诱发；疱性结膜炎多因肺经燥热或肝经实火，复受风邪，风热搏结于目所致。

【症状】 白睛忽然红赤、疼痛、羞明、流泪、生眵为流行性结膜炎；急性结膜炎多见白睛突然红赤、流泪、刺痒、羞明、涩痛，甚则白睛肿胀，眼睑水肿，眼痛剧烈；慢性结膜炎多自觉眼痒，刺痛而有异物感，干燥多瞬，眼易疲劳，常夜间加重；疱性结膜炎初起仅有异物感、羞明、流泪、微痛等症。

【疗法】

配穴方一 粟米点（在背部皮肤的胸椎$_{4\sim6}$左右旁开3寸范围内寻找红色或暗褐色的摸之碍手、略带光泽、压之不褪色的“粟米点”）。

治法：用挑痧法。让患者反坐在椅子上寻找“粟米点”，若一下看不出，可用指腹推擦至其出现。用乙醇棉球消毒后，左手拇、示指固定“粟米点”及附近皮肤，右手持三棱针，用针尖先挑破“粟米点”表皮，然后用半挑半钩的手法寻找纤维状物，挑起时弹扯拉拔一下，再把它挑断。如此反复挑扯少者十余条，多者数十条不等，一般不出血或稍出血，然后用乙醇棉球覆盖伤口，胶布固定。单眼患病挑对侧，双眼同时患病挑明显阳性点，3 天挑治 1 次，3 次为 1 个疗程。挑治期间不用中西药物。

主治：天行赤眼。

附记：治疗 53 例，结果：1 次痊愈 39 例；2 次治愈 8 例，好转 4 例，无效 2 例。

配穴方二　分 3 组：一为风池、大椎、身柱；二为曲池、合谷、三阴交；三为睛明、攒竹、太阳、四白。并随证配穴：风热袭表配风府、上星和大椎、鱼腰；邪热内燔配肝俞、胆俞、太冲和少商、行间。

治法：用刮痧、点揉法。先刮第 1 组穴，再刮第 2 组穴，均至出现痧痕为止，然后点揉第 3 组穴，每穴 3～5 分钟。每日 1 次。并随证加刮配穴。风热袭表型的手法力度中等，操作范围较广泛，其中大椎（先刮）、鱼腰（不刮）以针点刺之；邪热内燔型的手法力度较重，操作范围宜广泛，其中少商、行间穴（不刮）以针点刺放血 1 或 2 滴。

主治：结膜炎。

附记：用之临床，多可取得较好的临床效果，若配合药物疗法，则效果更佳。应隔离治疗，防止传染。要禁食辛辣炙煿之物，保持大便通畅。

配穴方三　脊柱两侧，胸椎$_{1\sim7}$及其两侧，眼区，肘弯区，膝弯区。配穴：足窍阴。

治法：用刮痧法。先在脊柱两侧（从颈$_1$至悬枢）轻刮 3 行，至出现潮红为止（颈椎至出现痧痕），并重点刮胸椎$_{1\sim7}$及其两侧 5 行，至出现痧痕为止，再刮肘弯区及膝弯区。然后用梅花针叩刺眼区 5 遍，手法力度随病情而定。然后以三棱针点刺配穴（足窍阴）并放血 1 或 2 滴。每日 1 次。

主治:结膜炎。

附记:多年使用,效果甚佳,一般1～3次即可见效或痊愈。常以硼酸水或淡盐水洗涤,以纱布挟棉花护目,避免冷风与阳光之刺激,忌食辛辣炙煿之品。

·视网膜色素变性·

视网膜色素变性是以双眼为患,有夜盲,视野缩小,终致失明的一种危害较大的眼病,与遗传有关。属中医“高风雀盲”范畴。以10—20岁青少年人发病较多,男性多于女性。

【病因】 多因先天不足,脾阳不振,以致肝虚血损,或元阳不足,命门火衰,或肾阳耗损,目失所养所致。

【症状】 夜盲。视物模糊,视野缩小,甚则失明等症。

【疗法】

配穴方一 颈椎$_7$至胸椎$_5$旁开1.5寸处,每椎两侧各取1点,共12点。

治法:用挑痧法。局部常规消毒,以三棱针刺入点下表皮1毫米挑破皮肤,挑净皮下白色纤维后用胶布贴盖。每次挑健侧一点,双眼患病挑两侧,隔天1次,6次为1个疗程。

主治:视网膜色素变性。

附记:用之临床,多可收到一定效果。若配合药物治疗,则疗效更佳。

配穴方二 脊柱两侧,眼区,颈椎$_7$至胸椎$_5$及其两侧,肘弯区。

治法:用刮痧法。先在脊柱两侧(从颈椎$_1$至尾椎)轻刮3行,至出现泛红为止,并重点刮颈椎$_7$至胸椎$_5$及其两侧5行,用中等手法刮至出现痧痕为止,再用棉纱团在眼区擦刮(或点揉眼区附近穴位),然后刮肘弯区。每日或隔日1次,10次为1个疗程。

主治:视网膜色素变性。

附记:应以药物治疗为主,并辅以本疗法,可增强疗效。临床证明，二法并治比单一疗效为优。

配穴方三　百会、睛明、太阳、肝俞、脾俞、肾俞、命门、气海、关元、足三里、三阴交。

治法：用刮痧、点揉法。先刮或点揉头面部百会、睛明、太阳、再刮背部肝俞、脾俞、肾俞、命门，然后刮腹部气海、关元，最后刮下肢足三里、三阴交，用补法，刮至微现痧痕为度。隔日 1 次。

主治：原发性视网膜色素变性。

·流　泪　症·

流泪症是指非外障眼疾引起，不受情志影响而以流泪为主症的眼病。

【病因】　多因肝肾亏虚，肝火内盛所致。

【症状】　泪液经常不自主地流出眼外。

【疗法】

配穴方一　分 2 组：一为风池、肝俞、胆俞、三阴交；二为攒竹、瞳子髎、四白。并随证配穴：冷泪配肾俞、腰阳关、身柱；热泪配阳白、太冲和承泣、睛明。

治法：用刮痧、点揉法。先刮第 1 组穴至出现痧痕为止，再点揉第 2 组穴，每穴 3～5 分钟，每日 1 次。然后随证加刮配穴。冷泪的手法力度中等，操作范围局限；热泪的手法力度较轻，操作范围较广泛，其中后两穴（配穴）以针点刺（不刮）。

主治：流泪症。

附记：用之临床，可取得一定的临床效果。

配穴方二　脊柱两侧：胸椎$_{1\sim3}$ 与胸椎$_{9、10}$ 或腰椎$_{1\sim5}$ 及其两侧。配穴：睛明、太阳、阳白、四白、承泣、风池。

治法：用刮痧、点揉法。先在脊柱两侧（从颈椎$_{1}$ 至尾椎）颈刮 3 行，至出现潮红为止，再重点刮胸椎$_{1\sim3}$（风热盛）和胸椎$_{9、10}$（肝火盛）或腰椎$_{1\sim5}$ 及其两侧 5 行，至出现痧痕为止。然后以指点揉配穴，每穴 3～5 分钟。每日 1 次。

主治:迎风流泪。

附记:临床屡用,均有一定疗效,若配合药物、针灸疗法,则疗效较佳。

配穴方三 分2组:一为睛明、阳白、攒竹、承泣、丝竹空、肝俞、肾俞、合谷;二为攒竹、承泣、风池、曲池、合谷。

治法:用刮痧、点揉法。第1组先刮或点揉头面部睛明、阳白、攒竹、承泣、丝竹空,再刮背部肝俞、肾俞,然后刮上肢合谷。用泻法或平补平泻法,刮至出现痧痕为度。每日或隔日1次。

第2组先刮或点揉头面部攒竹、承泣、风池,再刮上肢曲池、合谷。用泻法,刮至出现痧痕为度。每日或隔日1次。

主治:泪溢症(第1组)、急性泪囊炎(第2组)。

·沙　眼·

沙眼是指眼睑内面生红色细小颗粒或淡黄色颗粒为主症的眼疾,是眼科常见病症。

【病因】 多因外感风热毒邪,内有脾胃蕴热所致。

【症状】 证有轻重。轻者微觉痒痛,睑内延内眦处红赤,并有少量细小颗粒,色红而硬;重者睑内形成片状、网状瘢痕。

【疗法】

配穴方一 分3组:一为风池、大椎、身柱、肝俞;二为曲池、合谷、三阴交;三为攒竹、睛明、鱼腰。并随证配穴:风热壅结配风府、章门和厉兑;热毒瘀滞配光明和大椎、四白、太冲。

治法:用刮痧、点揉法。先刮第1组穴,再刮第2组穴,均至出现痧痕为止,然后点揉第3组穴,每穴3~5分钟。每日1次。并随证加刮配穴。手法力度中等,操作范围较广泛。其中:厉兑、四白、太冲以针点刺(不刮),大椎刮后点刺。

主治:沙眼。

附记:用于轻证,可取得一定的临床疗效,如配合药物疗法,则效果较佳。重证者只可作为辅助疗法。应保持清洁,防止交叉感染。

配穴方二 分2组:一为肝俞、光明、风池、大椎、曲池、三阴交;二为阳白、攒竹、瞳子髎、听宫、承泣、四白。

治法:用刮痧、点揉法。先刮第1组穴,依次刮至出现痧痕为止,再点揉第2组穴,每穴3～5分钟,亦可用毫针做中刺激。然后温灸听宫、肝俞各3小炷,每日或隔日1次。

主治:颗粒性结膜炎(沙眼)。验之临床多效。

配穴方三 瞳子髎、阳白、睛明、太阳、大椎、脾俞、胃俞、曲池、肝俞、三阴交、血海、足三里、太冲。

治法:用刮痧、点揉法。先刮或点揉头面部瞳子髎、阳白、睛明、太阳,再刮背部大椎、肝俞、脾俞、胃俞,然后刮上肢曲池,最后刮下肢血海、三阴交、足三里、太冲。用平补平泻法,刮至出现痧痕为度。每日或隔日1次。

主治:沙眼。屡用效佳

·近 视·

近视是临床常见的眼病,尤以儿童及青少年居多。

【病因】 多是后天形成的。多因青少年时在光线不足处学习(看书)或工作,或阅读体位不正,或常读细字体,或病后目力未复和用眼过度所致。

【症状】 外眼无异常发现,视远不清,移近则清楚,故又称"能近怯远症"。而症有轻重之分,一般分轻度近视、中度近视、高度近视3种。

【疗法】

配穴方一 脊柱两侧,前额区,颈椎$_{1\sim4}$及其两侧。配穴:睛明、风池、承泣、攒竹、瞳子髎。

治法:用刮痧、点揉法。先在脊柱两侧(从颈椎$_{7}$至尾椎)轻刮3行,至出现潮红为止,并重点刮颈椎$_{1\sim4}$及其两侧3行,至出现痧痕为止,再用棉线团擦刮前额区或用推压法(指针),以双手拇指指腹同时从印堂推向太阳穴(双)。反复推压多次。然后以指点揉配穴,每穴3～5分钟。每日1次。

主治:近视(假性近视)。坚持治疗,多有较好的疗效。

配穴方二 分3组:一为风池、肝俞、肾俞;二为合谷、光明;三为攒竹、睛明、瞳子髎、承泣。并随证配穴:心阳不足配心俞、脾俞、神门、内关;肝肾亏损配手三里、阳陵泉。

治法:用刮痧、点揉法。先刮第1组穴,再刮第2组穴,均至出现痧痕为止,然后点揉第3组穴,每穴3～5分钟。每日1次。并随证加刮配穴。手法力度较轻,操作范围较广泛。

主治:近视。

附记:对于单纯的假性近视治疗效果较佳,若因其他病症而引发此证,当需配合原发病灶的治疗,方可达到祛除疾病的目的。

配穴方三 肝俞、肾俞、合谷、攒竹、睛明、瞳子髎、承泣、风池、光明。

治法:用刮痧、点按法。先点按面部攒竹、睛明、瞳子髎、承泣,再刮后头部风池,然后刮背部肝俞、肾俞、合谷,最后刮下肢外侧光明。用补泻兼施法,刮至出现痧痕为度。每日或隔日1次。

主治:近视。屡用有效。

·远　　视·

远视是指近视力不好的一种慢性眼疾,尤以中老年人为多见。

【病因】 多因肝肾不足,精血亏损,阴不制阳,浮阳外越或久病伤肾而致。

【症状】 视远清晰,视近模糊,甚则视近或视远皆模糊不清。远视久之亦会出现目胀、头晕、眼花,休息片刻又多可缓解。

【疗法】

配穴方一 脊柱两侧,眼区,前额区,颈椎$_{2\sim5}$及胸椎$_{8\sim12}$,腰椎及其两侧,肘弯区,肘外侧区。

治法:用刮痧法。用补法轻刮。先在脊柱两侧刮3行,至出现潮红为止，并重点刮颈椎$_{2\sim5}$、胸椎$_{8\sim12}$与腰椎及其两侧5行，至出现痧痕为止，再刮肘弯区及肘外侧区。每日1次，10次为1个疗程。

主治：远视。坚持治疗，确有较好的疗效。

配穴方二　分3组：一为风池、肝俞、肾俞；二为合谷、光明；三为攒竹、睛明、瞳子髎、承泣。并随证配穴：肝肾阴虚配三阴交、太溪；气血两虚配膈俞、气海、血海、三阴交。

治法：用刮痧、点揉法。先刮第1组穴，再刮第2组穴，均至出现痧痕为止，然后点揉第3组穴，每穴3～5分钟。每日1次。并随证加刮配穴。手法力度较轻，操作范围较局限。

主治：远视。

附记：对于单纯性的远视治疗效果较佳，如因其他疾病而引发此症，尚需配合原发病的治疗方可达到祛除疾病的目的。

配穴方三　睛明、承光、百会、承泣、四白、头维、足三里、三阴交、照海、太冲。

治法：用刮痧、点按法。先点按头面部睛明、承泣、四白、百会、承光、头维，再刮下肢部足三里、三阴交、照海、太冲。用补法，刮至微现痧痕为度。隔日1次。

主治：远视。

·白　内　障·

白内障，属中医学的“眼内障”“圆翳内障”和“惊震内障”等病范畴，是晶状体或其囊膜失去正常的透明性，发生局部或全部晶状体混浊而影响视力的一种较为常见的慢性眼底病。老年性白内障，为后天白内障中常见的一种，常见于50岁左右的中老年人。

【病因】　一般分为先天性和后天性2种。先天性多因先天不足，肾精亏虚，肝肾虚损；后天性多因脾胃虚弱，运化失健，或年老体弱，或肝肾亏损，或心肾不交，以致精气不能上荣于目，目失所养所致。

【症状】 初起视物不清、模糊，并逐渐加重，或眼前有黑点，或素有黑影随眼移动，或如隔轻烟薄雾，或有单眼复视，甚则仅能分辨手指或明暗。

【疗法】

配穴方一 分2组：一为百会、风池、肝俞、肾俞；二为太阳、丝竹空、攒竹、四白、合谷、太溪、太冲。

治法：用刮痧、点揉法。先刮第1组穴，至出现痧痕为止，再点揉第2组穴，每穴3～5分钟。每日1次，用补法。

主治：白内障。

附记：早期发现，早期坚持治疗，可稳定或延迟晶状体进一步混浊，提高患者的视力。至晚期成熟阶段，宜手术治疗。

配穴方二 脊柱两侧，颈椎$_6$至胸椎$_1$与胸椎$_{9、10}$，腰骶椎及其两侧，肘弯区。配穴：太阳、膏肓、养老、光明、三阴交、足三里。

治法：用刮痧法。先在脊柱两侧（从颈椎至尾椎）轻刮3行，至出现潮红为止，并重点刮颈椎$_6$至胸椎$_1$与胸椎$_{9、10}$和腰骶椎及其两侧5行，刮至出现痧痕为止，再刮肘弯区，然后刮或点揉配穴。每日1次，10次为1个疗程。一般多用轻中度手法。

主治：白内障，老年性白内障尤宜。

附记：验之临床，对早期白内障治疗多可取得较好的治疗效果。贵在坚持，久治缓图，其效始著。对于晚期应以手术治疗为宜。

·青 光 眼·

青光眼，属中医“绿风内障”范畴，是一种较常见的内障眼病。危害甚大。

【病因】 本病有原发性、继发性和先天性之分，致因亦异。继发性青光眼是因其他眼病累及所致；先天性则因房角发育不全所致。原发性青光眼又可分充血性和非充血性2种。充血性多因情志过度刺激，精神紧张，或思虑过度（肝胆之火上扰或外感风热，诱发内风等)而导致气血不和,脉络受阻,以致房水瘀滞,眼压增高,瞳孔散大。非充血性多因劳神过度,真阴耗损,肝肾亏虚或七情内伤,肝经郁热,脉络受阻,目失滋养所致。

【症状】 视物模糊不清,看灯光时有虹视现象或视力急剧下降,甚至仅存光感,伴眼剧烈疼痛,目侧头痛,眼眶、鼻额牵痛,或伴指压眼球较硬,眼压升高,一般多在清晨或夜间。晚期可见视神经乳头凹陷或萎缩,直至失明,口干或不干。

【疗法】

配穴方一 脊柱两侧,眼区,患者主诉症状的部位,颈椎$_{1\sim4}$及其两侧,肘弯区,上肢末梢(肘至指尖)。配穴:恶心呕吐配中脘、内关、足三里;头昏或眼压增高时配合谷、光明、三阴交。

治法:用刮痧法。先在脊柱两侧(从颈椎$_{7}$至尾椎)轻刮 3 行,至出现潮红为止,并重点刮颈椎$_{1\sim4}$及其两侧 3 行,至出现痧痕为止,再刮患者主诉症状的某些部位或随症配穴及肘弯区及上肢末梢,然后用梅花针在眼区叩刺。每日 1 次,10 次为 1 个疗程。

主治:青光眼。

附记:用之临床,多可收到一定效果,久治效佳。若配合二肥膏擦目,效果尤佳。方药见《百病中医诸窍疗法》。晚期无效。

配穴方二 分 3 组:一为风池、肝俞、胆俞;二为三阴交、太溪、太冲;三为攒竹、瞳子髎、四白、合谷。

治法:用刮痧、点揉法。先刮第 1 组穴,再刮第 2 组穴,均至出现痧痕为止,然后点揉第 3 组穴,每穴 3～5 分钟。每日 1 次,10 次为 1 个疗程。

主治:青光眼。

附记:要早诊断,早治疗,应节制房事,避免劳倦,保持心情愉快,慎用山莨菪碱、颠茄等解痉药物。

配穴方三 睛明、攒竹、瞳子髎、阳白、四白、太阳、风池、内关、外关、合谷、足三里。

治法:用刮痧、点按法。先点按头面部睛明、攒竹、瞳子髎、阳白、四白、太阳，刮后头部风池，再刮上肢外关、合谷、内关，最后刮下肢足三里。用补法，刮至出现痧痕为度。隔日1次。

主治：开角型青光眼。

·视神经萎缩·

视神经萎缩是指视神经纤维变性而导致传导障碍的一种致盲性眼病。属中医“青盲”“暴盲”“视瞻昏眇”等范畴。

【病因】 本病分为虚证和实证2类。虚证多因肝肾不足，心阴亏损，脾肾阳虚所致；实证乃属肝郁气滞，血瘀脉络，目系失养为患，或因脑海病变，目系受累所致。

【症状】 视力减退，视野缩小，甚则完全失明。轻证视力减退，属“视瞻昏眇症”；重证失明，一般分为突起暴盲和渐致青盲2种。

【疗法】

配穴方一 脊柱两侧，眼区，颈椎$_{1\sim4}$及其两侧，胸椎$_{9}$至腰椎$_{2}$及其两侧，肘弯区。

治法：用刮痧法。先在脊柱两侧（从大椎穴至尾椎）轻刮3行，至出现潮红为止，并重点刮颈椎$_{1\sim4}$及其两侧3行，胸椎$_{9}$至腰椎$_{2}$及其两侧5行，均刮至出现痧痕为止。再用梅花针在眼区进行叩刺，然后刮肘弯区。每日1次，10次为1个疗程。或加刮配穴。

主治：视神经萎缩。

附记：本病顽固难治，不易根治，若配合中药治疗，可获治愈之希望。

配穴方二 分3组：一为百会、风池、肝俞；二为光明、三阴交；三为睛明、攒竹、鱼腰、太阳。并随证配穴：肝肾阴虚配肾俞、脾俞、阴陵泉、太冲和头维、空骨穴；脾肾阳虚配肾俞、脾俞、足三里、腰阳关；心营亏损配心俞、脾俞、膈俞、血海、气海；肝气郁结配风府、身柱、阳陵泉、气海和章门、太阳穴。

治法：用刮痧、点揉法。先刮第1组穴，再刮第2组穴，均至出现痧痕为止，然后点揉第 3 组穴，每穴 3～5 分钟。每日 1 次。并随症加刮配穴。手法力度较轻，操作范围较广泛。其中头维、空骨和太阳、章门以针点刺(不刮)。

主治：视神经萎缩。

附记：用之临床，多可取得一定的临床效果，若配合针灸、药物治疗，则疗效较佳。应注意休息，适当活动，不要竭瞻久视及过度劳累，保持良好的精神状态。

配穴方三　睛明、太阳、风池、肝俞、脾俞、肾俞、足三里、光明、三阴交。

治法：用刮痧、点按法。先点按面部睛明、太阳，刮后头部风池，再刮背部肝俞、脾俞、肾俞，然后刮下肢足三里、光明、三阴交。用平补平泻法，刮至出现痧痕为度。每日或隔日 1 次。

主治：视神经萎缩。

·角膜溃疡·

角膜溃疡，又称化脓性角膜炎，属中医学的“花翳内陷”“凝脂翳”病范畴，是一种较常见的外眼病。

【病因】　多因毒邪外侵、肝胆内热、风热壅盛，或肺阴不足，热邪上攻于目所致。或因肝胆实热、脾胃虚寒、复感风邪，风火上乘于目所起。外伤可为诱因。

【症状】　初起羞明流泪，眼酸痛，视物不清，眼睑肿胀，伴头痛，结膜红赤，角膜有点状或片状灰白色浸润，渐则形成溃疡，甚则溃疡穿孔，虹膜脱出。

【疗法】

配穴方一　睛明、丝竹空、风池、合谷、足三里。

治法：用刮痧、点按法。先点按面部睛明、丝竹空，刮后头部风池，再刮上肢合谷，然后刮下肢足三里。用泻法，刮至出现痧痕为度。每日或隔日 1 次。

主治：单纯性角膜溃疡。

配穴方二 睛明、承泣、丝竹空、攒竹、翳明、阳白、肝俞、合谷。

治法:用刮痧、点按法。先刮或点按头面部睛明、承泣、丝竹空、攒竹、翳明、阳白,再刮背部肝俞,然后刮上肢合谷。用泻法,刮至出现痧痕为度。每日或隔日1次。

主治:匐行性角膜溃疡。

配穴方三 睛明、承泣、阳白、太阳、大椎、风池、肝俞、曲池、合谷。

治法:用刮痧、点按法。先点按面部睛明、承泣、阳白、太阳,刮后头部风池,再刮背部大椎、肝俞,然后刮上肢曲池、合谷。用泻法,刮至出现痧痕为度。每日或隔日1次。

主治:角膜溃疡。

附记:多年使用,多有一定效果,若配合药物点目,效果尤佳。

·角膜云翳·

角膜云翳,简称"目翳"。中医有"冰瑕翳""云翳"和"宿翳"之称,是指因各类疾病或外伤导致黑睛损伤,甚至失去光亮透明特性的眼疾。

【病因】 本病多为角膜疾病之后遗症,亦可由肝经风热、肝胆实火、肝阴不足等直接引起。

【症状】 角膜翳障伴畏光、流泪、疼痛。角膜有点状或片状云翳,遮盖瞳神,影响视力(视力下降)。翳有厚薄之分,薄的翳明亮如暗淡瑕,厚的翳厚如云雾。

【疗法】

配穴方一 分2组:一为百会、风池、肝俞;二为太阳、丝竹空、攒竹、四白、合谷、太溪、太冲。并随症配穴:风热上犯配上星、百会、曲池、合谷;肝胆火炽配上星、百会、足临泣、行间;肝阴不足配上星、百会、三阴交、肾俞、大空骨、小空骨。

治法:用刮痧、点揉法。先刮第1组穴至出现痧痕为止,再点揉第2组穴,每穴3～5分钟。每日1次。然后随证加刮配穴。手法力度中等(其肝阴不足型较轻),操作范围较广泛。

主治:目翳。

附记:用之临床,疗效一般,若配合药物疗法,则疗效较佳。应防外感,避疲劳,忌辛辣,持乐观,保便畅,利康复。

配穴方二　脊柱两侧,眼区,颈椎$_7$至胸椎$_3$(风热偏盛),胸椎$_{9、10}$及其两侧(肝胆火炽或肝阴不足),肘弯区。

治法:用刮痧法。先在脊柱两侧(从颈椎$_1$至尾椎)轻刮3行,刮至出现潮红为止,并重点随症刮颈椎、胸椎段及其两侧5行,刮至出现痧痕为止(实证用泻法,虚证用补法),再刮肘弯区。然后用梅花针在眼区进行叩刺。每日1次,5次为1个疗程。

主治:角膜云翳。

附记:临床屡用,均有较好的治疗效果,若配合中药内、外疗法,则疗效更佳。

·目　　痒·

目痒是以眼部发痒为主要特点的眼病。

【病因】　多因脾胃虚弱,湿热内蕴,或感风热,湿邪兼夹,正邪相搏,不得发散,或肝经风热,客于目窍所致。

【症状】　双目视力正常,眼内及两眦作痒,或痒如虫行,或奇痒难忍。

【疗法】

配穴方一　分3组:一为风池、肝俞、身柱;二为曲池、合谷、三阴交;三为太阳、四白、瞳子髎。并随症配穴:风邪袭目配风府、太溪、太冲和攒竹、头维;风热壅目配大椎和少商;湿热蕴目配丰隆、足三里和风池;肝虚血少配血海、膈俞、百会。

治法:用刮痧、点揉法。先刮第1组穴,再刮第2组穴,均至出现痧痕为止,然后点揉第3组穴,每穴3～5分钟。每日1次,并随证加刮配穴。手法力度中等(其中肝虚血少型手法较轻),操作范围较广泛。其中攒竹、头维与少商以针点刺放血1或2滴(不刮);

丰隆、足三里、风池(配穴)在刮后并以中口径罐吸拔。

主治:目痒。

附记:用之临床,疗效较佳。但要辨明病因,利用药物对其主症进行治疗,则疗效更佳。在治疗期间应忌食辛辣,避免热水烫洗眼部,避免强烈日照、烟火熏烤和化学性气体刺激和风沙袭击,必要时可戴风镜,以利疾病的痊愈。

配穴方二 脊柱两侧,眼区,颈椎$_7$与胸椎$_{1\sim3}$与胸椎$_{9、10}$及其两侧,肘弯区,膝弯区,足背区。

治法:用刮痧法。先在脊椎两侧(含颈后至悬枢),轻刮3行,刮至出现痧痕为止,并重点刮颈椎$_7$至胸椎两段及其两侧5行,至出现痧痕为止,再刮肘弯、膝弯区及足背区,然后用梅花针在眼区进行局部叩刺。每日1次。

主治:目痒。临床屡用,效果甚佳。

·上睑下垂·

上睑下垂,中医称"睑废",即眼睑不起作用。

【病因】 多因脾虚气弱,脉络失和,肌腠疏开,邪风客于胞睑所致,亦有因外伤而致者。

【症状】 上睑下垂(有发于单侧的,亦有发于双侧的),轻者半掩眼睛,重者上睑无力展开,遮于整个角膜,上睑麻木、弛缓,开张失去自主。一般精神疲乏,食欲不振,每有仰头视物的姿态。

【疗法】

配穴方一 脊柱两侧7行,眼上局部(眉棱骨线至太阳)。

治法:用刮痧法。先在脊柱两侧(从大椎至尾椎)轻刮7行,刮至出现潮红为止。再用梅花针叩刺患侧眉棱骨线至太阳穴(由轻到重叩刺)。每日1次。

主治:上睑下垂。

附记:屡用效佳,症状较严重者,应配合中药治疗,其效始著。

配穴方二 脾俞、中脘、气海、足三里及眉棱骨线至太阳。

治法：用刮痧加灸法。先用补法刮前 4 穴至出现潮红为止，刮后予以温灸之，再用梅花针叩刺眉棱骨线及太阳穴。每日 1 次，5 次为 1 个疗程。

主治：上睑下垂。验之临床，久治效佳。

配穴方三　睛明、攒竹、瞳子髎、阳白、太阳、丝竹空、风池、脾俞、合谷、足三里、光明、三阴交。

治法：用刮痧、点按法。先点按面部阳白、丝竹空、太阳、瞳子髎、攒竹、睛明，刮后头部风池，再刮背部脾俞，然后刮上肢合谷，最后刮下肢足三里、光明、三阴交。用补法，刮至微现痧痕为度。隔日 1 次。

主治：上睑下垂。

·眶上神经痛·

眶上神经痛，俗称“眉棱骨痛”。临床上较为常见。

【病因】　多因肝经郁热，外受风邪，脉络受阻所致。

【症状】　初起颜面不舒，继则眼眶内深部疼痛，指按痛剧。伴偏头痛，疼痛多在上午发生或午后发作，每日如是，反复发作。

【疗法】

配穴方一　脊柱两侧，眼区（重点眉棱骨线），前额区，颞区，颈椎$_{2\sim5}$及其两侧，肘弯区。

治法：用刮痧法。先在脊柱两侧轻刮 3 行，至出现潮红为止，并重点刮颈椎$_{2\sim5}$及其两侧 3 行，用泻法刮至出现痧痕为止，再用棉线团擦刮患侧眼区、前额区、颞区，至出现潮红为止，再刮肘弯区（诱导）。每日 1 次，5 次为 1 个疗程。眼区、额区、颞区亦可用梅花针叩刺。

主治：眶上神经痛。临床屡用，久治效佳。

配穴方二　分 2 组：一为风池、大椎、大杼、风门、肝俞、期门；二为太阳、阳白、鱼腰（均取患侧）、合谷（健侧）。

治法：用刮痧、点揉法。用泻法先刮第 1 组穴至出现痧痕为止，再点揉第2组穴，每穴3～5分钟。每日1次。

主治：眶上神经痛。验之临床，多效果较好。

·耳　　鸣·

耳鸣多为单纯性者，若伴见于其他疾病之中或病后者，宜详见其病之治。

【病因】　多因肝胆火气上逆所致，或因肾阴亏虚，虚火上扰，或用脑过度或因风邪诱发所引起。

【症状】　耳鸣如蝉音，或为水激，或如击鼓之声。若伴见头痛、头胀、烦躁、易怒、脉细弦，多为实证，伴头晕、目眩、心悸、腰酸、脉细弱者，多为虚证。

【疗法】

配穴方一　脊柱两侧，耳区，颈椎$_{2\sim5}$及其两侧，颈侧区及患者主诉伴随症状的某些部位和肘弯区。

治法：用刮痧法。先在脊柱两侧（从大椎至尾椎）轻刮3行，并重点刮颈椎$_{2\sim5}$及其两侧5行，至出现痧痕为止，再刮颈侧区、耳区，然后刮患者主诉症状的某些部位及肘弯区。每日1次，中病即止。

主治：耳鸣。屡用皆效。

配穴方二　分2组：一为角孙、耳门、听宫、听会、瘛脉、翳风；二为少海、太溪。

治法：用刮痧、点揉法。先点揉第1组穴，每穴3～5分钟，再刮第2组穴至出现痧痕为止。每日1次。

主治：耳鸣。

附记：临床用之多效果较好。应保持心情舒畅，节房事，不要过度劳累。

配穴方三　一为肝俞、肾俞、听宫、听会、耳门、太溪、三阴交；二为耳门、听宫、听会、翳风、外关、风池、曲池、合谷。

治法：用刮痧法。第1组先刮面部耳门、听宫、听会，再刮背部肝俞至肾俞，然后刮下肢三阴交、太溪穴。用补法，刮至微现痧痕为度。隔日1次。

第2组先刮面部耳门、听宫、听会，再刮头部翳风、风池，然后刮前臂曲池至外关，最后刮合谷。用泻法，刮至出现痧痕为度。每日1次。

主治：耳鸣（第1组主治虚证，第2组主治实证）。屡用效佳。

·耳　聋·

耳聋中的突发性聋多伴有不同程度的耳鸣和眩晕。发于中老年者尤以脑力劳动者为多见。

【病因】 肾开窍于耳，心亦寄窍于耳，心主血脉，心气不足而致人体气血运行受阻，气滞则血凝，耳脉经气失充；或气血瘀滞，耳脉闭塞，经气无以充养耳窍而致聋；或劳伤血气，精脱肾惫所致；或暴怒伤肝，肝气郁结而上逆，阻塞清窍所致。

【症状】 耳聋多为突然发生，经1小时至1～2天内迅速加重，多为单侧。耳聋程度轻重不等，全聋少见。一般多伴有低音调耳鸣，轻度或暂时性眩晕。

【疗法】

配穴方一　脊柱两侧，耳区，颈椎$_{1\sim5}$及其两侧，肘弯区。配穴：合谷、中渚、侠溪。

治法：用刮痧、点揉法。先在脊柱两侧（从大椎至尾椎）轻刮3行，至出现潮红为止，并重点刮颈椎$_{1\sim5}$及其两侧5行，至出现痧痕为止，再刮耳区及肘弯区，耳区亦可用梅花针重叩刺，然后点揉配穴，每穴3～5分钟（用泻法）。每日1次，5次为1个疗程。

主治：耳聋。

附记：临床屡用，对突发性聋有良效，久聋次之。若配合药物内、外治疗，则效果尤佳。

配穴方二　大椎、大杼、膏肓俞、神堂。配穴：哑门、廉泉、耳门、听宫、翳风、中渚、外关。

治法:用刮痧法。先用泻法刮主穴至出现痧痕为止,再刮配穴,每日1次。

主治:耳聋。

附记:对突发性聋一般1次见效,10次左右即可痊愈。

配穴方三 分3组:一为太阳、耳门、听宫;二为曲泽、中渚;三为侠溪、丘墟、太冲、大椎、肝俞。

治法:用刮痧、点揉、放痧法。先点揉第1组穴,每穴3～5分钟;再刮第2组穴至出现痧痕为止,刮后拔罐5～15分钟(留罐法),然后以三棱针点刺第3组穴(每次选2或3个穴位),每穴放血1或2滴。隔日1次。

主治:耳鸣、耳聋(老年性耳聋尤佳)。验之临床,效果甚佳。

·化脓性中耳炎·

化脓性中耳炎,古称"脓耳"。临床以耳内反复流脓为特征。本病病程缠绵,且常反复发作。尤以儿童为多见。

【病因】 多因泪水、奶水、呕吐物、洗澡水或游泳,使水殃及中耳,或上呼吸道感染时的酸性分泌物沿耳道咽管进入中耳道等因素,以至耳鼓室发炎所致。

【症状】 急性则耳内呈搏性跳痛,体温升高,听力减退,一旦鼓膜穿破,使脓液从外耳道流出则疼痛减轻;慢性则多由急性失治迁延而来,患耳反复流脓,听力减退,每遇外感则耳痛加剧,或伴有全身性症状。

【疗法】

配穴方一 脊柱两侧,耳区,颈椎$_{1\sim5}$及其两侧,患者主诉症状的某些部位,肘弯区。

治法:用刮痧法。先在脊柱两侧(从大椎穴至命门穴)轻刮3行,至出现潮红为止,并重点刮颈椎$_{1\sim5}$及其两侧3～5行,至出现痧痕为止,再用梅花针在耳区进行重度(急性)或中度(慢性)叩刺,亦可用棉纱团擦刮至潮红为止。然后根据患者主诉症状的某些部位进行局部刮拭，刮肘弯区。每日1次，5～10次为1个疗程。

主治：化脓性中耳炎。

附记：慢性中耳炎可加刮腰骶部。本病病程缠绵，贵在坚持。一般3～5个疗程即见效或治愈，待基本痊愈后仍需用补法连续治疗1～2个疗程，以巩固疗效。隔日1次。如随症配用提脓丹或耳脓散、氯冰散、龙麝吹耳散滴（吹）耳，效果尤佳。上4种方药均详见《百病中医诸窍疗法》。慢性中耳炎亦可用黄连末3克，麝香0.3克，浸泡高粱酒50毫升，1周后滤出，并夜露2次，密储瓶中。每取少许滴入耳内，数次即愈。

配穴方二　分2组：一为风池、大椎、曲池、合谷；二为耳门、听宫、角孙、颅息、翳风。

治法：用刮痧、指压法。先刮第1组穴，用泻法刮至出现痧痕为止，再以示指点压第2组穴，强力点压，一压一放，每穴反复多次。每日或隔日1次，继指压第2组穴。

主治：急、慢性化脓性中耳炎。

附记：坚持治疗，每收良效。若配合吹耳方（方药同上），则效果更佳。手法力度可随证而定。

配穴方三　分2组：一为听宫、听会、翳风、风池、气海、关元、列缺，少商、足三里、三阴交；二为听宫、听会、翳风、风池、脾俞、肾俞、外关、合谷、足三里、阴陵泉、丰隆、足临泣。

治法：用刮痧法。第1组先刮面部听宫、听会、翳风，刮后头部风池，再刮腹部气海、关元，然后刮上肢列缺、少商，最后刮下肢足三里、三阴交。用泻法，刮至出现痧痕为度。每日1次。

第2组先刮面部听宫、听会、翳风，刮后头部风池，再刮背部脾俞、肾俞，然后刮上肢外关、合谷，最后刮下肢足三里、阴陵泉、丰隆、足临泣。用平补平泻法，刮至出现痧痕为度。隔日1次。

主治：急性化脓性或非化脓性中耳炎（第1组）、慢性化脓性中耳炎（第2组）。屡用有效，久治效佳。

·外耳道炎、外耳道疖肿、外耳湿疹·

外耳道炎、外耳道疖肿、外耳湿疹乃病分三症，均系外耳道疾病。

【病因】 多因污水溢耳，湿郁化热；或感染病毒之邪，致风湿热毒之邪蕴结于外耳道所致；或周围病变累及所致。邪有轻重，故发病各异。

【症状】 外耳道炎：耳道痒或刺激感，流少许水样脓，或有皮肤增厚、鳞屑状痂片附着，剥除后有出血倾向。

外耳道疖肿：红肿，疼痛，张口、咀嚼则痛剧，继之化脓。

外耳湿疹：外耳皮肤灼热、瘙痒，局部见有丘疹、水疱、红斑、糜烂、渗液、结痂、鳞屑等症状。

【疗法】

配穴方一 耳门、听宫、听会、翳风、内关、合谷、少商。

治法：用刮痧法。先刮头面部耳门、听宫、听会、翳风，再刮上肢部内关、合谷、少商。用泻法，刮至出现痧痕为度。每日或隔日1次。

主治：外耳道炎。

配穴方二 耳门、听宫、听会、内关、合谷、少商。

治法：用刮痧法。先刮头面部耳门、听宫、听会，再刮内关、合谷、少商。用泻法，刮至出现痧痕为度。每日或隔日1次。

主治：外耳道疖肿。

配穴方三 耳门、听宫、翳风、和髎、中渚、三阳络。

治法：用刮痧法。先刮头面部耳门、和髎、听宫、翳风，再刮上肢部三阳络、中渚。用泻法，刮至出现痧痕为度。每日或隔日1次。

主治：外耳湿疹。

配穴方四 耳门、听宫、听会、翳风。外耳道炎配风池、曲池；外耳道疖肿配大椎、曲池；外耳湿疹配脾俞、足三里。

治法：用刮痧法。先刮头面部耳门、听宫、听会、翳风，再依次随症刮配穴。用泻法，刮至出现痧痕为度。每日或隔日1次。

主治：外耳道炎、外耳道疖肿、外耳湿疹。多年使用，屡用均效。

·鼻 衄·

鼻衄，即鼻中出血。

【病因】 多因肺有伏热，或外感风热，或饮酒过度，多食辛辣、炸烤之品，或阴虚火旺，气逆于肝，肝火偏旺，木火刑金，热灼肺络，血随鼻窍溢出所致。

【症状】 偶有出血，或时作时止，反复发作，甚则鼻衄如注不已。

【疗法】

配穴方一 脊柱两侧，颈椎$_1$至胸椎$_3$及其两侧，鼻区，前额区，颈后区，肘弯区。配穴：少商(双侧)。

治法：用刮痧法。先在脊柱两侧(从大椎至命门)轻刮3行，以出现潮红为止，并重点刮颈椎$_1$与胸椎$_3$及其两侧5行，用泻法刮至出现痧痕为止。再刮前额区、鼻区(二区可用间接刮或棉纱团擦刮)、颈后区，然后刮肘弯区，并以针点刺配穴放血1或2滴。每日1次，中病即止。

主治：鼻衄。

附记：临床屡用，效果甚佳。手法力度，可随病情而定。

配穴方二 分2组：一为大椎、曲池、委中；二为少商、行间。

治法：用刮痧、放痧法。先刮第1组穴至出现痧痕为止，再以针点刺第2组穴，各放血1或2滴。每日1次。

主治：鼻衄。一般1或2次即止。

配穴方三 分3组：一为少商、迎香、风池、合谷、孔最；二为内庭、二间、巨髎、上星、天枢；三为太溪、太冲、三阴交、素髎、神门。

治法：用刮痧、放痧法。第1组先刮后头部风池，再刮面部迎香，然后刮上肢孔最、合谷及少商放痧。用泻法，刮至出现痧痕为度。每日1次。

第2组先刮头面部上星、巨髎，再刮腹部天枢，然后刮手部二间，最后刮足部内庭。用泻法，刮至出现痧痕为度。每日1次。

第3组先刮面部素髎，再刮前臂神门，然后刮下肢内侧三阴交，刮太溪，最后刮足背部太冲。用补法，刮至微现痧痕为度。隔日1次。

主治：鼻衄（第1组主治肺经热盛型，第2组主治胃火炽盛型，第3组主治阴虚火旺型）。

·鼻　齆·

鼻齆，又名“鼻窒”或“失臭症”。《张氏医通》云：“肺气注于鼻，上荣头面，若风寒客于头脑则气不通，久而郁热，搏于津液，脓液结聚，则鼻不闻香臭，故成鼻齆。”在临床上较为常见。

【病因】　多因伤风鼻塞或风寒闭肺，客于鼻窍，或饥饱劳倦，肺脾气虚，以致邪留鼻窍所致。

【症状】　鼻窍阻塞，鼻孔通气不畅，时轻时重，或两侧鼻窍交替堵塞，反复发作，经久不愈，甚则嗅觉失灵，不闻香臭。

【疗法】

配穴方一　脊柱两侧，颈椎$_{1\sim7}$及其两侧，鼻区，肘弯区。

治法：用刮痧法。先在脊柱两侧轻刮3行，至出现潮红为止，并重点刮颈椎$_{1\sim7}$至出现痧痕为止，再刮（间接刮）或叩刺（梅花针）鼻区，然后刮肘弯区。每日1次。

主治：嗅觉障碍（鼻塞）。验之临床，每收良效。

配穴方二　分3组：一为风池、风门；二为百会、手三里、合谷；三为上星、攒竹、迎香和印堂。并随证配穴：肺虚邪滞配脾俞、肺俞、太渊、足三里；气滞血瘀配脾俞、膈俞、血海、气海。

治法：用刮痧、点揉、夹痧法。先刮第1组穴，再刮第2组穴至出现痧痕为止，然后点揉第3组穴，每穴3～5分钟，其中印堂穴以撮痧法中夹挤法。每日 1 次。并随证加刮配穴。手法力度中等，操作范围较广泛。

主治：鼻塞。

附记：用之临床，多可取得较好的临床效果，若配合药物及针灸疗法，则疗效更佳。

配穴方三　分 2 组：一为风池、大椎、风门、肺俞；二为上星、迎香、合谷。

治法：用刮痧、点揉法。先将第 1 组穴用泻法，刮至出现痧痕为止，再点揉第 2 组穴，每穴 3～5 分钟。每日 1 次，中病即止。

主治：鼻鼽。一般 1～3 次即效。若配合中药外治，则疗效更佳。

·鼻　炎·

鼻炎一般分为单纯性急慢性鼻炎、肥厚性鼻炎、干燥性鼻炎等。属中医“鼻窒”“鼻槁”等病范畴，是临床常见病、多发病。

【病因】　多因肺络受阻，壅滞鼻窍；或脾肺虚弱，肺气失宣，脾失健运，气血瘀滞，客于鼻窍所致。若迁延失治，又可转成慢性。

【症状】　鼻阻塞、干燥，分泌物增多，嗅觉障碍等症。急性者则有发热、疲乏、头痛、头昏、打喷嚏等。

【疗法】

配穴方一　脊柱两侧，颈椎$_{1\sim7}$与胸椎$_{1\sim3}$及其两侧，鼻区，前额区，肘弯区。

治法：用刮痧法。先在脊柱两侧轻刮 3 行，至出现潮红为止，并重点刮颈椎$_{1\sim7}$与胸椎$_{1\sim3}$及其两侧 5 行，急性用泻法，慢性用平泻法，刮至出现痧痕为止，再间接刮鼻区、前额区，也可用梅花针叩刺，然后刮肘弯区。每日或隔日 1 次。

主治：鼻炎。

附记：验之临床，每收良效。若配合药物外治（吹鼻），则疗效更佳。

配穴方二　分2组：一为迎香、印堂、太阳、上星、风池、膻中、中府、尺泽、列缺、合谷；二为印堂、迎香、百会、攒竹、通天、上星、风池、合谷。

治法：用刮痧、点按法。第1组先刮头面部上星、印堂、太阳、迎香、风池，再刮胸部膻中、中府，然后刮上肢部尺泽、列缺、合谷。用泻法，刮至出现痧痕为度。每日1次。

第2组先点按或刮头面部百会、通天、上星、印堂、攒竹、迎香、风池，再刮上肢合谷穴。用平补平泻法，刮至出现痧痕为度。隔日1次。

主治：急性鼻炎(伤风)(用第1组)、慢性鼻炎(用第2组)。

配穴方三　印堂、迎香、通天、风池、列缺、合谷。

治法：用刮痧法。先刮头面部通天、风池、印堂、迎香，再刮上肢部列缺、合谷。用平补平泻法，刮至微现痧痕为度。隔日1次。

主治：干燥性鼻炎。

附记：笔者应用时，常依本法加刮肾俞、三阴交。验之临床，效果尤佳，但须坚持疗之。

配穴方四　印堂、迎香、禾髎、肺俞、脾俞、手三里、曲池、合谷、太溪。

治法：用刮痧法，先刮面部印堂、迎香、禾髎，再刮背部肺俞、脾俞，然后刮上肢部曲池、手三里、合谷，最后刮足部太溪穴。用补法，刮至微现痧痕为度。隔日1次。

主治：萎缩性鼻炎。

·过敏性鼻炎·

过敏性鼻炎，又称变态反应性鼻炎，属中医“鼻鼽”范围。多反复发作，经久不愈。

【病因】　多因外感风寒或风热之邪而致营卫失和，腠理郁闭，上客鼻窍；或受某些过敏原而诱发。久之邪积鼻窍，则鼻息肉兼作也。

【症状】 鼻常流清涕，鼻塞，妨碍吸气，鼻痒，喷嚏频作，咳嗽或伴寒热，类似伤风感冒之状。

【疗法】

配穴方一　脊柱两侧，颈后区，前额区，鼻区，颈椎$_{4\sim7}$，胸椎$_{1\sim3}$与胸椎$_{11、12}$及其两侧，肘弯区。

治法：用刮痧法。先在脊柱两侧轻刮3行，至出现潮红为止，并重点刮颈椎、胸椎段及其两侧5行，至出现痧痕为止，再刮颈后区、前额区、鼻区，然后刮肘弯区。每日1次，5次为1个疗程。

主治：过敏性鼻炎。

附记：一般1～3次见效，久治效佳。若配合药物疗法，则疗效更佳。应避风寒，以免接触过敏原。

配穴方二　分2组：一为风池、肺俞、命门、脾俞、肾俞、足三里；二为迎香、太渊。

治法：用刮痧、点揉法。先刮第1组穴至出现痧痕为止，再点揉第2组穴，每穴3～5分钟。每日1次。

主治：过敏性鼻炎。屡用多效。

配穴方三　分3组：一为风池、肺俞、脾俞、肾俞、中脘；二为迎香、上星、太渊；三为神阙。

治法：用刮痧、点揉、拔罐法。先刮第1组穴至出现痧痕为止，再点揉第2组穴，每穴3～5分钟，然后用闪火法在第3组穴（神阙）拔罐。每隔5分钟拔1下，连拔3下为1次。每日1次，10次为1个疗程。

主治：过敏性鼻炎。临床屡用，久治效佳。

·鼻　渊·

鼻渊，又名“脑漏”。属现代医学急、慢性鼻窦炎和副鼻窦炎范畴。是临床常见病、多发病。

【病因】 风邪外袭，郁闭腠理，肺气不宣，或肺脾虚损，湿热邪毒久滞鼻窍，或胆热移于脑，或风寒、风热上扰，郁滞鼻窍所致。

【症状】 鼻中常流浊涕，或清或黄，有腥味或清稀不臭，嗅觉减退或鼻痒，喷嚏经年累月不止，时轻时重，易感冒伴头痛。感冒后鼻塞、流涕、头痛加重。临床所见，鼻涕黄稠而臭，多属热；涕清稀不臭，多属虚寒或风寒。

【疗法】

配穴方一 分3组：一为风池、风门；二为百会、手三里、合谷；三为上星、攒竹、迎香和印堂。并随证配穴：①肺经郁热配肺俞、列缺、大椎；②胆腑郁热配肝俞、胆俞、阳陵泉、照海、太冲；③脾经湿热配中脘、脾俞、公孙、阴陵泉、丰隆；④肺气虚寒配肺俞、太渊、太溪；⑤脾气虚弱配脾俞、中脘、足三里、三阴交。

治法：用刮痧、点揉法。先刮第1组穴，再刮第2组穴，均刮至出现痧痕为止，然后点揉第3组穴，每穴3～5分钟，其中印堂穴以撮痧法中夹挤法。每日1次。并随证加刮配穴。手法力度中等，操作范围，前3型较广泛，后2型较局限。

主治：鼻炎(鼻渊)。

附记：用之临床，多可取得一定的疗效，若配合药物及针灸疗法，则治疗效果更佳。应保持鼻道畅通，切忌用力擤鼻。

配穴方二 分2组：一为风池、肺俞、命门、脾俞、肾俞、足三里；二为迎香、太渊。并随证配穴：肺气虚配风门和印堂；肾气虚配大肠俞；脾气虚配身柱、腰阳关；血瘀配膈俞、血海、气海。

治法：用刮痧、点揉法。先刮第1组穴至出现痧痕为止，再点揉第2组穴，每穴3～5分钟。每日1次。然后随证加刮配穴。肺气虚、肾气虚、脾气虚3型的手法力度较轻，操作范围较广泛。其中印堂穴以撮痧法中夹挤法。血瘀型的手法力度中等，操作范围较广泛。

主治：鼻窦炎。

附记：用之临床，多可取得一定效果。如配合药物疗法，则效果更佳。

配穴方三 脊柱两侧，颈椎$_{7}$至胸椎$_{3}$和胸椎$_{11、12}$与腰椎$_{1、2}$及其两侧，鼻区，前额区，上、下腹正中线，肘弯区，肘下外侧区。

治法：用刮痧法。先在脊柱两侧（从颈椎$_2$至尾椎）轻刮3行，至出现潮红为止，并重点刮颈、胸、腰椎上述段及其两侧5行，至出现痧痕为止。再刮鼻区，前额区及上、下腹正中线，然后刮肘弯区和肘下外侧区。每日1次，10次为1个疗程。多用轻中度手法。

主治：鼻渊（鼻窦炎和副鼻窦炎）。

附记：坚持治疗，多可取得较好的疗效。若配合中药外治，则疗效更佳。

·乳　蛾·

乳蛾又称"喉蛾"。现代医学称为急、慢性扁桃体炎。是临床常见病、多发病。

【病因】　多因内有积热，复感风热，风热相搏，上蒸咽喉所致，或因痰郁生热，木火刑金，灼津生痰，痰热相搏，壅滞咽喉所致。慢性多因急性失治，迁延转化而成，或体质虚弱，虚火上炎，或邻近器官炎症蔓延所致。或复感外邪而引起急性发作。

【症状】　喉核（腭扁桃体）一侧或两侧红肿疼痛，吞咽困难，并伴有发热、恶寒、头痛、咳嗽、脉浮，多为急性扁桃体炎或慢性扁桃体炎急性发作；慢性则喉核微红、微肿，或仅觉咽喉不适、干燥，自觉灼热感，或吞咽不适。一般多无表证和全身症状。

【疗法】

配穴方一　脊柱两侧，颈椎$_{4\sim7}$与胸椎$_{1\sim5}$及其两侧，颈前区，颈后区，肘弯区，肘下前侧、内侧区。配穴：少商、商阳。

治法：用刮痧法。先在脊柱两侧（从大椎至悬枢）轻刮3行，至出现潮红为止，并重点刮颈椎$_4$至胸椎$_5$及其两侧5行（急性用泻法，慢性用平泻法），刮至出现痧痕为止，再刮颈后区，颈前区用夹揉法（夹住喉核按揉），然后刮肘弯区及肘下前侧区、内侧区。急性加配穴，以针点刺放血少许。每日1次，5次为1个疗程。

主治：急、慢性扁桃体炎。

附记：临床屡用，效果甚佳。但慢性须久治，其效始著，若配合中药内、外治疗，则疗效更佳。具体方药可详见《中医喉科精义》。

配穴方二 分3组：一为天柱、肾俞、大椎；二为曲池、合谷、孔最、太溪；三为天突、内庭。并随证配穴：风热外袭配天容和少商；热毒内蕴配鱼际、翳风。

治法：用刮痧、拧痧法。先刮第1组穴，再刮第2组穴，然后以撮痧法中拧法拧第3组穴，均至出现痧痕为止，每日1次。并随证加刮配穴。风热外袭型的手法力度中等，操作范围较广泛，其中少商以针点刺放血1或2滴（不刮）；热毒内蕴型的手法力度较重，操作范围较广泛。

主治：扁桃体炎。

附记：用之临床，可取得满意疗效，若配以药物治疗，则效果更佳。忌食辛辣肥腻之品，宜食清化、清淡之物，保持大便通畅，并常用清喉利咽冲剂含漱。

配穴方三 分2组：一为天突、曲池、合谷、鱼际、少泽、内庭；二为颊车、鱼际、足三里、三阴交、太溪。

治法：用刮痧法。第1组先刮颈部天突，再刮上肢部曲池、合谷、少泽、鱼际，然后刮足背部内庭穴。用泻法，刮至出现痧痕为度。每日1次。

第2组先刮面部颊车，再刮上肢部鱼际，然后刮下肢部足三里、三阴交、太溪穴。用平补平泻法，刮至出现痧痕为度。隔日1次。

主治：急、慢性扁桃体炎（急性用第1组，慢性用第2组）。

·喉　痹·

喉痹，又称"喉闭"。此指狭义喉痹，包括现代医学的急、慢性咽炎、喉炎、咽喉炎、咽峡炎等病，是临床常见病、多发病。

【病因】 急性喉痹多因风、热（火）、寒、疫等外因为患；慢性多由急性迁延失治转化而成，或因体质虚弱，阴阳失调，从而导致阴、阳、气、血偏虚或偏盛所致。亦可因复感新邪而呈急性发作。

【症状】 咽喉一侧或两侧红肿、疼痛，发音困难，吞咽不利，多伴有发热、恶寒、头痛、咳嗽、脉浮数等，多为急性喉痹；或咽喉微红肿、干痛，或干痒不适，或微痛而有烧灼感，或咽中似有异物梗阻，多为慢性喉痹，而且病程长，易反复发作。若复感外邪，又可引起急性发作。

【疗法】

配穴方一 脊柱两侧，颈前区，颈后区，颈椎$_{4\sim7}$及其两侧，肘弯区，肘下外侧区。配穴：少商、商阳。

治法：用刮痧法。先在脊柱两侧（从颈椎$_1$至尾椎）轻刮 3 行，至出现潮红为止，并重点刮颈椎$_{4\sim7}$及其两侧 5 行，至出现痧痕为止，再用撮痧法中之拧痧法拧颈前区，刮颈后区、肘弯区及肘下外侧区。症状较重者用三棱针点刺配穴，各放血 1 或 2 滴。每日 1 次，5～10 次为 1 个疗程。

主治：咽喉炎。

附记：多年使用，多可收到较好的治疗效果，若配合中药内外疗法，则疗效更佳。具体方药可详见《中医喉科精义》。

配穴方二 脊柱两侧，颈前区，颈后区，颈侧区，颈椎$_{1\sim7}$与胸椎$_{1\sim5}$及其两侧，肘弯区，肘至腕之大肠经线，与足踝部之肾经线，膝弯区，足背区。配穴：少商、商阳。

治法：用刮痧法。先在脊柱两侧轻刮 3 行，至出现潮红为止，并重点刮颈椎$_{1\sim7}$与胸椎$_{1\sim5}$及其两侧 5 行，至出现痧痕为止，再刮颈前区（用拧痧法）、颈侧区、颈后区，然后刮肘弯区，肘至腕之大肠经线，与足踝部之肾经线，膝弯区及足背区，急性用泻法，症状较重者加配穴，以三棱针点刺放血各 1 或 2 滴，慢性用平泻法或补法。每日 1 次，10 次为 1 个疗程。

主治：喉痹、咽炎。

附记：凡急、慢性喉痹均可用此法刮治之，多可收到较好的治疗效果，若同时随证配合中药内、外治疗，则效果更佳。具体方药可详见《中医喉科精义》或《百病中医诸窍疗法》。治疗期间应忌食辛辣肥甘厚味，戒烟酒，禁房事，慎起居，保清洁。

配穴方三　分2组：一为风池、风府、天突、廉泉、尺泽、曲池、合谷、内庭；二为天突、扶突、廉泉、肺俞、肾俞、尺泽、太渊、合谷、照海、三阴交、太溪。

治法：用刮痧法。第1组先刮颈部风池、风府、天突、廉泉，再刮上肢部尺泽、曲池、合谷，然后刮足背部内庭。用泻法，刮至出现痧痕为度。每日1次。

第2组先刮颈部天突、扶突、廉泉，再刮背部肺俞、肾俞，然后刮上肢部尺泽、太渊、合谷，最后刮下肢部照海、三阴交、太溪穴。用平补平泻法，刮至出现痧痕为度。隔日1次。

主治：急、慢性咽炎(急性用第1组，慢性用第2组)。

·梅　核　气·

梅核气，古谓“炙脔”，又名“喉梗阻”。是临床常见病、多发病。与现代医学的“咽神经官能症”“过敏性或慢性咽炎”“食管痉挛”等病相似。

【病因】　多因肝气不舒，痰气交结，壅滞咽喉所致。

【症状】　自觉咽喉间似有异物梗阻，状如梅核，咽之不下，咳之不出，咽喉不红不肿，饮食尚可顺利下咽等。

【疗法】

配穴方一　脊柱两侧，颈前区，颈侧区，肘弯区，颈椎$_{1\sim7}$与胸椎$_{7\sim9}$及其两侧。

治法：用刮痧法。先刮脊柱两侧3行，至出现潮红为止，并重点刮颈椎$_{1\sim7}$与胸椎$_{7\sim9}$及其两侧5行，至出现痧痕为止。再刮颈前区(用揪痧法)、颈侧区及肘弯区，每日1次，5次为1个疗程。

主治：梅核气。

附记：临床屡用，多可取得较好疗效，若配合药物内、外治疗，则疗效更佳。具体方药可详见《中医喉科精义》。

配穴方二　分2组：一为大椎、肺俞、肝俞、膈俞；二为天柱、天鼎、廉泉、合谷、三阴交。

治法：用刮痧、撮痧法。先用泻法刮第1组穴，再用撮痧法中拧挤第2组穴，均至出现痧痕为止。每日1次，5次为1个疗程。

主治：梅核气。验之临床，效果甚佳。

·喉　　喑·

喉喑，古称"声嘶""音哑""失音"，亦有称"暴喑"的，是临床常见病、多发病。

【病因】　多因外感六淫，郁闭肺窍，或七情内伤，气机失畅，或五脏失调，饮食不节，或用声不当，耗气伤阴，或气火痰瘀，结聚不散所致。病在声带，为肺所主，正如叶天士所言："金和则鸣，金实则无声，金破碎已无声。"致因虽多，不外虚实二途。

【症状】　声音嘶哑或完全性失音。

【疗法】

配穴方一　脊柱两侧，颈前、后、侧区，颈椎$_{1\sim7}$与胸椎$_{1\sim5}$及其两侧，肘弯区，上肢之大肠经线，膝弯区及下肢之肾经线。

治法：用刮痧、撮痧法。先在脊柱两侧轻刮3行，至出现潮红为止，并重刮颈椎$_{1\sim7}$与胸椎$_{1\sim5}$及其两侧5行，至出现痧痕为止，再刮颈前区(用拧痧法)、颈后区、颈侧区，然后刮肘弯区及上肢之大肠经线、膝弯区及下肢之肾经线。实证用泻法，虚证用平泻法或补法。每日1次，5次为1个疗程。

主治：喉喑。

附记：验之临床，久治效佳。若配合药物内、外治疗则疗效更佳。具体方药可详见《中医喉科精义》或《百病中医诸窍疗法》。

配穴方二　分2组：一为风池、大椎、风门、华盖、鱼际、合谷、水突、廉泉；二为天柱、大杼、肩井、曲垣、肺俞、照海、膻中、天鼎、行间。

治法：用刮痧、撮痧法。每选1组，交替使用。依次以刮或拧至出现痧痕为止。每日 1 次。

主治:喉肌麻痹(喉喑)。验之临床,多收良效。

·牙　　痛·

牙痛,无论男女老幼皆可发生。无论是牙齿、牙龈、牙周的疾病都可发生牙痛,是临床常见病、多发病。

【病因】 多因过食辛热之物,胃热炽盛,或肝火过旺,实火上冲,或因风热火毒上攻,或肝肾阴虚,虚火上炎,或肾阳亏虚,浮阳上越,或过食甜食,不注意用牙卫生,蕴积生虫等因所致。

【症状】 牙痛或伴牙龈红肿,大便秘结。根据临床表现及伴随症状不同,又有风热(火)牙痛、胃火牙痛、虚火牙痛、肾虚牙痛和虫牙痛之分。证有虚实,痛有轻重。痛甚者可影响饮食及工作、休息。

【疗法】

配穴方一 分 3 组:一为厥阴俞、肾俞;二为翳风、曲池、合谷;三为颊车、三间、温溜。并随证配穴:风热牙痛配风池、外关、角孙;胃火牙痛配内庭、丰隆和太阳、头维;虚火上炎配颧髎、通里、大陵、行间。

治法:用刮痧、点揉法。先刮第 1 组穴,再刮第 2 组穴,均至出现痧痕为止,然后点揉第 3 组穴。每日 1 次,并随证加刮配穴。手法力度较重,操作范围广泛。其中配穴太阳、头维穴以针点刺(不刮)。

主治:牙痛。

附记:用之临床,多可取得较好的临床疗效。若配合针灸及药物治疗,则疗效更佳。应保持口腔清洁,勤刷牙,勤漱口,忌食辛辣等物。

配穴方二 分 3 组:一为合谷、颊车、下关、外关、风池;二为颊车、下关、合谷、内庭、二间;三为太溪、合谷、颊车、下关、行间。

治法:用刮痧、点揉法。第 1 组先点揉面部下关、颊车,再刮后头部风池，然后刮前臂外关，最后挤按合谷穴。用泻法，刮至出现痧痕为度。每日1次。

第2组先点揉面部下关、颊车，再刮前臂合谷、二间，然后刮足背部内庭穴。用泻法，刮至出现痧痕为度。每日1次。

第3组先点揉面部下关、颊车，再刮手部合谷，然后刮太溪、行间。用补法，刮至微现痧痕为度。隔日1次。

主治：牙痛（第1组主治风火型，第2组主治实火型，第3组主治虚火型）。屡用效佳。

·口腔溃疡·

口腔溃疡，中医称为口疮，是指口腔黏膜上发生表浅如豆大的一个或数个溃疡点，是临床常见病、多发病。一般分虚证和实证2类。

【病因】　实证多由心脾积热，复感风火，燥邪热郁化火，循经上行，攻于口腔所致；或因口腔不洁，食物刺伤所致。虚证多因阴虚火旺，上炎口腔；或过食生冷、寒凉之品，寒湿困于口腔所致；或由急性失治转化而成。

【症状】　唇、颊、齿龈、舌面等有一处或数处小黄豆大或豌豆大小，呈圆形或椭圆形的黄白色溃疡点一枚或数枚，中央凹陷，周围潮红。实证多伴有发热、口渴、口臭。虚证则伴口渴不能饮，反复发作，缠绵不愈。

【疗法】

配穴方一　脊柱两侧，口区，颊区，颈前区，颈后区，颈椎$_{1\sim7}$及其两侧，肘弯区，肘下外侧区。

治法：用刮痧法。先在脊柱两侧（从颈$_1$至命门）轻刮3行，至出现潮红为止，并重点刮颈椎两侧3行，至出现痧痕为止。再刮口区、颊区（间接刮，或用梅花针叩刺）、颈前区（用拧痧法）及颈后区，然后刮肘弯区及肘下外侧区。实证用泻法，虚证用补法。每日或隔日1次，5次为1个疗程。

主治：口腔溃疡。

附记：屡用效佳，一般1或2个疗程即效或痊愈，若配合外治方则效果更佳。具体方药可详见《中医喉科精义》或《百病中医诸窍疗法》。

配穴方二 分3组：一为心俞、脾俞；二为合谷、太溪、三阴交；三为地仓、颊车。并随证配穴：心脾蕴热配劳宫、商阳和厉兑；阴虚火旺配照海、廉泉、内关；心脾两虚配通里、阴陵泉、足三里。

治法：用刮痧、点揉法。先刮第1组穴，再刮第2组穴，均至出现痧痕为止，然后点揉第3组穴，每穴3～5分钟。每日1次。并随证加刮配穴。手法力度中等(阴虚火旺型较重)，操作范围较广泛。其中厉兑以针点刺(不刮)。

主治：口疮。

附记：用之临床，多可取得一定疗效，若配合药物疗法，则可取得更好疗效。同时应注意口腔卫生，忌食辛辣之品，并注意劳逸结合。

配穴方三 颊车、承浆、廉泉、曲池、支正、合谷、足三里、内庭。

治法：用刮痧法。先刮头颈部颊车、承浆、廉泉，再刮上肢部曲池、支正、合谷，然后刮下肢部足三里、内庭。用泻法或平补平泻法，刮至出现痧痕为度。每日或隔日1次。

主治：复发性口腔溃疡。屡用效佳。

·颞下颌关节功能紊乱·

颞下颌关节功能紊乱，属中医“颌痛”“颊痛”“口噤不开”范畴，是指颞下颌关节区的咀嚼肌平衡失调，颞下颌关节各组织结构之间运动失常而引起的疼痛、张口受限、弹响等综合征。本病好发于青壮年，以单侧较多见。

【病因】 本病的发生与肝肾亏虚，风寒侵袭有关。肝主筋，肾主骨，肝肾不足则筋骨弛软而失约束之力，复被风寒侵袭，留于经络,阻遏气血而致筋脉失养,拘急为痛,故诸症丛生。

【症状】 张口运动异常,下颌关节区及关节周围肌群出现疼痛,肌肉酸胀,张口受限,有明显压痛,下颌运动障碍,发生弹响或杂音和咀嚼肌无力等症。

【疗法】

配穴方一 分2组:一为风池、大椎、肝俞、肾俞、足三里;二为下关、嚼中(位于下关与颊车穴连线中点处)、颊车、地仓(均取患侧)。

治法:用刮痧、点揉法。先刮第1组穴至出现痧痕为止,再以指点揉第2组穴,每穴3~5分钟,点揉后并用梅花针各叩刺15~30下(均匀地叩刺)。每日1次,中病即止。

主治:颞下颌关节功能紊乱。多年使用,屡收良效。

配穴方二 分3组:一为风池、翳风;二为合谷、内庭;三为地仓、颊车。并随证配穴:风寒外客配曲池、手三里、太溪;经气逆乱配肝俞、下关、阳陵泉;筋骨失养配肾俞、下关、足三里。

治法:用刮痧、点揉法。先刮第1组穴,再刮第2组穴,均至出现痧痕为止;然后点揉第3组穴,每穴3~5分钟。每日1次。并随证加刮配穴。手法力度中等(筋骨失养型较轻),操作范围较广泛。

主治:颞下颌关节紊乱症。

附记:用之临床,一般可获较好疗效,若配合按摩、针灸疗法治疗,则效果甚佳。同时,可进行颞下颌关节区自我按摩,可用指按法、指揉法及掌揉法,每日2次,每次按摩5~10分钟,可增强疗效。

·其他疾病·

配穴方一 睛明、攒竹、天柱、风池、肝俞至肾俞,复溜。

治法:用刮痧法。先依次刮暗明、攒竹、天柱、风池,再从肝俞刮至肾俞,复溜各穴。均刮至出现痧痕为度。每日或隔日1次,5次为1个疗程。

主治：眼睛疲劳。症见眼睛酸涩，视物不清，头痛，后颈肌肉酸痛，眼睛酸痛，头晕目眩、恶心。

附记：在操作过程中应用力均匀，用平补平泻法，坚持治疗，每收良效。

配穴方二 大椎、风门；人迎、天突；曲池、合谷、尺泽；鱼际、少商、丰隆、太溪。

治法：用辞痧、揪痧、点揉法。先刮大椎、风门；次揪人迎、天突；再刮曲池、合谷、尺泽；又点揉鱼际、少商；再刮丰隆、太溪。均要至出现痧痕为度。每日1次，5次为1个疗程。

主治：慢性咽炎。症见咽部常有异物感，发痒、发干、灼热、微痛、声音粗糙、嘶哑或失音等。

附记：屡用有效。同时应忌食辛辣、油腻之物，忌烟酒；忌大声。

配穴方三 心俞至胃俞、神门。

治法：用刮痧法，先从背部心俞刮至胃俞；再刮双手神门穴。至出现痧痕为度。每日1次。

主治：口臭。屡用效佳。同时应勤刷牙、勤漱口。

配穴方四 肝俞、脾俞、胃俞及大拇指根部鱼际部位。

治法：用刮痧法。先刮拭肝俞至胃俞及大拇指根部鱼际部位。均刮至出现痧痕为度。每日1次，5次为1个疗程。

主治：味觉障碍。坚持刮治，效果甚佳。

七、保健刮痧法

王富春云：保健刮痧适应于健康人预防疾病或慢性病的保健及对各种病变的预防治疗。“未病先防”是中医防病治病的重要原则，当今社会人们重视“绿色保健”。而刮痧无痛，无副作用，能恢复机体平衡状态，调整经络、脏腑气血，属于绿色保健的一种。保健刮痧的手法轻重应根据被刮者体质强弱来决定。一般体质虚弱者、老人、儿童应用轻刺激；体质强者、青壮年用重刺激。保健刮痧要坚持定期刮拭，持之以恒，方可达到防病治病、强身健体的目的。

（一）人体分部保健刮痧法

1．头面部保健刮痧

取穴：头维至风池、百会及四神聪、太阳、承泣、攒竹至瞳子髎弧形线、巨髎、印堂、阳白。

刮法：先点按太阳穴，再刮头维至风池，重刮头维、风池，然后刮百会及四神聪，最后刮面部阳白、印堂、攒竹至瞳子髎弧形线、巨髎、承泣。用平补平泻法。

2．颈肩腰背部保健刮痧

取穴：风池至肩井、大椎至长强、脊柱两侧膀胱经。小儿主取华佗夹脊穴和膀胱经。

刮法：从上至下依次刮拭，用补泻兼施法。小儿手法宜轻。

3．胸腹部保健刮痧

取穴：膻中、乳根、乳房周围（女）、中脘、天枢、脐周、小腹（重点是关元、气海）。

刮法：从胸到腹刮拭，小腹全面刮拭。用补泻兼施法。

4．四肢部保健刮痧

取穴：

（1）上肢外侧手三阳经：手阳明大肠经曲池至商阳；手少阳三焦经天井至关冲；手太阳小肠经小海至少泽。

（2）上肢内侧手三阴经：手太阴肺经尺泽至少商；手厥阴心包经曲泽至中冲；手少阴心经少海至少冲。

（3）下肢外后侧足三阳经：足阳明胃经犊鼻至厉兑；足少阳胆经阳陵泉至足窍阴；足太阳膀胱经委中至至阴。

（4）下肢内侧足三阴经：足太阴脾经阴陵泉至隐白；足厥阴肝经膝关至大敦；足少阴肾经阴谷至涌泉。

刮法：依经脉循行方向刮拭。用平补平泻法。

5. 睡前足底保健刮痧

取穴:足底重点在大脑、小脑、颈、生殖腺、肾上腺、脾、胃、心、膀胱。

刮法:从重点区开始刮至全足。用平补平泻法。

(二)全身保健刮痧法

取穴:背部从大椎至长强穴(即脊柱及其两侧夹脊穴、膀胱经)、胸腹正中线(从天突至会阴)及腹部两侧、百会、四神聪、足三里、涌泉。

刮法:先刮拭百会、四神聪 30 次,再刮拭背部 7 条线各 20～30 次,然后刮拭胸腹部各 30 次,最后刮拭足三里、涌泉各 30～50 次,用平补平泻法。每 7 日 1 或 2 次。